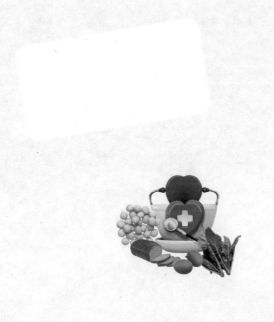

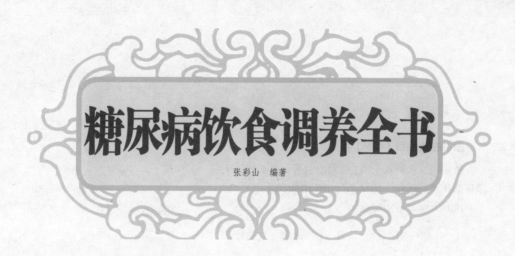

糖尿病饮食调养全书

张彩山 编著

在吃吃喝喝中享受健康

在挑挑拣拣中降低血糖

糖尿病患者的日常饮食调养全方案

天津出版传媒集团

天津科学技术出版社

图书在版编目（CIP）数据

糖尿病饮食调养全书 / 张彩山编著 . -- 天津：天
津科学技术出版社，2014.2（2020.10 重印）

ISBN 978-7-5308-8589-5

Ⅰ . ①糖… Ⅱ . ①张… Ⅲ . ①糖尿病 - 食物疗法
Ⅳ . ① R247.1

中国版本图书馆 CIP 数据核字（2013）第 304198 号

糖尿病饮食调养全书
TANGNIAOBING YINSHI TIAOYANG QUANSHU

策 划 人：杨　諹
责任编辑：孟祥刚
责任印制：兰　毅

出　　版：天津出版传媒集团
　　　　　天津科学技术出版社
地　　址：天津市西康路 35 号
邮　　编：300051
电　　话：（022）23332490
网　　址：www.tjkjcbs.com.cn
发　　行：新华书店经销
印　　刷：三河市兴博印务有限公司

开本 720×1020　1/16　印张 17　字数 362 000
2020 年 10 月第 1 版第 2 次印刷
定价：45.00 元

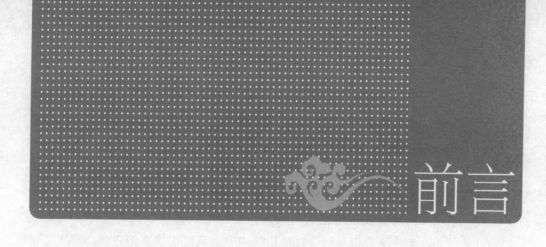

前言

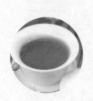

　　近年来，全世界糖尿病的发病率日益上升，已成为继癌症、心脑血管疾病之后危害人类健康的第三大杀手。据国际糖尿病联合会公布的最新数据显示，目前全球有超过2.8 亿人患有糖尿病，我国则是糖尿病的"重灾区"，仅成年人的患病人数就达9200 多万，成为糖尿病第一大国。毫不夸张地说，糖尿病这个"杀手"，有可能威胁到每一个人。

　　糖尿病是由于胰岛素不足引起的糖、脂肪、蛋白质的代谢紊乱，主要特点是高血糖。糖尿病对人体的危害是多方面的，在血糖长时间得不到控制的情况下，可进一步对全身各个器官及其功能造成严重的损害，引发一系列的急、慢性并发症如中风、高血压、脑梗塞、失明、肾衰竭、神经损伤等，重者导致残废或死亡，甚至是猝死，因此糖尿病又被人们形象地称为"甜蜜杀手"。尽管这个杀手威力巨大，但大多数人对它的了解还停留在望文生义的水平，或者认为这种所谓的"富贵病"离自己很遥远。而事实却是，随着人们生活水平的提高，糖尿病已离我们越来越近，稍不注意，就有可能陷入糖尿病的雷区。

　　为什么糖尿病的患病率越来越高？糖尿病到底是怎样发生的？是哪些因素诱发了糖尿病？什么人容易患病？这些问题，不仅是普通读者，甚至一些患者也不明所以。正因为如此，很多人在不经意间患病，自己却浑然不觉，并且贻误最佳治疗时机。糖尿病的发生与遗传、生活方式、肥胖、妊娠、感染、精神等因素关系密切，其中不良生活方式和肥胖已成为公认的糖尿病高发的主要诱因。由于生活水平的普遍提高，人们逐渐趋向于享受型的生活方式：大量高脂肪、高蛋白、高热量的食物被摆上餐桌，三餐外还有各种各样的零食，出门开车或坐车取代了步行和骑车。人们吃得好了，吃得多了，运动却少了，身体越来越重，由此加重了胰岛的负担，导致胰岛素分泌不足，进而促使糖尿病高发或一些带有糖尿病基因的人提早发病。而心理压力过大、不良情绪也会扰乱机体内分泌系统而诱发糖尿病。可以说，多数糖尿病都是"吃"出来、"闲"出来和"烦"出来的。

糖尿病是一种终身疾病，但并非不治之症，而是一种可防、可治、可控制的疾病。只要积极主动地改变生活方式，在平时通过"五驾马车"即饮食、运动、医药、教育、检测全面治疗，减少糖尿病诱发因素，严格控制血糖水平，完全可摆脱终身服药的痛苦。

《糖尿病饮食调养全书》是一本写给大众读者的关于糖尿病防治的普及读本，旨在帮助广大读者和糖尿病患者认识糖尿病，有效防控，减少糖尿病及其并发症的发生。

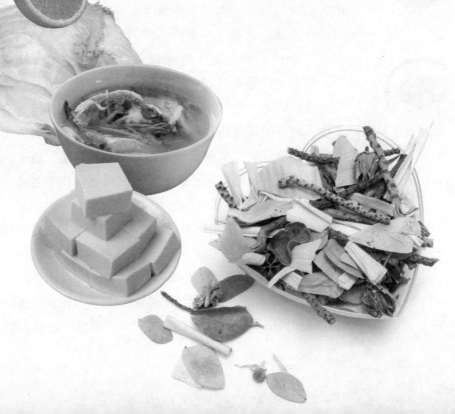

本书首先介绍了糖尿病的发病原因、分类与分型、危害、高危人群、常见并发症及其信号等知识；其次阐述了饮食疗法对糖尿病的重要性，以及饮食原则、饮食细节、烹饪方法、外食技巧等内容；然后选取了149种食物，分为99种宜吃食物和50种忌吃食物，让读者知道吃什么，为什么吃，怎么吃。

此外，本书还针对读者关心的糖尿病并发症饮食宜忌、实用中药偏方、营养素，糖尿病特殊人群的饮食安排、四季保健及饮食等知识进行了详细阐述，让读者朋友全方位了解糖尿病，了解饮食疗法。通过通俗易懂的讲解与分析，帮助糖尿病患者早发现、早治疗，正确管理自己，趋利避害，减少并发症的发生；为患者家属提供更多关于糖尿病急症的处置措施，同时给予患病亲人更多的理解和有效的科学帮助；即使是健康的人也可以对这一疾病有一个全面了解，提早改变不健康的生活方式，避免引"糖"上身。

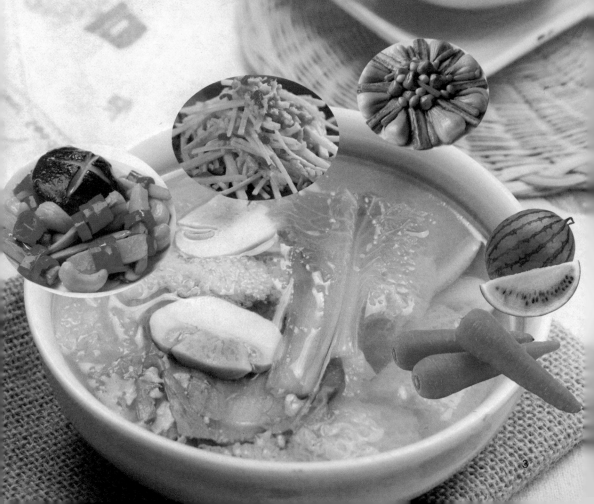

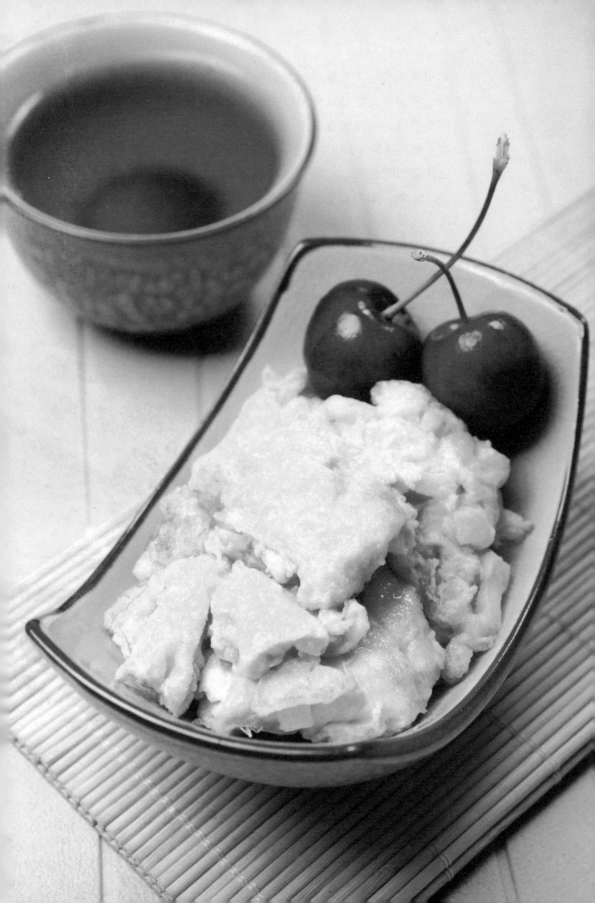

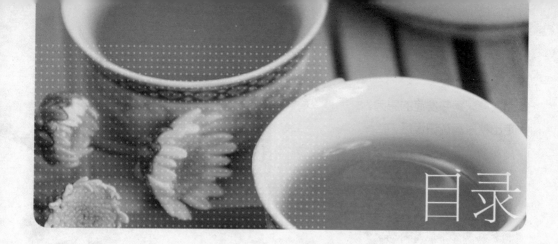

目录

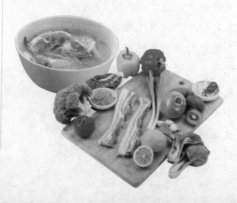

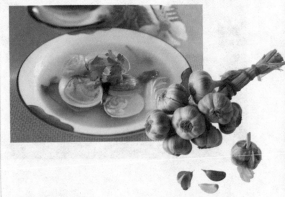

第2章　糖尿病与饮食

第3章　糖尿病饮食宜忌速查

第4章 稳定血糖的中药及食疗方案

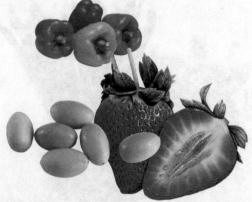

第5章 常见并发症饮食疗法

第6章 糖尿病患者必需的营养素

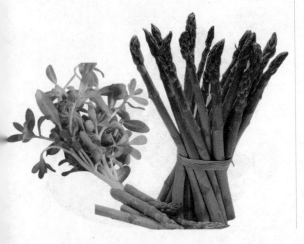

第7章 糖尿病患者日常饮食安排

第8章 糖尿病特殊人群的饮食安排

第9章 糖尿病患者四季保健及饮食须知

第10章 专家答疑解惑：糖尿病患者最关心的问题

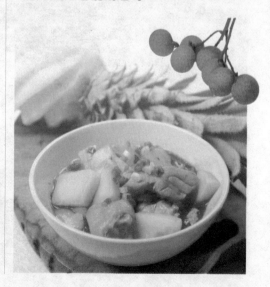

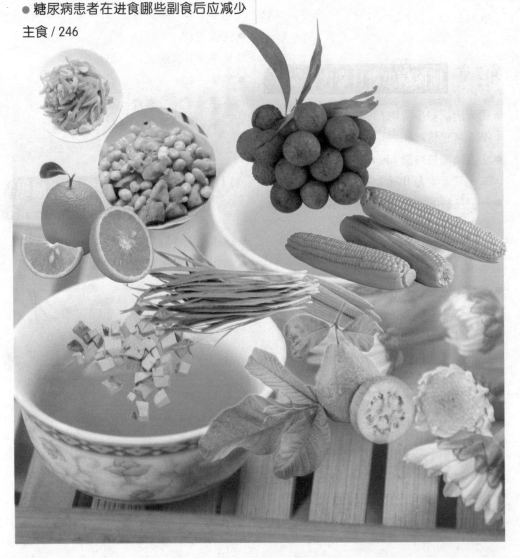

第1章
认识糖尿病

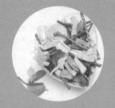 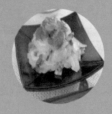 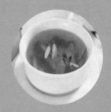

糖尿病严重威胁人们的健康，中国糖尿病患者正以令人担忧的速度增长。遗憾的是，大多数人对糖尿病的认识非常有限，很多患者并不了解自己的病情。"知己知彼，方能百战不殆"，要战胜糖尿病，首先从认识它开始。

什么是糖尿病

现代医学认为，糖尿病是一种以糖代谢失常为主要特征的常见的慢性内分泌代谢疾病，其表现特征为体内胰岛素分泌或作用异常，致使体内代谢发生紊乱，血糖水平不断升高。当人体内的血糖水平超过一定的阈值，尿中就会出现糖分。这样，糖尿病就发生了。糖尿病患者，除了糖代谢失常，体内的蛋白质、脂肪，都会出现代谢失常。

血糖与糖尿病的关系

血糖就是指血液中所含的葡萄糖。血糖值一般指 1 升血液中含有的葡萄糖数量。正常人的血糖浓度无论空腹或饭后，都保持相对稳定，变化不大：空腹血糖为 3.9~6.1 毫摩尔 / 升，餐后 2 小时血糖不超过 7.8 毫摩尔 / 升。

空腹时，血糖主要供应给脑组织，其他组织利用和消耗血糖数量很少，主要利用和消耗脂肪酸。饭后 2 小时内，全身组织都利用葡萄糖。

当血糖来源过旺，而参与分解它的胰岛素分泌产生缺陷，或胰岛素作用出现缺陷时，就会导致血糖升高。

胰岛素与糖尿病的关系

胰岛素由人体胰脏中的胰岛分泌，胰岛素就像一把钥匙，引领血液中的葡萄糖顺利进入各器官组织的细胞中，为它们提供能量。

在健康状况下，进餐后人体胰岛分泌胰岛素会增多，而在空腹时分泌胰岛素会明显减少，因此正常人的血糖浓度虽然随进餐有所波动，但在胰岛素的调节下，能使这种波动保持在一定的范围内；而如果缺少胰岛素这把钥匙，或者钥匙坏了不能正常工作时，就会使血中的葡萄糖无法敲开组织细胞的大门，无法为糖分进入细胞提供能量，血糖会因此升高并引起糖尿病。

糖尿病的发病原因

糖尿病除很少一部分人属于遗传外，大部分是后天生成的。随着社会的进步和发展，人们生活水平的提高，人们摄取高脂肪、高热量的饮食太多，平时又缺乏运动，生活无规律，从而导致肥胖，引起血黏度、三酰甘油和胆固醇升高，致使脂代谢紊乱，引起糖耐量异常。

由于血液中糖、脂肪、蛋白质代谢紊乱，体内毒素增多，肝脏的解毒功能严重受损、心脏泵血无力、血路不畅，直接伤害到胰腺，导致胰岛素缺乏形成糖尿病，并伴有高血压、高血脂、高血黏度等一系列疾病。

● 1 型糖尿病

1 型糖尿病发病原因为胰腺不能产生足够的胰岛素，大部分患者的发病期是在儿童期和青春期。

● 2 型糖尿病

2 型糖尿病多在 35~40 岁之后发病。2 型糖尿病患者体内产生胰岛素的能力只是部分丧失，有的患者甚至体内胰岛素产生过多，但胰岛素的作用效果却很差，使患者体内的胰岛素相对缺乏。患者可以通过某些口服药物刺激体内的胰岛素的分泌。但到后期仍有部分病人需要像 1 型糖尿病那样进行胰岛素治疗。

● 妊娠糖尿病

妊娠糖尿病是指妇女在怀孕期间患上的糖尿病。临床数据显示有 2% ~3% 的女性在怀孕期间会发生糖尿病，患者在妊娠之后糖尿病症状会自动消失。妊娠糖尿病更容易发生在肥胖和高龄产妇中，有将近 30% 的妊娠糖尿病妇女有可能成为 2 型糖尿病患者。

● 其他特殊类型的糖尿病

是指既非 1 型也非 2 型，又与妊娠无关的糖尿病，包括胰腺疾病或内分泌疾病引起的糖尿病、药物引起的糖尿病以及遗传疾病伴有的糖尿病等。

糖尿病对人体健康的危害

● 使脂肪代谢紊乱

血糖浓度高到超过肾糖阈时，肾小球滤过的葡萄糖就有部分不能被肾小管吸收，葡萄糖就会通过尿液的排出而流失，机体就开始动用脂肪供给热量。但由于机体胰岛素的缺乏或对胰岛素不敏感，又引起了脂肪代谢紊乱。当人体内胰岛素严重缺乏时，脂肪组织就会大量分解，随之产生的酮体在体内脂肪分解后堆积，可使血酮体升高，造成酮血症，甚至酮症酸中毒。

● 使患者抵抗力下降，容易患其他疾病

糖代谢紊乱时，肌肉和肝脏的蛋白质合成减少，分解增加，呈负氮平衡状态，而蛋白质分解的产物又是体内合成糖和生成酮体的原料，这是造成高血糖及酮症酸中毒的原因之一。由于蛋白质代谢呈负氮平衡状态，患者会出现肌肉萎缩及疲乏无力的症状。而人体抵抗疾病的抗体也是由蛋白质合成的，所以抗体形成减少，抵抗力下降，糖尿病患者容易患结核病、皮肤坏疽、毛囊炎、泌尿系统感染及真菌性阴道炎等。

● 使电解质紊乱，可能危害到生命

糖尿病患者存在的长期高血糖状态会使细胞外液渗透压增加，细胞内水分被吸到细胞外，造成细胞内脱水。同时，高血糖还可增加渗透压，使大量水、钠、钾、镁等电解质从尿中排出，引起患者体内水及电解质代谢紊乱。当血糖过高时，还可引起高渗性昏迷、酮症酸中毒昏迷、乳酸性酸中毒昏迷等，如果不及时抢救常常会导致死亡。

哪些人易患糖尿病

● 有糖尿病家族史者

糖尿病是具有遗传性的，但这并不意味着父母有糖尿病，子女就一定会患糖尿病，因为它所遗传的并不是糖尿病本身，而是它的易感性。糖尿病的遗传涉及多个基因，这些基因变异后使人更容易患上糖尿病。

● 肥胖者

肥胖者往往同时伴有高血脂和高血压，而且胖人多不爱活动，使糖代谢减慢，同时，肥胖的人摄食量过高，脂肪细胞变得肥大，对胰岛素需求增多，胰岛细胞负荷过重，刺激胰岛 β 细胞过度分泌，导致胰岛功能衰竭而发生糖尿病。

● 爱喝酒的瘦弱男性

首先，胰岛素可以抑制人体血糖值的增高，而在身体瘦弱的人当中，多数人分泌胰岛素的功能都比较弱；其次，现有的科学研究已经证明，长期饮酒也会导致体内分泌胰岛素的能力减弱。所以，体质瘦弱的人再饮酒的话，分泌胰岛素的功能就会变得更差。

● 妊娠期妇女

在妊娠期，胎盘会分泌出一种减弱胰岛素作用的激素，这种激素有可能会引发糖尿病。在大多数情况下，这种糖尿病只是暂时性的，生产之后会自然恢复，不过也存在康复数年之后再患糖尿病的可能性。

● 长期精神紧张、心理压力大者

精神紧张会使对抗胰岛素的肾上腺素、甲状腺素等激素的分泌增多，使血糖升高。同时，精神紧张使中枢神经系统发生紊乱，也会引起内分泌失调。最近，医学家还发现大脑皮质紧张时可分泌一种物质，促使血糖升高，这可能是 2 型糖尿病的诱因之一。

确诊糖尿病需要做哪些检查

● 血糖检查

血糖检查包括空腹血糖值检查、餐后 2 小时血糖值检查和葡萄糖耐量测定 3 项检查。

空腹血糖值是指早上起床后到早饭前空腹状态时的血液血糖值。空腹血糖值正常范围是 3.9~6.1 毫摩尔/升，血糖值在 6.1~7.0 毫摩尔/升之间为空腹血糖异常，大于 7.0 毫摩尔/升便可以诊断为糖尿病。

餐后 2 小时血糖值检查与空腹血糖值检查是相对应的。健康人在进餐后，身体会自动将血糖值控制在 10 毫摩尔/升以下。糖尿病患者餐后两小时血糖值会达到 11.1 毫摩尔/升以上。

清晨空腹口服 75 克无水葡萄糖，并于服用前和服用后 30 分钟、60 分钟、120 分钟、180分钟抽取血液进行血糖测定。在葡萄糖耐量测验中，如果口服葡萄糖两小时内，血糖值超过 11.1 毫摩尔/升，通常可以确诊为糖尿病。

这三项检查中如果有一项检查结果超过了标准值，就可以确诊为糖尿病。

● 糖化血红蛋白和糖化血清蛋白

糖化血红蛋白是血中葡萄糖与红细胞相结合的产物，即红细胞的血红蛋白中糖基化部分。当血糖值升高后，葡萄糖很容易就会跟血红蛋白相结合，这样糖化血红蛋白就会增多，糖尿病也会随之加重。

糖化血红蛋白值在进餐前后变化并不明显。因此对糖化血红蛋白进行测定，可以比较全面地了解过去一段时间的血糖控制水平，是目前评价糖尿病患者血糖控制状况的最佳指标。

糖化血红蛋白的多少与血中葡萄糖的含量高低成正比关系，临床采用糖化血红蛋白占总蛋白的百分比来反映糖化血红蛋白的高低，其正常值为 4%~6%。糖化血红蛋白的增高，会加速心脑血管并发症的发生；还会使眼睛内的晶状体被糖化，可引发白内障；还可引起肾小球基底膜增厚，诱发糖尿病肾病等。

糖化血清蛋白是血清葡萄糖与白蛋白及其他血清蛋白分子 N 末端的氨基上发生非酶促糖化反应形成的高分子酮胺结构。由于人工白蛋白的半衰期为 21 天，因此它可以反映糖尿病治疗近期的效果，同时也可以反映患者过去 1~2 周的平均血糖水平。它和糖化血红蛋白一样，不受当时血糖浓度的影响，可用作监测糖尿病病人过去一段时间内血糖控制情况的指标。对于急性代谢失常的糖尿病患者，如酮症酸中毒、非酮症高渗综合征，以及糖尿病合并妊娠、胰岛素强化治疗等尤为适用。糖化血清蛋白的正常值为 1.9（±0.25） 毫摩尔/升。

● 尿液分析

糖尿病人的尿液含糖量要比一般人高出很多，每天尿中排出的糖超过 150 毫克称为糖尿。不过尿糖值的个体差异性较大，即使是同一个人，他的尿糖值也会因为前后2 天所吃食物不同而有所不同。因此，只通过一次的尿液分析是诊断不出是否患有糖尿病的。

正常情况下，一天内通过尿排出的糖应为 30~130 毫克。如果血糖值超过 8.9~10.0毫摩尔/升，尿糖值就会随之升高。

● 血脂质分析

血液里的脂肪叫作血脂，它来源于食物经肠胃消化吸收的脂肪，一般包括三酰甘油、胆固醇、高密度脂蛋白和低密度脂蛋白等。

脂质代谢紊乱在糖尿病的病理过程中有着极为重要的作用，因此测定血脂含量对了解病情、分析和判断药物治疗情况有很大的意义。

血脂异常与胰岛素抵抗、高胰岛素血症有着密切关系。糖尿病患者不仅有血脂、脂蛋白和载脂蛋白异常，而且脂蛋白成分也可能发生改变。还有糖耐量减低者和 2 型糖尿病患者在餐后血脂代谢也会发生异常，乳糜微粒和乳糜微粒残骸增加，大而漂浮的低密度脂蛋白颗粒经肝三酰甘油酯酶处理而转变为小而致密的低密度脂蛋白，促进动脉粥样硬化的发生和发展。

● 胰岛 β 细胞功能测定

胰岛 β 细胞的功能变化与各型糖尿病的发生、发展、病理改变及病情转归均密切相关，故胰岛 β 细胞功能检查对于糖尿病的诊断、鉴别诊断、判断病情和指导治疗具有重要意义。

正常人在喝葡萄糖后 30~60 分钟出现胰岛素释放高峰，以后逐渐下降，血中胰岛素和血糖浓度呈平行关系。

C 肽释放测定：C 肽是胰岛素分泌过程中产生的一种物质，胰岛 β 细胞分泌 C 肽与胰岛素的分泌有密切的联系。一般情况下，如果 C 肽分泌量较多，那么胰岛所分泌的胰岛素也较多，反之，C 肽分泌较少，胰岛素的分泌也会较少。

因糖尿病患者 C 肽分泌水平与临床分型及病情的严重程度是一致的，所以通过测定糖尿病患者 C 肽的分泌水平可以准确反映出胰岛 β 细胞的分泌功能，进而判定糖尿病的类型以及其严重程度。

● 胰岛素抗体和血清胰岛细胞抗体测定

糖尿病患者在胰岛素治疗过程中，随着治疗时间的加长，用药剂量的增加，加之外源性胰岛素不纯，部分患者会产生胰岛素抗体。还有一种出现于从未接受过胰岛素治疗的病人，称为胰岛素自身抗体。

如果糖尿病患者胰岛素用量不断增加而病情却日益加重难以得到很好的控制，就应该检测胰岛素抗体。检查结果若呈现阳性，表明已经产生了胰岛素抗体。

1 型糖尿病患者在发病过程中与免疫关系密切，在血清中可测出胰岛素细胞抗体。

糖尿病会引起哪些急性并发症

● 糖尿病性低血糖

低血糖症是指血糖浓度低于正常浓度 2.78 毫摩尔 / 升而出现的交感神经过度兴奋及脑功能障碍。它不是一个独立的疾病，而是由多种因素导致的血糖浓度过低的综合征。它也属于糖尿病患者的常见并发症之一，对人体的危害很大。严重的低血糖可致昏迷，称低血糖昏迷，若能得到早期治疗，可使这种症状迅速缓解。

● 糖尿病酮症酸中毒

糖尿病酮症酸中毒是体内胰岛素缺乏而引起的以高血糖、高酮血症和代谢酸中毒为主要病变的综合征。它是糖尿病最严重的并发症，最常见于 1 型糖尿病患者。据报道，糖尿病酮症酸中毒发病率约占住院糖尿病患者的 14%，除老年人外，目前糖尿病酮症酸中毒的死亡率已明显下降。

● 糖尿病高渗性昏迷

糖尿病高渗性昏迷就是高血糖高渗性非酮症状态，是糖尿病常见的严重的急性代谢紊乱。糖尿病非酮症高渗性昏迷多见于 60 岁以上的 2 型糖尿病患者，少数为 1 型糖尿病患者，死亡率高达 40%~70%。

● 糖尿病乳酸性酸中毒

糖尿病乳酸性酸中毒是在糖尿病的基础上，因为各种原因导致的血乳酸水平升高而引起的乳酸性中毒——出现血乳酸持久性高达 5 毫摩尔 / 升以上，血 pH 值小于 7.35 等一系列临床综合征。本症是糖尿病常见的代谢性酸中毒之一，也是代谢性酸中毒的一种特殊类型。死亡率较高，多见于老年性糖尿病中伴有心、肝、肾功能不全或休克、缺氧、败血症等的患者。

● 糖尿病并发急性感染

糖尿病是一种全身性的疾病，容易导致人体防御机制减弱，白细胞趋化功能、吞噬功能及细胞内杀菌作用减弱，中和化学毒素、血清调理素和细胞免疫作用降低容易导致感染。而且糖尿病患者的胰岛素不足，蛋白质的分解增多，体内的抗菌物质减少，组织损伤后不容易修复，极易引发感染。

● 糖尿病的慢性并发症

胰岛素发明之后，糖尿病的各种急性并发症不再成为威胁患者生命的主要病症。糖尿病的慢性并发症却渐渐成为威胁患者健康的主要病症。

● 糖尿病性神经病变

糖尿病性神经病变是糖尿病在神经系统发生的多种病变的总称，是糖尿病慢性并发症中发病率最高的一种。由于病人血糖升高，神经系统发生病变，再加上糖尿病微血管病变造成局部缺氧，最终导致神经细胞和神经纤维被破坏，于是糖尿病神经病变形成。糖尿病神经病变分为中枢性神经病变和周围性神经病变两大类，周围性神经病变比较常见。糖尿病周围性神经病变主要包括以下这些种类：对称性多发性周围神经病变、非对称性多发性周围神经病变、自主神经病变、脊髓病变、脑部病变。

● 糖尿病性眼病

糖尿病性眼病是最为常见的慢性并发症之一，它能使患者视力减退，最终导致失明，失明率是正常人的 25 倍。世界上引起双目失明最重要的原因就是糖尿病性眼病。糖尿病可以引起各种各样的眼部疾病，如角膜溃疡、青光眼、玻璃体积血等，其中最常见而且对视力影响最大的是糖尿病视网膜病变和白内障两种。

● 糖尿病性肾病

糖尿病性肾病是糖尿病最严重的慢性并发症之一，也是糖尿病患者的主要死亡原因之一。糖尿病性肾病有一个逐渐发展的过程，一旦临床表现很明显，糖尿病性肾病就已经难以根治了。

● 糖尿病性足部病变

糖尿病性足部病变是指糖尿病患者因血管病变造成供血不足，因神经病变造成感觉缺失并伴有感染的足部病变。因糖尿病足部病变而截肢的患者比非糖尿病患者高 5~10 倍。糖尿病足部病变的主要表现有下肢疼痛、皮肤溃疡，从轻到重可表现为间歇跛行、下肢休息痛和足部坏疽。

糖尿病并发症的预警信号

● 来自眼的信号

眼部病变主要是由于血糖长期控制不好，对血管和视神经造成损害，使视力急剧变化。

● 来自口腔的信号

糖尿病患者血管病变和神经病变使牙周组织局部微循环损害，修复能力差，感觉迟钝、易受损伤，免疫力低下、易感染。

● 来自肾的信号

微量白蛋白尿是糖尿病并发肾病的先兆。青年期发病的糖尿病患者到 50 岁时有40％的患者会发展为严重的肾病，需要进行血液透析和肾移植，否则只能面临死亡。

● 来自皮肤的信号

患糖尿病可并发一些皮肤病，如股癣、手足癣和念珠菌感染导致的甲沟炎、皮肤瘙痒症，反复出现的毛囊炎、疖肿、痈及皮肤溃疡、红斑和皮肤破损等疾病，严重者甚至会导致局部组织坏死或坏疽。

● 来自便秘的信号

便秘是指排便频率减少，7 天内排便次数少于 2~3 次，或次数不少但排便时困难，粪便干结。

便秘可能为肛门周围自主神经病变、平滑肌变性所致，而高血糖可直接抑制消化道运动，造成便秘。

● 来自四肢的信号

来自四肢的并发症感觉多从足趾开始，经数月或数年逐渐恶化。症状从很轻的不适感、较浅的"皮痛"到难以忍受的疼或深部的"骨痛"。

引发糖尿病并发症的原因

人体因为患糖尿病而出现的异常现象，其引发根由在于胰岛素的分泌不足。胰岛素由位于胃后方的胰脏中的胰岛所分泌，通常当我们进食时，食物在肝脏精制成葡萄糖溶入血液的过程中，胰脏同时分泌出胰岛素。

当胰岛素作用不足时，溶入血液中的糖质将无法充分得到利用，同时也没办法改变糖质的形态，使其得以贮藏，糖质只能沉积在血液中。如此一来，血液中的糖浓度就升高了。

由于糖质无法积极进入细胞，所以细胞必须自己寻找能量源，这时就只有靠脂肪和蛋白质了。虽然具有可使用的糖质，但是无法利用，只好动用原本积存的脂肪和蛋白质，人体因此而变瘦，随后还会引发各种病变。

走出糖尿病认识误区

● 糖尿病是富人病吗

发达国家很少有富人罹患糖尿病，因为那里的富人很注重锻炼身体和合理饮食，而低收入人群却因为经常食用汉堡包等肉类食品，而较易患上该病。中国的情况恰恰相反，生活富裕导致饮食习惯的改变，使得糖尿病患者多为有钱人。许多人平时不注意饮食，缺少锻炼，养成许多不好的生活习惯，从而导致大量的糖尿病患者产生。尤其是富人，经济比较宽裕，日常生活中应酬多，饮食不规律，经常大量摄入高脂肪食物，吸烟酗酒，这些都增加了他们罹患糖尿病的可能性。

● 吃糖易得糖尿病吗

很多人一听到糖尿病这个名字，就会联想到糖，进而认为糖尿病是由吃糖引起的。这种认识其实没有一点科学道理，是望文生义造成的误区。

糖尿病分为 1 型和 2 型，两者都与遗传因素和感染、肥胖等多种环境因素有关，但最主要的致病机理就是胰岛受损，胰岛素活性不足。糖尿病与多种因素有关，却跟吃糖与否没有直接关系。

● 孩子小就不会得糖尿病吗

造成孩子患糖尿病的一个重要因素就是肥胖。现如今，生活水平提高了，孩子在家长的宠爱下得到了过分的满足，经常吃甜腻、油炸等高热量、高油脂的食物，但平时又缺少运动，消耗少，体重上升得特别快，结果导致孩子血糖过高，引发糖尿病。另外，遗传导致患糖尿病的儿童和青少年患者也在不断增多。

● 糖尿病只能控制不能根治吗

糖尿病确切病因还不十分明确，在全世界范围内，糖尿病的达标治疗都还是一个难题，根治与攻克更无从谈起。糖尿病的主要危害在于它的并发症，血糖长期升高会严重损害微血管和大血管，可导致视网膜病变、冠心病、脑卒中和肾病等一系列并发症，给患者健康造成极大的危害，甚至死亡。

当前，糖尿病治疗的目的是严格控制血糖，使其长期达标，避免或延缓并发症的发生，最终达到延长患者寿命、提高患者生存质量的目标。

● 糖尿病患者不能结婚吗

无论是哪种类型的糖尿病，只要通过合理的治疗，病情得到满意控制后，糖尿病患者都是可以结婚、生育后代的。

由于糖尿病存在遗传倾向，因此建议年轻人在择偶时尽量避免双方家族中均有糖尿病人的情况，这样可以减少下一代患糖尿病的危险性。

结婚后作为糖尿病患者的妻子或丈夫要正确认识糖尿病并掌握一些有关糖尿病的知识，帮助对方建立有规律的饮食生活，积极参与治疗，树立起战胜疾病的信心。还应注意让子女养成良好的生活习惯，平衡膳食，增加运动，定期检测空腹血糖及餐后血糖，以预防糖尿病的发生。

● 糖尿病无法手术吗

手术治疗也许会成为治疗糖尿病的一种途径，但就现在来说，技术尚不成熟。当糖尿病患者并发外科疾病而需要手术治疗时，冒的风险比一般人要大。糖尿病患者的伤口不好愈合是众所周知的，因外科疾病，加上患者精神紧张、麻醉、手术等因素使肾上腺素、糖皮质激素等抗胰岛素的激素分泌增多，使血糖增高，少数患者可诱发酮症及酮症酸中毒。因此，糖尿病患者手术前应做好充分的准备，以降低手术后并发症和死亡率。

为什么说糖尿病患者的饮食治疗最重要

现代医学证明，正常人在饮食以后，随着血糖升高，胰岛素分泌也会增多，从而使血糖下降并维持在正常范围，因此不会发生糖尿病。糖尿病患者由于胰岛功能减退，胰岛素不能在饮食后起到有效的降血糖作用，血糖就会超出正常范围。此时，糖尿病患者若再像正常人那样饮食，不进行饮食控制，甚至过度饮食，就会使血糖升得过高，从而使病情进一步加重。所以，糖尿病患者要合理地进行饮食控制。

饮食疗法是各类型糖尿病的治疗基础，是糖尿病最根本的治疗方法之一。糖尿病采用科学合理的饮食疗法，有重要意义。

（1）减轻胰岛负担，使血糖、血脂达到或接近正常值，并防止或延缓心血管疾病等并发症的发生与发展。

（2）维持健康，使成人能从事各种正常的活动，儿童能正常地生长发育。

（3）维持正常的体重。肥胖者控制体重，可以改善胰岛素受体对胰岛素的敏感性；消瘦者可使体重增加，以增强对传染病毒的抵抗力。

对肥胖的 2 型糖尿病患者或老年病例，可以把饮食疗法作为主要的治疗方法，适当地配合口服降糖药，就能达到有效控制病情的目的；对 1 型糖尿病及重症病例，更应在胰岛素等药物治疗的基础上，积极控制饮食，才能使血糖得到有效控制并防止病情的恶化。

第 2 章
糖尿病与饮食

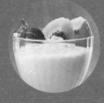 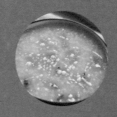 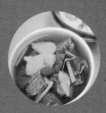

　　不论属于何种类型糖尿病，不论病情轻重或有无并发症，是否用胰岛素或口服降糖药治疗，都应该长期坚持饮食调控。因为，糖尿病说到底就是一种生活方式病，饮食习惯的好坏起着至关重要的作用；如果掌握了正确的饮食原则和方法，糖尿病患者也可以选择丰富、美味的食物，达到"随心所欲而不逾矩"的愿望。

糖尿病患者要知道的饮食原则

● 合理供给全天总热量

糖尿病患者必须进行总热量控制，应根据患者的病情、年龄、性别、身高、体重、运动量、并发症等情况，特别应该根据保持其标准体重及维持其社会生活所必需的能量来决定。

● 平衡膳食

糖尿病患者应根据中国营养学会设计的"平衡膳食宝塔"安排日常膳食，可获得更科学合理的饮食方案。

● 碳水化合物（糖类）摄入应合理

单糖和多糖在肠内不需要消化酶，可被直接吸收入血液，使血糖迅速升高。而且过多摄入单糖和双糖类食物，可使体内三酰甘油合成增强并使血脂升高。因此，糖尿病人应减少摄入单糖和双糖食物。但当病人出现低血糖时，则要补充单糖，使血糖迅速回升到正常水平。

● 采用低脂饮食

血液中脂肪过多，或是身体积存过多脂肪，会引起胰岛素分泌下降、作用减弱，进而引起血糖升高，使病情难以控制。在饮食上应减少脂肪的摄入量。

● 适量选择优质蛋白质

糖尿病患者膳食中蛋白质的供给应充足，对于肾脏功能正常的患者，膳食中蛋白质应与正常人相近。适当食用乳、蛋、瘦肉、鱼、豆制品等优质蛋白含量丰富的食物。

● 高膳食纤维膳食

膳食纤维在一定程度上可以减缓食物在胃肠道消化和吸收速度，使糖分的吸收维持在缓慢而稳定的状态，血糖维持较正常的浓度。

● 坚持少量多餐，定时定量定餐

饮食不规律，极易使血糖变得忽高忽低，对病情不利。对于未用任何药物，单纯饮食治疗的患者，应做到1日3餐，定时定量，两餐间隔四五小时，注射胰岛素或易出现低血糖的病人应在正餐中匀出一部分作为加餐，加餐时间可放在上午9~10点、下午3~4点及晚上睡前1小时。

● 减少食盐摄入

糖尿病患者体内钠离子浓度增加时，血容量增加，加重心、肾负担。糖尿病患者对食盐的控制量应在4克以下，如并发高血压、冠心病和肾病等，应控制在2克以下，注意减少食用含盐量高的食物。

● 最好不要饮酒

酒精能产生大量的热量，会使血糖发生波动。当空腹大量饮酒时，可发生严重低血糖，而且醉酒能掩盖低血糖的表现，容易发生危险。

● 经常补充水分

　　糖尿病患者体内高血糖有高渗利尿的作用，导致多尿，从而使体内脱水，脱水会导致血液浓缩，血糖值更高，加重病情。

● 烹调食物讲究方法

　　烹调方法多选用蒸、烤、氽烫等，既能保留食物中的营养素，又可以避免油脂和过多调味料的使用。

● 进餐时保持心情愉快

　　糖尿病患者的情绪出现变化时会对体内的激素产生影响，如在发怒、激动、悲伤的时候，肾上腺素及其他一些激素分泌就会增多，从而使血糖升高，于病情控制不利。

糖尿病患者饮食中容易存在的误区

● 只控制主食量，不控制总热量

　　糖尿病饮食治疗的原则是控制总热量的平衡膳食。主食是最直接的热量供应源，在总热量控制的前提下，应放宽主食摄入量。如果单纯控制主食而不控制总热量，摄入过多肉类食品或油脂，将造成总热量过高，血糖控制不会理想和稳定。

● 因噎废食，急于求成

　　糖尿病饮食治疗重在维持合理的饮食结构，而不是单纯的饥饿或不吃主食，糖尿病患者每日饮食过少，久而久之，会使人体的抵抗力下降，增加患病的概率。

● 限制动物油，多吃植物油

　　一般认为，植物油含有大量的不饱和脂肪酸，对病情控制有益，不需要控制其摄入量。其实，植物油的热量很高，摄入过多会超过每日规定的总热量。

● 干果最耐饿，多吃好处多

　　吃干果好处多，因为很多干果中蕴藏有丰富的营养素。但不能食用过多，多吃干果不能有效控制糖尿病患者的摄入总热量，很容易造成日摄入热量严重超标。

● 吃素不吃荤，有利糖尿病

　　糖尿病人由于控制饮食，容易造成营养素缺乏，如果再吃素，对身体伤害更大。况且动物性食物的营养是植物性食物不能代替的，而植物性蛋白质（豆类除外）缺少赖氨酸，营养不全面。另外，动物食品中的营养素人体易吸收，又是一些维生素的丰富来源，长期不吃会造成维生素缺乏。

● 无糖食品多吃无妨

　　"无糖食品"的原料仍然是面粉，只是用甜味剂代替了蔗糖，无任何降糖疗效，仅起到改善口感的作用。因此，"无糖食品"不可无限量地吃，这类食品仍然应计入总热量范围内，如果食用无糖食品后血糖明显升高，应该停用。

● **小便多，少饮水**

小便多是糖尿病"三多一少"症状之一，多尿并非体内水多，而是血糖高所致。改善多尿的根本办法是控制好血糖。

糖尿病患者不但不能限制饮水，还应适当多饮水。因为糖尿病患者胰岛素绝对或相对不足，处于高血糖状态，会刺激下丘脑的渴感中枢而致口渴，饮水后可使血浆渗透压下降或恢复正常，起到降血糖的作用，使患者不再口渴。如果限制饮水，就会加重高渗状态，对病情非常不利。控制多尿，要从控制高血糖入手，而不能控制饮水。

因此，糖尿病人应该多饮水，不要等口渴了再饮水。不过，当患者有严重肾功能不全、尿少、水肿等症状出现时，要适当控制饮水。

● **低血糖也不进食**

当糖尿病患者血糖水平降得过低或下降速度过快时，会出现低血糖反应，常见于用胰岛素治疗或采用口服磺脲类降糖药的糖尿病患者，发生的时间一般是餐前或半夜2~3点钟。

低血糖的危害极大，所以出现低血糖时，必须立即采取措施，不能为了达到控制饮食的目的而不进食，应该赶快吃一些含糖分的食物，否则血糖会继续下降，严重者甚至会出现生命危险。

● **多用市糖醇**

木糖醇是从橡木、桦木中提炼出来的一种天然的甜味剂，易于被人体吸收，在代谢初期一般不需要胰岛素的参与。但是，要完全代谢，还是需要胰岛素的帮助。因此，食用过多木糖醇同样会增加胰岛的负担，当胰岛素分泌不能满足需要时，就会导致血糖升高。

另外，木糖醇食用过多还会引起三酰甘油升高，增加冠状动脉粥样硬化的风险等。

糖尿病患者的饮食细节

● **改变用餐顺序、方法和品种**

糖尿病患者宜在饭前先吃一些生菜、黄瓜或西红柿等可以生吃的蔬菜。也可以饭前先喝汤，然后再吃主食。这样既可以增加营养物质的摄取，又可以增加饱腹感，减少进食量。

吃饭要一口一口地吃，不宜狼吞虎咽。应专心地吃，不要边吃边看电视或干活。吃完碗中的饭立即放下筷子，离开餐桌。在饭后5分钟内刷牙漱口。

在用餐种类上，不要多吃富含淀粉的食物，如果吃要减少主食的摄入量；应吃带叶、茎类的蔬菜，少吃根、块茎的菜；喝汤时撇去汤面上的油；吃鸡肉去掉鸡皮和肥肉；吃带刺的鱼比吃鱼块好，可以减慢进餐速度，增加饱腹感；血糖控制好的患者可在两餐中间吃水果，但不宜喝瓶装的果汁。

● **注射胰岛素或口服降糖药患者的饮食**

为防止低血糖，应让饮食配合胰岛素注射。一般2型糖尿病用的是预混型，注射完毕一定要在半小时内进餐。如果注射的是超短效胰岛素，则应在 5~10 分钟内就餐，最迟不超过 15 分钟。需要注意的是，运动后血流增加，食物吸收加快，易出现低血糖。建议饭后 1 小时进行运动，餐前可少注射 2~4 个单位，或增加一点饮食。

对注射胰岛素或口服降糖药的患者，除 3 次正餐外，还要有 3 次加餐。加餐时间可选择上午 9~10 点、下午 3~4 点和晚上睡前 1 小时。在体力活动增加时应适当调整，在开始体力活动时加餐。一般每次加餐主食 25 克左右。另外加餐时应注意不要单纯进食肉类、蛋类食品，应适当进食些碳水化合物；加餐不要超过总热量的需求。

● 选择低血糖指数的食物

血糖指数的高低与各种食物的消化、吸收和代谢有关，低血糖生成指数是指低于 70%。低血糖指数食物在胃肠停留时间长，释放缓慢，葡萄糖进入血液后峰值低，下降速度快。

糖尿病患者应该在不影响营养素的摄取的同时，尽量选择血糖生成指数低的食品，根据血糖指数的数值，燕麦、荞麦、莜麦等食物对糖尿病患者有益。每餐选用一两种血糖指数较低的食品，有利于血糖的控制。

选择合理的烹调方法

● 如何烹调谷类食物

淘米次数不是越多越好，一般不应超过 3 次。淘米不要用力搓，且应用凉水，浸泡时间不宜过长，做饭前先将米浸泡 2 小时。

烹煮时不要加碱。因为碱容易加速维生素 C 及 B 族维生素的破坏。一般在制作面食时，用蒸、烤、烙的方法 B 族维生素的损失较小，高温油炸时损失较大。

● 如何烹调蔬菜

蔬菜清洗要合理，应该是先洗后切，现切现炒，切菜时一般不宜太碎，以免维生素损失过多，维生素 C 在 80℃以上的条件下，快速烹调损失较少，另外，凉拌蔬菜加醋可减少维生素 C 的损失。

烹调后的蔬菜放的时间越长，维生素损失越多。要合理烹调加工，急火快炒，现炒现吃。

烹调时尽可能不用铜锅、铜铲。因为铜可以加速维生素 C 的氧化。

炒菜时应尽量少加水，煮菜时应先将水烧开，然后再放菜。炖菜时在油中先加盐提高温度，或适当加点醋，既可调味，又可保护维生素 C 少受损失。

● 如何烹调畜、禽、鱼类食品

畜、禽、鱼类食物经过常规的烹调后会损失很多营养，最好采取一些保护性措施，使菜种保存更多的营养素，如用淀粉或鸡蛋上浆挂糊，就可以保存原料中的水分和营养素，使其不致大量溢出从而减少损失。这种方法不会因高温使蛋白质过度变性、维生素大量分解甚至被破坏。还可以加醋，有的维生素有耐酸不耐碱的特性，因此在菜肴中放些醋，也可起到保护维生素的作用。醋还能使原料中的钙溶出，增加人体对钙的吸收。鱼类和其他水产动物适合采用的烹调方法有蒸、煮、烧、炒、熘等，蒸时食物与水接触比较少，所以可溶性营养素的损失也比较少；煮对蛋白质起部分水解作用，会使水溶性维生素和矿物质溶于水中，因此汤汁不宜丢弃。

掌握外食诀窍

● 糖尿病患者在旅游时应注意些什么

出行前要带全和带够药物，并且要把药物妥善保管以防药物失去药性。同时别忘了随身携带病例卡。在乘车或乘机前，最好先测一下血糖，安排降糖药的合理使用。由于乘车时可能造成不能按时进食，所以糖尿病患者应随身携带饼干、糖果、饮料等零食，防止低血糖症状。应尽可能地保持原有的进食规律。如果不能保持，就要根据自身能量的消耗和食物交换原则，合理地改变和选择食物。

● 轻松外食的 10 大诀窍

（1）选择食物类型和分量

依照自己的饮食计划在家里多练习各类食物的替换。熟悉之后，即使在外用餐，也能依照平日习惯，选择适当的食物类型与分量。

（2）选择热量低和无糖的食物和饮料

尽量选择热量不高、不含糖分的食物和饮料。建议随身携带白开水作为饮料。

（3）自备小点心

糖尿病患者的进食时间最好能固定。如果遇到必须延迟用餐时间的情况，可先吃自备点心，如全麦面包、高纤饼干等，以免发生低血糖状况。

（4）避免油炸食物

到快餐店用餐时，应避免油炸食物。

（5）避免食用肥肉和外皮

宴席上若提供高油脂食物，建议去除肥肉和动物外皮部分再进食。

（6）避免高胆固醇和高糖

避开高胆固醇、高糖的食物与甜点，蔬菜水果斟酌种类，适量摄取。

（7）肉和蔬菜均衡摄取

自助餐所供应的鸡腿或鱼肉片，大多等于 2~3 份肉类，建议糖尿病患者额外选择 2~3 道蔬菜及一碗白饭，以均衡饮食。

（8）酌量食用炒饭、炒面

炒饭、炒面比起白饭与清面，脂肪更多，斟酌食用。

（9）多选择清淡菜肴

多选择采用清淡方式烹饪的菜肴，如汆烫、清蒸。汤类选择清汤，避免浓汤。

（10）守原则，但不因噎废食

外食状况较多，原则尽量把握，但偶尔多摄入 412 千焦热量无所谓，这是在可允许的范围内的，别为了热量控制而失去外食的乐趣。

第3章
糖尿病饮食宜忌速查

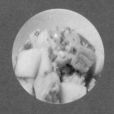 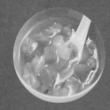 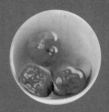

哪些食物宜吃，哪些食物忌吃，对糖尿病患者而言至关重要。本章通过解析常见食材的降糖功效，对并发症的益处，降糖吃法，搭配宜忌，让糖尿病患者吃得放心。

水果类

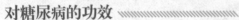

宜

猕猴桃

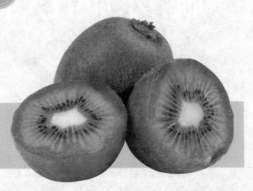

热量：231 千焦 /83 克食材
含糖量：14.5 克 /100 克食材
每日宜食量：200 克

对糖尿病的功效

　　猕猴桃中含有大量的天然糖醇类物质肌醇，能有效调节糖代谢，调节细胞内的激素和神经的传导效应，对糖尿病有独特功效。

　　猕猴桃中含有铬，有治疗糖尿病的药用价值。铬刺激孤立组细胞分泌胰岛素，可以降低糖尿病患者的血糖。

　　糖尿病患者比常人更多地遭到自由基的侵害，猕猴桃含有多样抗氧化剂，对自由基有很好的抵制作用。

对并发症的益处

　　猕猴桃中富含精氨酸，能有效改善血液流动，阻止血栓形成，对由糖尿病引起的高血压、冠心病等并发症有很好的食疗效果。

　　猕猴桃含有丰富的果胶，有降低血液中胆固醇的功效，长期食用有助于改善糖尿病及其并发症症状。

　　猕猴桃中的维生素 C 有助于糖尿病患者增强抗感染的能力。

　　猕猴桃果汁能阻断致癌物质在人体内合成。

正确吃法

　　猕猴桃的主要营养特点是含有大量的维生素 C、氨基酸、矿物质等。用猕猴桃榨汁时可以洗净后，保留猕猴桃的皮，因为皮中含有许多营养素。

猕猴桃——猕猴桃酸奶

材料：猕猴桃 1 个，酸奶 200 克。
做法：将猕猴桃去皮，横过来切片，再从中间切开，切丁，再放到酸奶上即可。
食法：适量食用。

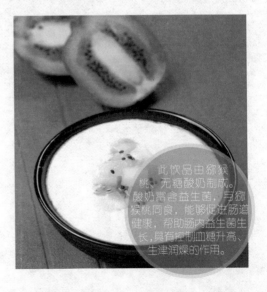

此饮品由猕猴桃、无糖酸奶制成。酸奶富含益生菌，与猕猴桃同食，能够促进肠道健康，帮助肠内益生菌生长，具有控制血糖升高、生津润燥的作用。

搭配宜忌

搭配宜忌

猕猴桃＋蜂蜜 【√】 具有清热生津、润燥止渴的功效。

猕猴桃＋黄瓜 【×】 黄瓜中含有维生素 C 分解酶，对维生素 C 具有破坏作用。

猕猴桃＋牛奶 【×】 猕猴桃中的维生素 C 含量高，易与牛奶中的蛋白质凝结成块，影响消化吸收，使人出现腹胀、腹痛、腹泻等。

无花果

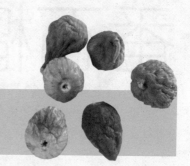

热量：243 千焦 /100 克食材

含糖量：16 克 /100 克食材

每日宜食量：2 个

对糖尿病的功效

无花果含有的糖类主要是阿拉伯糖，而非蔗糖，它还是预防、治疗糖尿病以及肥胖的一种特效药。

无花果富含食物纤维，其中的果胶和半纤维素吸水膨胀后能吸附多种化学物质，使肠道内各种有害物质被吸附排出，净化肠道，能起到抑制血糖上升、维持正常胆固醇含量、排除致癌物质的作用。无花果属于高纤维果品，含有丰富的酸类及酶类，对糖尿病患者很有益，对消除疲劳、提高人体的免疫力、恢复体能有显著功效。

对并发症的益处

无花果含有苹果酸、柠檬酸等，能帮助消化，促进食欲，又因其含有多种脂类，具有润肠通便的效果，对糖尿病引起的便秘等并发症有益。

无花果含有脂肪酶、水解酶等能够分解脂肪的物质，从而减少脂肪在血管中的沉积，稳定血压，预防糖尿病引起的高血压、冠心病等并发症。所含的脂肪酶、水解酶等成分有降低血脂和分解血脂的功能，可减少脂肪在血管内的沉积，进而起到降血压、预防冠心病的作用。

正确吃法

无花果不仅可以当水果鲜食，也可用于烹饪菜肴。

无花果——无花果红枣山楂茶

材料：红枣（干）50 克，山楂 50 克，无花果 30 克，姜适量。

做法：将红枣、无花果、山楂、姜加水 3 碗共煲，慢火煲约半小时，剩余 1 碗汤便成。

食法：当茶饮。

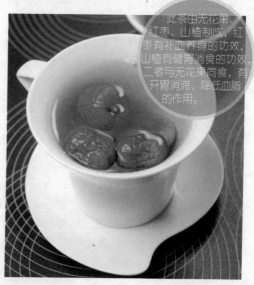

此茶由无花果、红枣、山楂制成，红枣有补血养身的功效，山楂有健胃消食的功效，二者与无花果同食，有开胃消滞、降低血脂的作用。

搭配宜忌

无花果 + 大米 【√】 健脾止泻，消炎消肿。

无花果 + 猪蹄 【√】 养血通乳、强身健体、润肤美容。

无花果 + 豆腐 【×】 易发生化学反应，导致泄泻。

番石榴

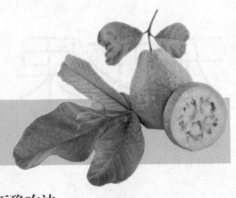

热量： 169 千焦 /97 克食材
含糖量： 14.2 克 /100 克食材
每日宜食量： 1 个

对糖尿病的功效

番石榴含有丰富的铬能改善糖尿病患者的葡萄糖耐量，增强胰岛素的敏感性，有助于病情的改善。

番石榴含有番石榴多糖，有利于控制血糖，改善糖尿病患者的病情。

番石榴营养丰富，富含蛋白质和脂质，磷、钾、钙、镁等微量元素。能抗老化，排出体内毒素、促进新陈代谢、调节生理功能，是糖尿病患者的最佳水果。

对并发症的益处

糖尿病患者的高血糖状态及低胰岛素水平，使人体对维生素 C 的摄取、吸收与运转发生障碍，导致体内维生素 C 含量低下，番石榴含有丰富的维生素 C，可作为糖尿病患者很好的维生素 C 来源，同时，维生素 C 可清除自由基，预防糖尿病引起的血管病变。

番石榴含有丰富的膳食纤维，能有效清理肠道，对糖尿病引起的便秘等并发症患者有益。

番石榴能防止细胞遭受破坏而导致癌病变，维持正常的血压及心脏功能，可防治糖尿病引起的高血压、肥胖症等并发症。

正确吃法

新鲜的番石榴捣烂取汁，是很好的绿色饮品，饭前饮用，对降低血糖有益。

番石榴——番石榴大米粥

材料： 番石榴 40 克，大米 50 克。

做法： ❶大米洗净；番石榴洗净，去皮，切片。

❷将大米、番石榴放入锅内、加适量清水，置大火上烧沸，再用小火煮 30 分钟即可。

食法： 每日早、晚食用。

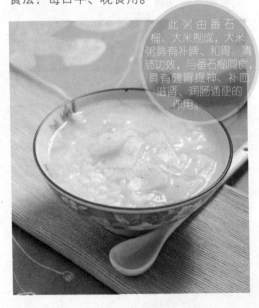

此粥由番石榴、大米制成，大米粥具有补脾、和胃、清肺功效，与番石榴同食，具有健胃提神、补血滋肾、润肠通便的作用。

搭配宜忌

番石榴 + 苦瓜 【√】 对糖尿病有辅助治疗作用。

番石榴 + 海藻 【×】 降低食物的营养价值，有损身体健康。

番石榴 + 土豆 【×】 易引起中毒。

柚子

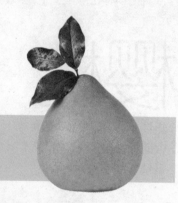

热量：169 千焦 /69 克食材

含糖量：9.5 克 /100 克食材

每日宜食量：50 克

对糖尿病的功效

新鲜柚子果肉中含有胰岛样成分，有降血糖功效。

柚子中含有铬，可增强胰岛素活性，增加胰岛素受体数量，还含有柚苷配基，有助于消化分解脂肪，减少胰岛 β 细胞的负荷，对糖尿病患者有益。

柚子所含果胶可降低低密度脂蛋白的水平，减少动脉壁的损坏程度。柚子还能生津止渴，在一定程度上可改善糖尿病患者口渴、多饮的症状。

对并发症的益处

柚子中含有丰富的钙，不但能改善糖尿病患者的骨质疏松症，还能对抗糖尿病肾病的发展。

柚子含有大量的维生素 C、维生素 P，有一定降压作用，对糖尿病并发高血压症患者有益。

正确吃法

柚子皮可以食用，具有化痰、润喉、暖胃的功效。服药期间注意柚子的食用，因柚子中含有的一种活性成分可以干扰许多药物的正常代谢，易引起不良反应。

柚子——茯苓柚子茶

材料： 柚子 50 克，甘草 5 克，茯苓、白术各 8 克，木糖醇适量。

做法： ❶柚子肉切成小丁；甘草、茯苓、白术整理干净备用。

❷锅内加入冷水，把柚子肉丁、茯苓、白术、甘草放入，用小火煎煮成汁。

❸将煎好的汁滤去废渣，倒入杯中，下入木糖醇调匀，待凉后即可饮用。

食法： 适量饮用。

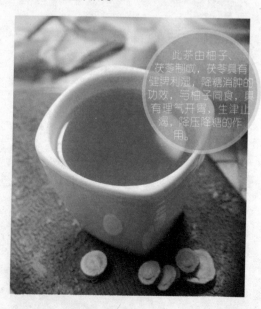

此茶由柚子、茯苓制成，茯苓具有健脾利湿，降糖消肿的功效，与柚子同食，具有理气开胃，生津止渴，降压降糖的作用。

搭配宜忌

柚子 + 鸡肉 【√】 具有补中益气、补肺、消炎止咳的作用。

柚子 + 螃蟹 【√】 会刺激肠胃，出现腹痛、恶心。

柚子 + 猪肝 【×】 会破坏维生素 C，降低营养成分。

樱桃

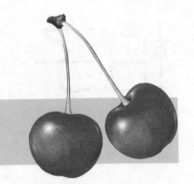

热量：190 千焦 /80 克食材

含糖量：10.2 克 /100 克食材

每日宜食量：100 克

对糖尿病的功效

樱桃富含花色素苷，能够增加人体内部胰岛素的含量，有效降低血糖，对糖尿病患者有益。

樱桃含有胡萝卜素、维生素 C、铁、钾等多种维生素和矿物质，糖尿病患者适量食用，有助于补充体内所需营养素。

对并发症的益处

樱桃含有丰富的维生素 E，有利于糖尿病患者防治并发肾病、心血管疾病等。

樱桃中的花色素苷是植物色素的一种，有抗氧化作用，能改善血管壁弹性，能够改善糖尿病并发症症状。

樱桃含有红色素等，有利于尿酸的排泄，能缓解糖尿病患者并发痛风所引起的不适。

正确吃法

樱桃食用前宜用淡盐水浸泡10分钟，以清除果皮表面残留的农药。服药时，应避免食用樱桃，否则会干扰药物的正常代谢，引起不良反应。

樱桃——樱桃奶汁

材料：樱桃 100 克，牛奶 400 克。

做法：樱桃洗净，榨汁，兑入牛奶后搅拌即成。

食法：适量饮用。

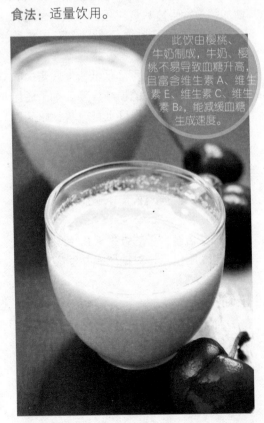

此饮由樱桃、牛奶制成，牛奶、樱桃不易导致血糖升高，且富含维生素 A、维生素 E、维生素 C、维生素 B$_2$，能减缓血糖生成速度。

搭配宜忌

樱桃 + 银耳 【√】 具有补虚强身、美容养颜的功效。

樱桃 + 牛肝 【×】 极易使维生素 C 氧化而失去原有功能。

樱桃 + 黄瓜 【×】 会破坏维生素 C，降低营养价值。

草莓

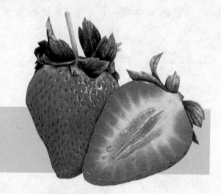

热量：124 千焦 /97 克食材
含糖量：7.1 克 /100 克食材
每日宜食量：150 克

对糖尿病的功效

草莓的热量较低，食用后血糖不会急剧上升，增加胰腺的负担，非常适合糖尿病患者食用。

草莓含有丰富的维生素 B₁、维生素 B₂、维生素 C 和矿物质钙、镁、磷铁等，极易被人体吸收，具有辅助降糖的功效。

对并发症的益处

草莓中的胡萝卜素能转化成维生素 A，具有养肝明目的作用，可防治糖尿病引起的眼部病变。

草莓中的膳食纤维和果胶具有润肠通便的效果，有助于防治糖尿病并发便秘、高血压等症。

草莓中的维生素 C 含量很高，可改善牙龈出血，预防由糖尿病引起的高血压、冠心病与动脉硬化等并发症。

正确吃法

草莓表面粗糙，不容易洗净，清洗草莓时最好用自来水反复冲洗，再用淡盐水浸泡 15 分钟，既能较易洗净，又能杀菌。饭后吃一些草莓，可分解植物脂肪，利于消化。

草莓——草莓柚子汁

材料： 草莓 150 克，柚子 50 克。

做法： 草莓、柚子分别洗净，切小块；分别榨汁，一同倒入杯中调匀即可。

食法： 适量饮用。

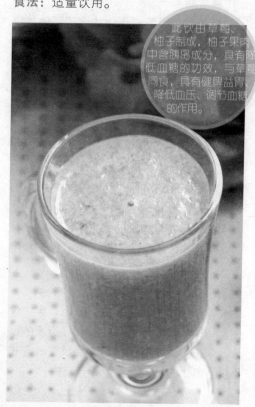

此饮由草莓、柚子制成，柚子果肉中含胰岛成分，具有降低血糖的功效，与草莓同食，具有健脾益胃、降低血压、调节血糖的作用。

搭配宜忌

草莓 + 燕麦 【√】 提高铁的吸收率。

草莓 + 牛奶 【√】 可促进人体对牛奶中维生素 B₁₂ 的吸收和利用。

草莓 + 樱桃 【×】 容易引起上火。

草莓 + 牛肝 【×】 易使维生素 C 氧化而失去原有的功能。

苹果

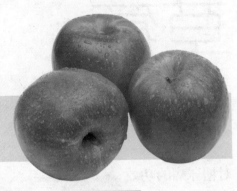

热量：185 千焦 /85 克食材

含糖量：13.5 克 /100 克食材

每日宜食量：200 克

对糖尿病的功效

苹果中含有的铬能提高糖尿病患者对胰岛素的敏感性，苹果酸可以稳定血糖，预防糖尿病。

苹果中的可溶性纤维能调节机体血糖水平，预防血糖骤升骤降，对防治糖尿病有一定作用。

苹果中所含的果胶，能防止胆固醇增高，减少血糖含量，有助于糖尿病患者控制血糖水平。

对并发症的益处

苹果富含钾，有降低血压和保护心血管的作用，能预防糖尿病心血管并发症的发生。

苹果中含有大量的维生素、苹果酸，可促使积存于体内的脂肪分解，经常食用苹果，有预防肥胖的功效。

正确吃法

吃苹果尽量不要削皮，因为苹果中维生素和果胶等成分大多在皮和靠近皮的部分；苹果宜现吃现切，切开后放置时间长不仅会氧化变黑，而且营养会流失。

苹果——苹果大米粥

材料：苹果 1 个，大米 100 克。

做法：❶大米淘洗干净，苹果洗净，削皮，切成细丝。

❷锅中加入适量水，放入大米煮粥，大米在锅里胀开花时，把苹果丝撒下去，用文火焖一会即可。

食法：每日早、晚食用。

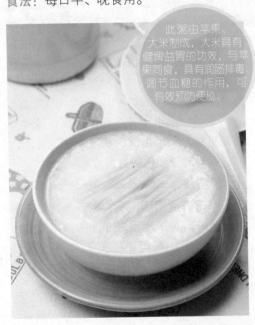

此粥由苹果、大米制成，大米具有健脾益胃的功效，与苹果同食，具有润肠排毒、调节血糖的作用，可有效预防便秘。

搭配宜忌

苹果 + 洋葱　【 √ 】　保护心脏，减少心脏病的发病率。

苹果 + 猪肉　【 √ 】　苹果中的膳食纤维可减少人体对猪肉中胆固醇的吸收。

苹果 + 螃蟹　【 × 】　易引起腹痛、恶心、呕吐等。

橄榄

热量：202 千焦 /80 克食材

含糖量：15.1 克 /100 克食材

每日宜食量：3 个

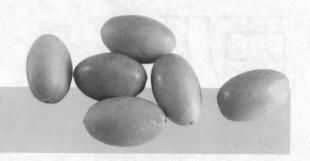

对糖尿病的功效

橄榄含有大量水分和多种营养物质，有生津止渴的功效，糖尿病烦渴多饮者适当食用，于病情有利。

橄榄含有橄榄多酚，具有促进胶原蛋白生成，修复肌肤，能够有效改善糖尿病的相关症状。

橄榄果肉富含维生素 C 以及钙、磷、铁等多种矿物质，且易被人体吸收，糖尿病患者适量食用，有助于营养物质的补充。

对并发症的益处

橄榄中的橄榄多酚有很强的抗氧化能力，能够预防冠心病、动脉粥样硬化等的发生。

橄榄多酚还有舒缓血管平滑肌、降低血压和血脂的作用，对糖尿病引起的高血压等心血管并发症有较好的防治作用。

正确吃法

橄榄有多种吃法，噙含、绞汁、煎汤、熬膏服均可。

橄榄—— 橄榄绿茶

材料：青橄榄 3 个，绿茶适量。

做法：橄榄用刀割纹，加水煎 5 分钟，取汁，与绿茶一同倒入茶杯中即可。

食法：适量饮用。

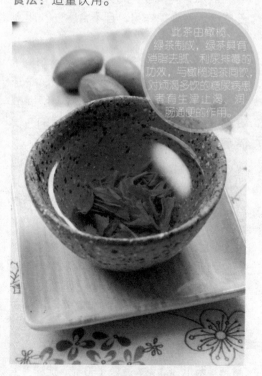

此茶由橄榄、绿茶制成，绿茶具有消脂去腻、利尿排毒的功效，与橄榄泡茶同饮，对烦渴多饮的糖尿病患者有生津止渴、润肠通便的作用。

搭配宜忌

橄榄＋白萝卜 【√】 具有清热解毒、止咳化痰的功效。

橄榄＋虾 【×】 会引起中毒。

橄榄＋牛肉 【×】 会形成不易消化的物质，引起肠胃不适。

西瓜

热量：140 千焦 /59 克食材

含糖量：5.8 克 /100 克食材

每日宜食量：50 克

对糖尿病的功效

西瓜热量低，水分多，不含脂肪和胆固醇，且含多种人体所需的营养成分，非常适合糖尿病患者食用。

西瓜含有机酸、酶类及维生素 C 等营养成分，有降糖作用，且不含脂肪和胆醇，适合糖尿病患者食用。

对并发症的益处

西瓜含有多种氨基酸、苹果酸、番茄素及维生素 C，具有降血压、减少胆固醇在动脉壁上沉积的作用，对糖尿病的并发肾病、高血压等有一定治疗作用。

西瓜具有很好的利尿效果，尤其是西瓜皮白色部分的瓤，食用西瓜对糖尿病并发肾病引起的水肿症状有一定的辅助治疗功效。

正确吃法

西瓜一次不宜食用过多，不然会冲淡胃液，引起胃肠抵抗力下降，西瓜皮的药用价值高于西瓜，有清热解暑的作用，可做菜食用。

西瓜——西瓜菠萝羹

材料：西瓜 300 克，菠萝 150 克，淀粉（玉米）15 克，木糖醇适量。

做法：❶将西瓜、菠萝分别洗净，切小块。

❷锅内加清水烧开，下入西瓜、菠萝。

❸放入木糖醇熬化；用湿淀粉 25 克（淀粉 15 克加水）勾芡烧开，出锅盛入汤碗。

食法：佐餐食用。

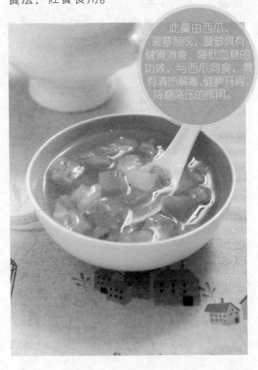

此羹由西瓜、菠萝制成，菠萝具有健胃消食、降低血糖的功效，与西瓜同食，具有清热解毒、健脾开胃、降糖降压的作用。

搭配宜忌

西瓜 + 黄鳝　　【√】 有补虚损、祛风湿的功效。

西瓜 + 鸡蛋　　【√】 具有滋阴润燥、清咽开音、养胃生津的功效。

西瓜 + 猕猴桃　【×】 降低营养价值。

桃子

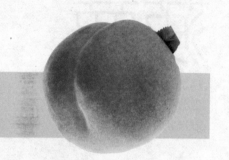

热量：169 千焦 /94 克食材
含糖量：12.2 克 /100 克食材
每日宜食量：1 个

对糖尿病的功效

桃子含有的果胶可推迟食物排空、延缓肠道对糖类的吸收，从而控制血糖升高。

桃子中的膳食纤维能够占据胃的空间、减少热量的摄入，尤其适宜 2 型糖尿病患者食用。

对并发症的益处

桃子含有较多的有机酸和纤维素，能促进消化液的分泌，增加胃肠蠕动，有助于消化，对糖尿病引起的便秘等并发症患者有益。桃子营养丰富，富含胶质物，这类物质到大肠中能吸收大量的水分，能达到预防便秘的效果。

桃子含钾多，含钠少，对糖尿病并发肾病有水肿症状患者有一定作用。

正确吃法

桃子食用前宜将桃毛冲洗洗净，连皮一起食用，如果把皮去掉也可以，但就失去了表皮的营养。桃子如果过度冷藏会有损美味，所以冷藏于冰箱 1~2 个小时即可，如果要长时间冷藏的话，要先用纸将桃子一个个地包好，再放入冰箱中，避免桃子直接接触冷气。

桃子——桃米炒蛋

材料： 鲜桃 200 克，鸡蛋 4 个，精盐 5 克，料酒 15 克，猪油适量，红樱桃数粒。

做法： ❶ 鲜桃洗净，在开水中略烫，去皮、核后切成绿豆大小的丁，放入小盆内。❷把鸡蛋磕入装桃丁的盆内搅匀。净锅入化猪油上火，倒入调好的桃丁，调入精盐、料酒翻炒，直至炒熟成块时，起锅装盘即。

食法： 佐餐食用。

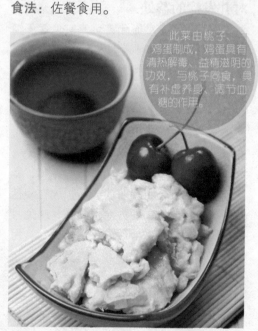

此菜由桃子、鸡蛋制成，鸡蛋具有清热解毒、益精滋阴的功效，与桃子同食，具有补虚养身、调节血糖的作用。

搭配宜忌

桃子＋莴笋	【√】	味道鲜美，营养丰富。
桃子＋白萝卜	【×】	会降低营养价值。
桃子＋蟹肉	【×】	桃子中的果酸容易使蟹肉中的蛋白质变质。

菠萝

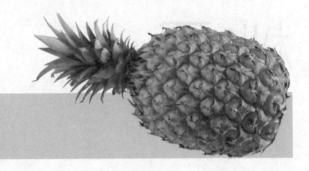

热量：169 千焦 /68 克食材
含糖量：10.8 克 /100 克食材
每日宜食量：50 克

对糖尿病的功效

菠萝含糖量低，水分足，有助于改善糖尿病患者口渴、排尿浑浊的症状；且富含果胶，具有调节胰岛素分泌、降低血糖的作用。

菠萝还含有丰富的膳食纤维，可改善餐后血糖水平，减少糖尿病患者对胰岛素和药物的依赖，并可增加饱腹感。

对并发症的益处

菠萝含有菠萝朊酶，可溶解阻塞于组织中的纤维蛋白和血凝块，能改善局部血液循环，消除炎症和水肿，有助于改善糖尿病并发症症状。

菠萝中的膳食纤维，可以促进排便，对糖尿病引起的便秘等并发症患者有益。

正确吃法

菠萝中的蛋白酶能刺激口腔黏膜，食用前应先去皮，将菠萝块或切片放在淡盐水中浸泡数分钟，能去除蛋白酶，避免其对口腔黏膜的刺激。菠萝还可以榨汁，用凉开水调服。

菠萝——菠萝鸡块

材料： 嫩鸡半只（约250克），菠萝100克，葱花、料酒、酱油、盐、味精、水淀粉、植物油各适量。

做法： ❶嫩鸡洗净，剁块，入沸水中焯透；菠萝去皮，切块。

❷锅中倒油烧热，爆香葱花，放入鸡块翻炒均匀，加料酒、酱油和适量清水，加盖烧至鸡块熟透，倒入菠萝片翻炒均匀，调入盐、味精，用水淀粉勾芡即可。

食法： 佐餐食用。

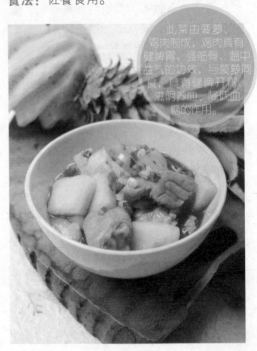

此菜由菠萝、鸡肉制成，鸡肉具有健脾胃、强筋骨、温中益气的功效，与菠萝同食，具有健脾开胃、滋阴养血、降低血糖的作用。

搭配宜忌

菠萝＋猪肉　　【√】 菠萝蛋白酶可促进人体对蛋白质的消化吸收。

菠萝＋茅根　　【√】 对肾病有一定疗效。

菠萝＋胡萝卜　【×】 易诱发甲状腺肿疾病。

山楂

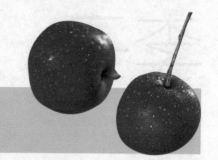

热量：389 千焦 /100 克食材

含糖量：20.7 克 /100 克食材

每日宜食量：5 个

对糖尿病的功效

山楂中的山楂酸，可显著对抗肾上腺素、葡萄糖引起的血糖升高，增加肝糖原储备，但不影响正常血糖。

山楂所含的黄酮类物质和维生素 C、胡萝卜素等物质能阻断并减少自由基的生成，能增强糖尿病患者的机体免疫力，有助于改善病情。

对并发症的益处

山楂含有丰富的钙、维生素 C、胡萝卜素、黄酮类物质、胆碱、乙酰胆碱及有机酸等，可降低血脂，防治糖尿病并发症。

山楂富含解脂酶，可促进脂肪类食物的消化，促进胃液分泌，增加胃内酶素，有助于胆固醇的转化，有助于改善糖尿病并发症症状。

正确吃法

山楂除了生食之外还可用于调味。炖肉时放点儿山楂，既可解油腻，又保证菜品营养丰富。

山楂对子宫有收缩作用，孕早期妇女不宜多食。

山楂——芹菜山楂粥

材料：大米 100 克，山楂 20 克，芹菜 100 克。

做法：❶ 将大米淘洗干净；山楂洗净后切成片；芹菜洗净后切成颗粒状。

❷ 将大米置于锅中加入 1000 毫升清水，置大火烧沸，再改用小火煮 30 分钟；然后放入芹菜、山楂，再煮 10 分钟即成。

食法：每日早、晚食用。

此粥由山楂、芹菜制成，芹菜具有助消化、清热解毒、降糖降脂的功效，与芹菜同食，具有生津止渴、滋阴润燥、降低血压的作用。

搭配宜忌

山楂＋兔肉　【√】　具有补益气血、养胃消食的功效。

山楂＋牛奶　【×】　可产生沉淀物，影响胃的消化。

山楂＋黄瓜　【×】　破坏维生素C，降低营养价值。

李子

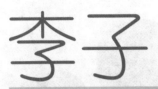
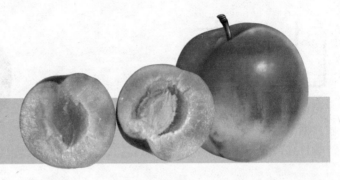

热量：148 千焦 /91 克食材

含糖量：8.7 克 /100 克食材

每日宜食量：3 个

对糖尿病的功效

李子富含多种维生素和矿物质，具有清肝热、生津、利尿的功效，有助于改善虚劳有热型糖尿病患者食用。

对并发症的益处

李子中含有番茄红素，它能明显减轻由体内过氧化物引起的对淋巴细胞DNA（脱氧核糖核酸）的氧化损害，并可减缓由糖尿病引起的动脉粥样硬化的形成。

李子能促进胃酸和胃消化酶的分泌，有增加肠胃蠕动的作用，因而能促进消化，增加食欲，对由糖尿病引起的便秘等并发症患者有益。

正确吃法

糖尿病患者食用新鲜李子，更有助于血糖的控制。

李子不宜食用过多。

李子——西红柿李子汤

材料：西红柿、李子一起放入食品料理机，打成泥备用。

做法：❶嫩鸡洗净，剁块，入沸水中焯透；菠萝去皮，切块。

❷热锅中放入植物油融化，倒入西红柿、李子泥，缓缓加入牛奶，搅拌均匀成糊，再加入清汤拌匀，大火煮开，转小火继续煮5分钟。

❸加盐、胡椒粉调味，再切些李子果粒，加到汤中即可。

食法：佐餐食用。

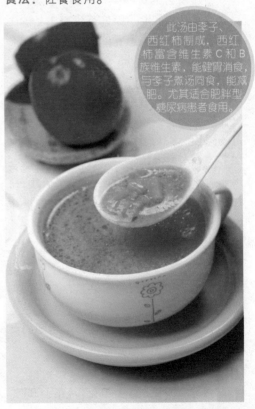

此汤由李子、西红柿制成，西红柿富含维生素C和B族维生素，能健胃消食，与李子煮汤同食，能减肥。尤其适合肥胖型糖尿病患者食用。

搭配宜忌

李子＋绿茶 【√】 有清热利湿、活血利水、柔肝散结的功效。

李子＋鸭蛋 【×】 会伤脾胃。

石榴

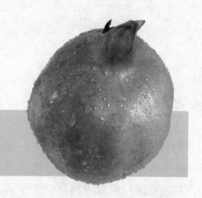

热量： 251 千焦 /55 克食材
含糖量： 18.7 克 /100 克食材
每日宜食量： 30 克

对糖尿病的功效

石榴中含有铬元素，铬在糖代谢中起着重要作用，是葡萄糖耐量因子的组成部分，能提升糖尿病患者体内的葡萄糖容量，为糖尿病患者增加胰岛素，从而稳定血糖。

石榴具有生津止渴、收敛固涩的作用，可有效缓解糖尿病患者口渴症状。

对并发症的益处

石榴汁中的抗氧化物，有助于降低由糖尿病引起的冠心病、心肌梗死等并发症的发生。

石榴汁含有多种氨基酸和矿物质，有助消化、软化血管、降血脂和血糖，降低胆固醇等多种功能。可防治由糖尿病引起的冠心病、高血压等并发症。

石榴有明目作用，对由糖尿病引起的眼病有一定辅助治疗作用。

正确吃法

石榴一次不宜食用过多，会损伤牙齿，还可引起生痰、上火等症。

石榴——石榴汁粥

材料： 石榴 35 克，大米 60 克。

做法： ❶石榴洗净，去皮，取子；大米淘洗干净。

❷锅置火上，放入大米和适量清水煮至米粒熟烂的稀粥，淋入石榴汁均匀即可。

食法： 每日早、晚食用。

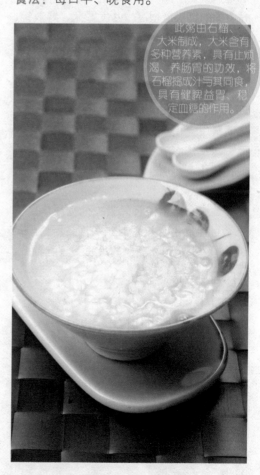

此粥由石榴、大米制成，大米含有多种营养素，具有止烦渴、养肠胃的功效，将石榴捣成汁与其同食，具有健脾益胃、稳定血糖的作用。

搭配宜忌

石榴＋生姜 【√】 开胃消食，适用于食欲缺乏、消化不良、便血等症。

石榴＋带鱼 【×】 会引起头晕、恶心、腹痛、腹泻等不适症状。

忌

金橘

为什么不宜吃金橘?

❶金橘含糖量高，食用后易使血糖迅速升高。糖尿病患者因胰岛功能受损，胰岛素分泌相对不足，葡萄糖利用减少，因此血糖会升高。食用含糖量高的食物会进一步加重病情。

❷金橘的钾含量很高，并发肾病，导致钾、磷等代谢障碍的糖尿病患者，更不宜食用。

葡萄

为什么不宜吃葡萄?

❶葡萄中含糖量较高，且以葡萄糖为主，而糖尿病患者的胰岛素分泌不足，使葡萄糖在体内利用减少，吃了葡萄后会致使血糖迅速升高，不利于病情的控制。

❷葡萄中含丰富的钾元素，而糖尿病肾病患者可能发生合并高钾血病，要严格限制钾的摄入量，因此糖尿病患者不宜吃葡萄。

榴梿

为什么不宜吃榴梿?

❶榴梿含热量及糖分较高，肥胖型糖尿病患者，糖尿病并发高血压患者均不宜多吃，控糖效果不好的糖尿病患者最好禁食。

❷榴梿虽然富含营养，但是当肠胃无法完全吸收时，会引起上火，且不易消化。糖尿病患者应尤其注意

荔枝

为什么不宜吃荔枝?

❶荔枝性温热，极易助热上火，加重糖尿病患者的内热症状。

❷荔枝中含丰富的葡萄糖、果糖、蔗糖，其葡萄糖含量占糖总量的66%，因此，糖尿病患者应忌食。

杨梅

为什么不宜吃杨梅?

❶杨梅富含果酸，会对食物中蛋白质起凝固作用，影响消化吸收，糖尿病并发胃炎的患者不宜食用，尤其是不宜空腹食用，食用后会引起胃酸分泌过多诱发或加重病情。

❷糖尿病患者，尤其有疡病患者慎食，牙疼、胃酸过多、上火的人不要多吃。

香蕉

为什么不宜吃香蕉?

❶香蕉含糖量高，主要为葡萄糖和果糖这两种单糖，单糖在肠道中吸收速度最快，食后血糖会迅速升高。

❷患有糖尿病肾病并发症的人，肾脏排泄钾的能力下降，往往合并有高钾血症，而香蕉含钾丰富，食后会加重病情。

❸糖尿病患者若胃酸过多、消化不良或腹泻时，尤其不宜吃香蕉。

主食类

宜

燕麦

热量： 1512 千焦 /100 克食材
含糖量： 61.6 克 /100 克食材
每日宜食量： 40 克

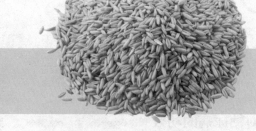

对糖尿病的功效

燕麦中的膳食纤维可以增加胰岛素的敏感性，防止餐后血糖的急剧升高，这样机体只需分泌较少的胰岛素就能维持代谢，从而减少糖尿病患者对胰岛素的需求。

燕麦中含有可溶性纤维和非可溶性纤维，可溶性纤维可阻止小肠对淀粉的吸收，使餐后血糖上升平缓，胰岛素被合理利用，起到控制血糖和预防糖尿病的功效。

对并发症的益处

燕麦中含有的非可溶性纤维有助于消化，从而降低血液中的胆固醇含量，能更好地清除人体内的垃圾，有助于改善糖尿病多种并发症症状，如便秘、肥胖症、心血管病等。

燕麦含有皂苷素，可以调节人体的肠胃功能，降低胆固醇。燕麦还具有润肠通便，改善血液循环，预防糖尿病并发骨质疏松症的功效。

燕麦含有的抗氧化剂可以通过抑制黏性分子来有效减少血液中胆固醇的含量，预防由糖尿病引起的高脂血症、冠心病等并发症的发生。

正确吃法

煮的燕麦比冲的燕麦更有营养，一些"免煮"的麦片，更多是迎合方便和美味的需求，营养价值不如需要煮的燕麦高。

燕麦——燕麦枸杞粥

材料： 燕麦 30 克、米 100 克、枸杞 10 克。
做法： ❶将枸杞、燕麦泡发后，洗净。❷将燕麦、米、枸杞一起放入锅中，加水煮 30 分钟至成粥即可。
食法： 每日早、晚食用。

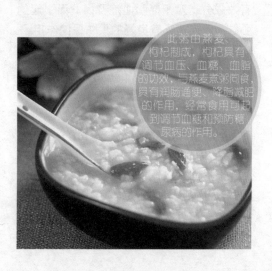

此粥由燕麦、枸杞制成，枸杞具有调节血压、血糖、血脂的功效，与燕麦煮粥同食，具有润肠通便、降脂减肥的作用，经常食用可起到调节血糖和预防糖尿病的作用。

搭配宜忌

燕麦 + 虾　　【√】　有助于身体健康，增强糖尿病患者体力。

燕麦 + 香蕉　【√】　提高人体内的血清素含量，改善睡眠状况。

燕麦 + 螃蟹　【×】　不易于消化。

荞麦

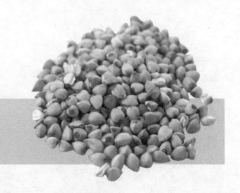

热量：371 千焦 /25 克食材

含糖量：73 克 /100 克食材

每日宜食量：60 克

对糖尿病的功效

荞麦中含有芦丁，芦丁能激活胰腺功能，促进胰岛素分泌，从而降低血糖。调查表明，主食荞麦地区的人群，糖尿病患病率明显低于不食用荞麦地区的人群。

对并发症的益处

芦丁还有降血脂、降胆固醇、软化血管、预防高脂血症和心脑血管出血的作用，对糖尿病并发高脂血症、高胆固醇症、心血管病变很有益处。

荞麦含有钙、镁、铁、维生素 B_2 等有效成分，对于高脂血症及因此而引起的心脑血管疾病具有良好的预防保健作用。

荞麦的脂肪中富含对人体有益的亚油酸、烟酸等物质，这些物质对降低人体血脂、胆固醇及保护血管、视力具有重要作用。

正确吃法

荞麦的主要营养特点是含有丰富的维生素 E 和可溶性膳食纤维，这两种物质主要存在于其麦麸（外层）中，所以荞麦整粒进食比较好。

荞麦——荞麦蒸饺

材料：荞麦面 400 克、西葫芦 250 克、鸡蛋 2 个、虾仁 80 克、盐 5 克、味精 3 克、五香粉 5 克、姜末 5 克、葱末 6 克。

做法：❶荞麦面加水和成面团，下剂擀成面皮。

❷虾仁洗净剁碎，鸡蛋打散入锅炒熟，西葫芦洗净切丝用盐腌一下，将全部材料加入盐、味精、五香粉、姜、葱和成馅料。

❸取面皮包入适量馅料成饺子形，入锅蒸 8 分钟至熟即可。

食法：佐餐食用。

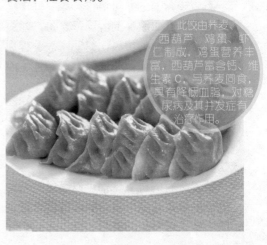

此饺由荞麦、西葫芦、鸡蛋、虾仁制成，鸡蛋营养丰富，西葫芦富含钙、维生素 C，与荞麦同食，具有降低血脂，对糖尿病及其并发症有治疗作用。

搭配宜忌

荞麦 + 瘦肉　【√】　对高血压等心血管疾病有辅助疗效。

荞麦 + 山楂　【√】　降低血脂胆固醇，脂质代谢。

荞麦 + 黄鱼　【×】　两者都为不易消化之物，同食难消化。

玉米

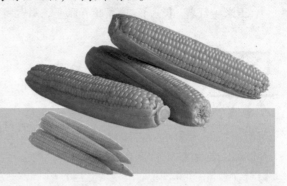

热量：437 千焦 /46 克食材

含糖量：22.8 克 /100 克食材

每日宜食量：100 克

对糖尿病的功效

玉米富含膳食纤维，具有降低血糖、血脂，改善葡萄糖耐量的功效。玉米中含有丰富的铬，铬对糖类的代谢起重要作用，可增加胰岛素的效能，促进机体利用葡萄糖。玉米中所含有的镁，有强化胰岛素功能的功效，所含的谷胱甘肽则能清除破坏胰岛素的自由基，延缓糖类吸收，稳定糖尿病患者的血糖水平。

对并发症的益处

玉米中所含的黄体素和玉米黄质对老年糖尿病患者并发眼病有一定预防作用。所含维生素 B$_6$、烟酸等成分，具有刺激肠胃蠕动、加速粪便排泄的特征，可防治糖尿病并发便秘等症。玉米中含有丰富的不饱和脂肪酸和亚油酸，和玉米胚芽中维生素 E 协同作用，能有效降低胆固醇浓度，并防止其沉积于血管壁，常吃玉米对糖尿病并发冠心病、高脂血症及高血压等疾病都一定的预防和治疗作用。

正确吃法

吃玉米时要把玉米胚尖全部吃掉，因为玉米的很多营养成分都集中在这里。

用玉米煮粥时，宜添加少量碱，这样可以释放玉米中过多的烟酸，还有利于保存营养素。

玉米——玉米排骨汤

材料： 嫩玉米 1 个，排骨 250 克，葱段、姜片各适量。

做法： ❶ 玉米切成小段；排骨洗净。

❷砂锅内放水，将排骨、葱段、姜片一起放入锅中，砂锅内水开有血沫浮上后撇去浮沫，再放入玉米一同煲。

❸ 煲熟后去掉葱段及姜片，调入盐即可。

食法： 佐餐食用。

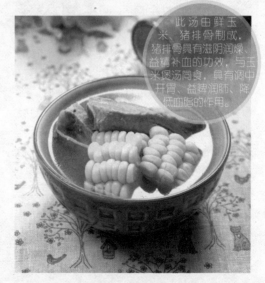

此汤由鲜玉米、猪排骨制成，猪排骨具有滋阴润燥、益精补血的功效，与玉米煲汤同食，具有调中开胃、益脾润肺、降低血脂的作用。

搭配宜忌

玉米＋洋葱　【√】　具有降低血糖、降低血脂的功效。

玉米＋松仁　【√】　可以益寿养颜，还能预防心脏病、防癌抗癌。

玉米＋田螺　【×】　容易引起食物中毒。

玉米＋红薯　【×】　造成肠胃胀气，引起身体不适。

黑米

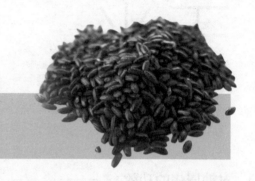

热量：1372 千焦 /100 克食材

含糖量：72.2 克 /100 克食材

每日宜食量：50 克

对糖尿病的功效

黑米中富含膳食纤维，可降低葡萄糖的吸收速度，防止餐后血糖急剧上升，维持血糖平衡，适合糖尿病患者食用。

对并发症的益处

黑米富含人体必需的营养素硒，能防止不饱和脂肪酸的氧化，可以调节体内糖类的正常代谢，还能防止脂类在血管壁上的沉积，减少糖尿病引起的冠心病、高血压等并发症的发生。

黑米富含维生素 E，可促进人体的能量代谢，促进血液循环，改善新陈代谢，预防血管硬化，防止胆固醇的沉积，有助于改善糖尿病并发症症状。

黑米还含有水溶性黄酮类化合物，能够维持血管的正常渗透压，减低血管的脆性，防止血管破裂，并具有良好的抗氧化性能和清除自由基的作用，对糖尿病引起的血管并发症患者有益。

正确吃法

黑米外部有一层坚韧的种皮，不容易煮烂，在烹煮前可以用清水洗净，浸泡一段时间，但泡米水最好不要倒掉，以免营养流失过多。黑米煮时最好用小火长时间熬，这样黑米的醇香和营养才能出来。

黑米——黑米红枣粥

材料：黑米 100 克，红枣 10 枚，枸杞 10 克，木糖醇适量。

做法：❶将红枣洗净；黑米淘洗干净，用清水浸泡 3 小时。

❷黑米放入锅中，加适量清水，煮开后放入红枣、枸杞，煲至黑米软烂、粥黏稠时放入木糖醇搅拌即可。

食法：每日早、晚食用。

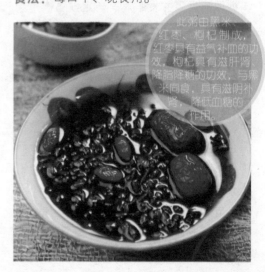

此粥由黑米、红枣、枸杞制成，红枣具有益气补血的功效，枸杞具有滋肝肾、降脂降糖的功效，与黑米同食，具有滋阴补肾、降低血糖的作用。

搭配宜忌

黑米 + 大米 【√】 具有开胃益中、滑涩补精的功效。

黑米 + 莲子 【√】 补肝益肾，丰肌润发。

黑米 + 燕麦 【√】 降低胆固醇，延缓衰老，滋养皮肤。

小米

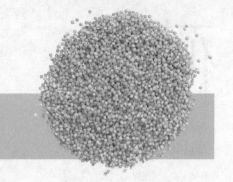

热量：1475 千焦 /100 克食材

含糖量：75.1 克 /100 克食材

每日宜食量：50 克

对糖尿病的功效

小米含有丰富的铁、锌、钙、磷、镁等元素，有助于调节血糖水平，对糖尿病患者有益。

小米具有健胃除湿、滋补身体，防治消化不良的作用，对身体虚弱、脾胃不佳的糖尿病患者有很好的调补作用。此外，小米富含色氨酸，能够有效补充糖尿病体内所缺乏的色氨酸。

对并发症的益处

小米含有维生素 B$_1$，对糖尿病引起的眼病等并发症有一定益处。

小米是高钾低钠食物，对糖尿病引起的高血压等并发症患者有益。

正确吃法

因为小米是碱性的，所以烹煮时，不需要加太多的盐或干脆不用盐煮。淘米时不要用手搓，忌长时间浸泡或用热水淘米。

小米——鲜菇小米粥

材料：大米 50 克，小米 100 克，平菇 40 克，葱末、盐各适量。

做法：❶ 平菇洗净，在开水中氽一下，捞起切片。大米、小米分别淘洗干净，用冷水浸泡半小时，捞出，沥干水分。

❷ 锅中加入约 1000 毫升冷水，将大米、小米放入，用大火烧沸，再改用小火熬煮，待再滚起，加入平菇拌匀，下盐调味，再煮 5 分钟，撒上葱末，即可盛起食用。

食法：每日早、晚食用。

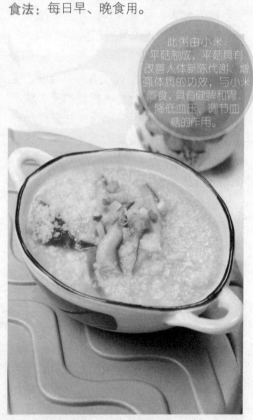

此粥由小米、平菇制成，平菇具有改善人体新陈代谢、增强体质的功效，与小米同食，具有健脾和胃、降低血压、调节血糖的作用。

搭配宜忌

玉米 + 洋葱 【√】 具有降低血糖、降低血脂的功效。

玉米 + 松仁 【√】 可以益寿养颜，还能预防心脏病、防癌抗癌。

玉米 + 田螺 【×】 容易引起食物中毒。

莜麦

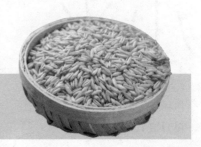

热量：371 千焦 /25 克食材

含糖量：67.8 克 /100 克食材

每日宜食量：60 克

对糖尿病的功效

莜麦蛋白质含量高，含有人体必需的8种氨基酸，而且氨基酸的组成较平稳，是糖尿病患者较好的食品。莜麦含有钾、锌、镁等元素，可促进胰岛素的形成和分泌，能降低血糖，改善糖尿病症状。

对并发症的益处

莜麦的脂肪中含有较多的亚油酸，亚油酸是人体不能合成的必需脂肪酸，具有降低血液胆固醇、预防动脉粥样硬化的作用，对糖尿病引起的高脂血症也有一定的辅助治疗作用。

正确吃法

莜麦的米质较硬，直接烹煮不易做熟，烹煮前宜先用清水浸泡较长时间。脾胃虚寒者不宜食用。

莜麦——莜麦鸡丝面

材料：莜麦面 100 克，鸡脯肉 50 克，菠菜 80 克，葱花、花椒粉、盐、酱油、味精、香油各适量。

做法：❶菠菜洗净，放入沸水中焯一下，入冷水过凉，捞出沥干，切断；鸡脯肉切丝。

❷炒锅放香油烧热，下葱花、花椒粉炒出香味后放入鸡丝、待鸡丝变白时加适量水烧至熟透，加菠菜段翻炒片刻后用酱油、盐和味精调味。

❸莜麦面加水和成较硬的面团，用擀面杖擀成面条，放入沸水中煮熟，捞出，过凉，将鸡丝卤浇在莜麦面条上即可。

食法：作主食食用。

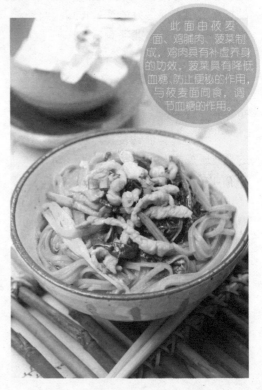

此面由莜麦面、鸡脯肉、菠菜制成，鸡肉具有补虚养身的功效，菠菜具有降低血糖、防止便秘的作用，与莜麦面同食，调节血糖的作用。

搭配宜忌

莜麦 + 小米 【√】 增加多种维生素和矿物质，有益于肥胖型糖尿病患者减肥食用。

莜麦 + 虾 【×】 不易于消化。

黄豆

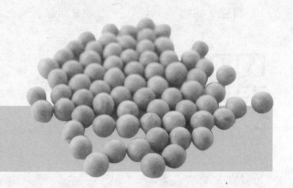

热量：1479 千焦 /100 克食材

含糖量：34.2 克 /100 克食材

每日宜食量：40 克

对糖尿病的功效

黄豆中的豆胶具有促进胰岛素的分泌及改善组织细胞对胰岛素敏感性的作用，可提高葡萄糖的利用率，有利用控制病情。

黄豆中膳食纤维含量较多，能延缓身体对糖尿病的吸收，有助于降低血糖，是糖尿病患者的理想食品。

对并发症的益处

黄豆含有的皂苷有调节血脂的作用，同时，可减少血清胆固醇、肝中脂质和脂肪含量。黄豆中的卵磷脂，可除掉附在血管壁上的胆固醇，软化血管，防止肝脏内积存过多脂肪，对于预防糖尿病引起的高脂血症、肥胖症和脂肪肝等并发症均有一定的益处。经常食用豆制品对糖尿病引起的高脂血症、高血压、冠心病、脂肪肝等并发症很有益处。

正确吃法

黄豆需要加热才能食用。夹生黄豆、干炒黄豆也不宜食用。

黄豆——黄豆猪蹄汤

材料：黄豆 50 克，猪蹄 250 克，姜片、葱段、盐各适量。

做法：❶ 黄豆用清水浸泡 1 小时；猪蹄洗净，剁成块，入沸水中烫一下，捞出，用水冲洗净。

❷ 锅中加水煮沸，放入猪蹄、姜片、葱段，大火煮 1 小时，再加入黄豆煮 30 分钟至猪蹄、黄豆烂熟，调入盐即可。

食法：佐餐食用。

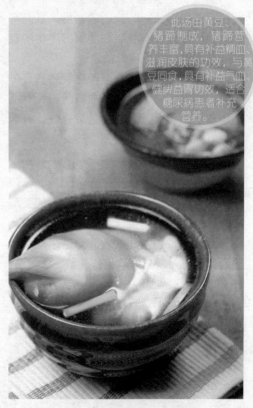

此汤由黄豆、猪蹄制成，猪蹄营养丰富，具有补益精血、滋润皮肤的功效，与黄豆同食，具有补益气血健脾益胃功效，适合糖尿病患者补充营养。

搭配宜忌

黄豆 + 胡萝卜　【√】　促进营养吸收和骨骼的发育。

黄豆 + 茄子　　【√】　保护血管，预防糖尿病引起的心血管疾病的发生。

黄豆 + 核桃　　【×】　可导致腹胀、消化不良，不利于营养的吸收。

黑豆

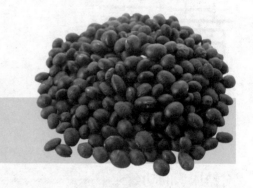

热量： 1570 千焦 /100 克食材

含糖量： 33.6 克 /100 克食材

每日宜食量： 50 克

对糖尿病的功效

黑豆含有胰蛋白酶和胰凝乳蛋白酶，能增强胰腺功能，促进胰岛素分泌，有助于改善病情。

黑豆含有的蛋白酶通过减缓肝脏和脂肪组织中脂肪新陈代谢的速度，从而可以达到减少各种脂肪酸和胆固醇产量的目的，对于预防糖尿病有益。

黑豆营养丰富，含有糖尿病患者身体易缺少的铬，铬可以调节血糖代谢，有助于糖尿病患者提高胰岛素的敏感性，有效控制血糖。

对并发症的益处

黑豆含有大豆球蛋白、亚油酸、卵磷脂，具有降低胆固醇的功效；含有的亚麻酸具有软化和扩张血管，促进血液流通，还有降低中性脂肪的功效，对糖尿病引起的高血压等并发症有改善作用。

正确吃法

黑豆质地较硬，不易消化，脾胃胀满者或消化功能差的人应少食。

食用黑豆不宜去皮，黑豆皮含有花青素，是很好的抗氧化剂来源，能清除人体内的自由基。

黑豆——黑豆排骨汤

材料： 黑豆 50 克、猪小排 100 克，葱花、姜丝、盐各少许。

做法： ❶将黑豆、猪小排洗净。

❷将适量水放入锅中，开中火，待水开后放入黑豆及猪小排、姜丝熬煮。

❸待食材煮软至熟后，加入盐调味，再撒上葱花即可。

食法： 佐餐食用。

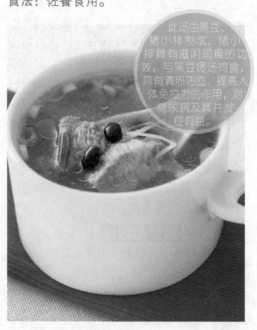

此汤由黑豆、猪小排制成，猪小排具有滋阴润燥的功效，与黑豆煲汤同食，具有清热活血、提高人体免疫力的作用，对糖尿病及其并发症有益。

搭配宜忌

黑豆 + 鲤鱼 【 √ 】 补肾又利水。

黑豆 + 猪肉 【 × 】 降低营养的利用率，还会造成消化不良。

黑豆 + 柿子 【 × 】 会产生不溶性结合物，长期食用会产生结石。

绿豆

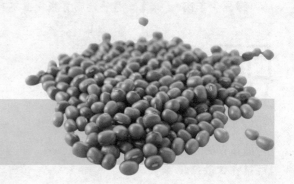

热量：1302 千焦 /100 克食材

含糖量：62 克 /100 克食材

每日宜食量：40 克

对糖尿病的功效

绿豆淀粉含有低聚糖，对糖尿病患者的空腹血糖、餐后血糖的降低都有一定作用，其产生的热能低，不会引起肥胖，适合糖尿病患者食用。

绿豆富含维生素和矿物质，其中 B 族维生素及钾、镁、铁等的含量较高，具有清热解毒、止渴降糖的功效。

对并发症的益处

绿豆有保肝护肝的作用，还能抑制脂肪的吸收，可用于防治糖尿病并发脂肪肝；绿豆还有降压成分，对防治糖尿病并发高血压症有一定的帮助。绿豆还具有消水肿、利小便的作用，尤其适合糖尿病引起的肾病等并发症患者食用。

正确吃法

绿豆不宜煮得过烂，以免使有机酸和维生素遭到破坏，降低营养价值。

绿豆具有解毒的功效，体质虚弱和正在吃中药的不要多吃。

绿豆——山药绿豆汤

材料：新鲜紫山药 140 克、绿豆 100 克，砂糖 10 克。

做法：❶绿豆泡水至膨胀，沥干水分后放入锅中，加入清水，以大火煮沸，再转小火续煮 40 分钟至绿豆完全软烂，加入砂糖搅拌至溶化后熄火。

❷山药去皮洗净切小丁；另外准备一锅滚水，放入山药丁煮熟后捞起，与绿豆汤混合即可食用。

食法：作主食食用。

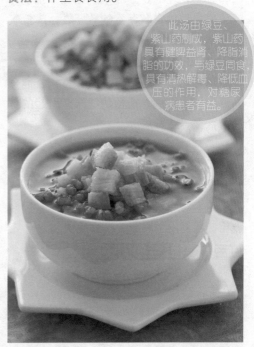

此汤由绿豆、紫山药制成，紫山药具有健脾益肾、降脂消脂的功效，与绿豆同食，具有清热解毒、降低血压的作用，对糖尿病患者有益。

搭配宜忌

绿豆+南瓜 【√】 有清肺降糖的功效。

绿豆+燕麦 【√】 可有效抑制血糖值上升。

绿豆+苹果 【×】 容易导致中毒现象。

绿豆+羊肉 【×】 易导致肠胃胀气，不利身体健康。

豇豆

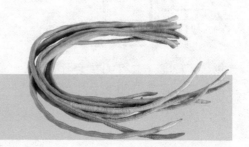

热量：119 千焦 /97 克食材
含糖量：65.6 克 /100 克食材
每日宜食量：40 克

对糖尿病的功效

豇豆含有烟酸，这是对糖尿病患者很重要的维生素，具有调节血糖的功效，有助于改善糖尿病患者病情。

豇豆富含锌元素，锌参加胰岛素的合成与分泌，能稳定胰岛素的结构与功能；锌可增强机体对胰岛素的敏感性，降低餐后血糖。

对并发症的益处

豇豆含有锰，具有抗氧化作用，能预防癌症和心脏病，能预防糖尿病引起的骨质疏松症等并发症。

豇豆含有大量的铁，可有效改善缺铁性贫血患者症状。

正确吃法

豇豆多食性滞，气滞便结者不宜过多食用，容易发生腹胀等不适症状。

豇豆——豇豆瘦肉粥

材料：豇豆 50 克，猪瘦肉 30 克，大米 100 克，盐适量。

做法：❶大米淘洗干净；猪瘦肉洗净，切丝，入锅焯透；豇豆洗净，用清水浸泡 2 小时。❷锅中加入适量清水，放入豇豆、大米、猪瘦肉丝，先用大火烧沸，然后转小火煮约 45 分钟，待米烂豆熟时，加入盐拌匀，再稍焖片刻即可。

食法：每日早、晚食用。

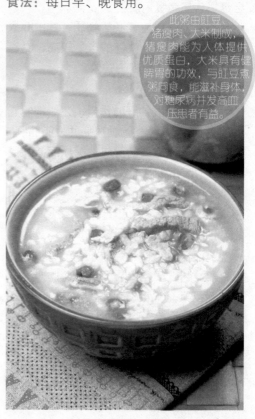

此粥由豇豆、猪瘦肉、大米制成，猪瘦肉能为人体提供优质蛋白，大米具有健脾胃的功效，与豇豆煮粥同食，能滋补身体，对糖尿病并发高血压患者有益。

搭配宜忌

豇豆 + 大米 　　【√】　有健脾固肾，生津止渴，除湿利尿的作用。

豇豆 + 空心菜　【√】　加水煎服，适宜脾虚湿胜症。

豇豆 + 茶叶 　　【×】　降低营养价值。

红豆

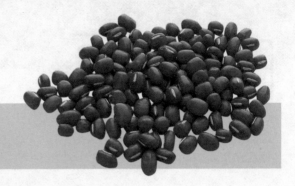

热量：1273 千焦 /100 克食材

含糖量：63.4 克 /100 克食材

每日宜食量：30 克

对糖尿病的功效

红豆含有可溶性膳食纤维，可延缓饭后血糖中葡萄糖的吸收，食用后血糖上升速度较慢，对维持餐后血糖、稳定胰岛素有一定帮助。

红豆含膳食纤维高，含热量偏低，且富含维生素 E 及钾、镁、锌、硒等活性成分，具有降低血糖和血脂的功效，对糖尿病患者极为有益。

对并发症的益处

红豆富含钾，具有降低血压的作用，能够预防糖尿病引起的高血压和高脂血等并发症。

红豆含有较多的皂角苷，可刺激肠道，有良好的利尿作用对糖尿病引起的肾病等并发症有一定的作用。

经常食用红豆及其制品，不仅能降低血糖，还对糖尿病引起的肥胖症有一定的预防作用。

正确吃法

红豆的豆质较硬，直接烹煮不易做熟，烹调前应先用清水浸泡一段时间。尤其适宜水肿者食用。

红豆具有利尿的功效，尿频的人不宜多食。

红豆——红豆燕麦粥

材料：红豆 100 克、燕麦片 100 克，白糖 15 克。

做法：❶ 燕麦片洗净；红豆洗净，泡水。❷将泡软的红豆、燕麦片放入锅中，加入适量的水后用中火煮，水滚后，转小火，煮至熟透，再加入适量的糖调味即可。

食法：每日早、晚食用。

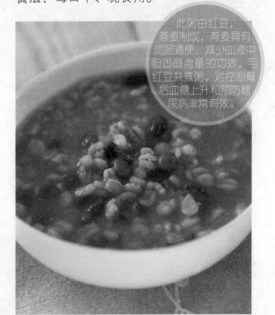

此粥由红豆、燕麦制成，燕麦具有润肠通便、减少血液中胆固醇含量的功效，与红豆共煮粥，对控制餐后血糖上升和预防糖尿病非常有效。

搭配宜忌

红豆 + 鸡肉 【√】 具有补肾滋阴、活血利尿、祛风解毒的功效。

红豆 + 南瓜 【√】 有润肤、止咳、减肥的功效。

红豆 + 猪肉 【×】 容易引起腹胀气滞。

白扁豆

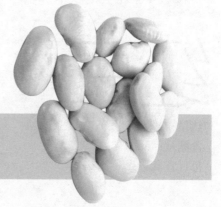

热量：152 千焦 /91 克食材

含糖量：65.6 克 /100 克食材

每日宜食量：50 克

对糖尿病的功效

白扁豆含热量低、富含钾、镁、磷、改等元素，经常食用有助于胰岛素分泌，改善糖尿病患者病情。

对并发症的益处

经常食用白扁豆，有助于预防糖尿病慢性血管并发症的发生。

尤其适合中老年糖尿病患者并发高血压患者食用。

正确吃法

经过霜打的白扁豆，含有大量的红细胞凝血素，食用时若没有熟透，则会发生中毒，可选择在食用前加以处理，可用沸水氽烫透，再进行烹制。

白扁豆——扁豆鸭肉粥

材料：白扁豆 35 克，鸭肉 100 克，白菜 50 克，姜片、葱花、盐、料酒、酱油各适量。

做法：❶鸭肉切 2 厘米见方的块，沥干；白菜洗净，切 3 厘米长段；白扁豆洗净，沥干备用。

❷把鸭肉放入碗中，加入葱花、盐、料酒、酱油，腌渍 30 分钟。

❸白扁豆放入锅中，加适量清水，放入姜片、葱花、鸭肉，大火烧沸，加入白菜，再用小火炖煮 1 小时即可。

食法：每日早、晚食用。

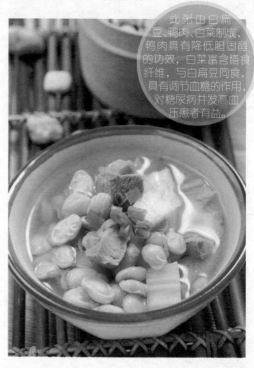

此粥由白扁豆、鸭肉、白菜制成，鸭肉具有降低胆固醇的功效，白菜富含膳食纤维，与白扁豆同食，具有调节血糖的作用，对糖尿病并发高血压患者有益。

搭配宜忌

白扁豆 + 豆腐 【√】 具有补中益气、清热化湿的功效。

白扁豆 + 蛤蜊 【×】 容易引起腹痛腹泻。

忌

糯米

为什么不宜吃糯米?

糯米和其他主食类食品都是差不多的物质组成。也就是说,糯米在经过消化系统的作用以后,还是会成为淀粉,最后再成为糖类,参与我们身体的血液循环。这显然是糖尿病患者非常不想看到的结果,所以血糖高的人最好不要吃糯米,实在想吃的话可以少吃一点。

饼干

为什么不宜吃饼干?

饼干热量高,且富含淀粉,食用后极易导致血糖升高。饼干中水分较少,进食后不仅血糖会升高,口渴多饮症状还会加重,糖尿病患者应尽量不吃。

蛋糕

为什么不宜吃蛋糕?

❶蛋糕热量大,含糖量高,主要成分淀粉经消化分解后会变成大量的葡萄糖,容易使血糖升高,不利于糖尿病患者控制血糖。

❷为了满足爱吃甜食的糖尿病患者的口味,商家推出了各种"无糖蛋糕"。所谓的"无糖"指的是不含蔗糖,或是用木糖醇等甜味剂替代蔗糖

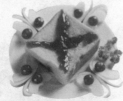

的食品,但蛋糕本身也是用粮食做的,其主要成分淀粉经消化分解后都会变成大量的葡萄糖,仍对血糖控制不利,糖尿病患者应节制地食用"无糖蛋糕"。

面包

为什么不宜吃面包?

❶糖尿病患者如果食用过多的面包等含糖量高的食品,极易使血糖升高。

❷市面上出售的面包五花八门,很多面包里面都含有糖类,食后会令糖尿病患者血糖升高,对糖尿病病情的控制不利。

方便面

为什么不宜吃方便面?

❶方便面是典型的高热量、高脂肪、低维生素食物,糖尿病患者食用后极易发生高血糖,并容易诱发心血管疾病。

❷方便面属于油炸食品,并含有大量添加剂,增加了糖尿病患者患肝脏疾病、癌症的风险,对健康有害无益。

油饼

为什么不宜吃油饼?

油饼含热量较高,且主要成分为淀粉,食用过多不利于血糖的控制。油饼在制作的过程中会加入很多油脂,多吃不仅会使血糖升高,还易引发心血管并发症。糖尿病患者应结合自己的病情尽量少吃。

蔬菜类

宜

南瓜

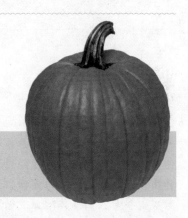

热量： 91 千焦 /85 克食材
含糖量： 5.3 克 /100 克食材
每日宜食量： 50 克

对糖尿病的功效

南瓜含有矿物质钴，是胰腺 β 细胞合成胰岛素必需的物质，能够促进胰岛素分泌，控制餐后血糖水平。

南瓜中的铬是胰岛素的辅助因子，也是葡萄糖耐量因子的重要组成部分，能加快胰岛素的释放，促使糖尿病患者胰岛素分泌正常化，改善糖代谢。对防治糖尿病，降低血糖有特殊疗效。

南瓜中的果胶可推迟食物排空，延缓肠道对糖类的吸收，使饭后血糖不至于升高过快。

对并发症的益处

南瓜含有胡萝卜素，胡萝卜素在人体内能转化为维生素 A，对糖尿病引起的眼病有一定帮助。南瓜还有预防水肿的功效，对糖尿病并发肾病患者有益。

南瓜含有一定的硒，有清除体内脂质过氧化物的作用，防止因脂质过氧化物堆积而引起的心肌细胞损害，有助于预防糖尿病并发心脑血管病。

正确吃法

南瓜皮中含有丰富的胡萝卜素和维生素，最好带皮一起吃，如果皮质较硬，可用刀将硬的部分削去再食用。完整的南瓜很容易保存，切开后的南瓜最好把内部掏空用保鲜膜包好。

南瓜——南瓜小米粥

材料： 南瓜 150 克，小米 100 克。

做法： ❶南瓜去皮，切成小丁；小米淘洗干净。

❷将小米、南瓜放入锅中，加入适量清水，小火煮熟即可。

食法： 每日早、晚食用。

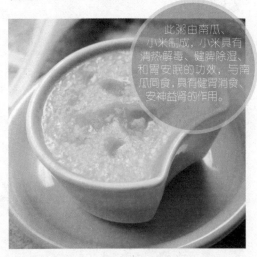

此粥由南瓜、小米制成，小米具有清热解毒、健脾除湿、和胃安眠的功效，与南瓜同食，具有健胃消食、安神益肾的作用。

搭配宜忌

南瓜＋牛肉 【√】 有补脾健胃、解毒止痛的作用。

南瓜＋绿豆 【√】 有清热解毒、生津止渴的功效。

南瓜＋羊肉 【×】 容易发生黄疸和脚气。

南瓜＋带鱼 【×】 不利于营养物质的吸收。

青椒

热量： 91 千焦 /82 克食材
含糖量： 5.4 克 /100 克食材
每日宜食量： 60 克

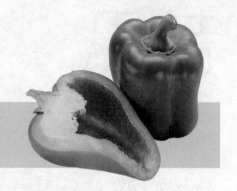

对糖尿病的功效

　　青椒含有辣椒素，能提高胰岛素分泌量，同时负责保护调节葡萄糖代谢的计算，显著降低血糖水平。

　　青椒富含维生素C，可影响葡萄糖耐量，能够清除对人体有害的自由基，增强胰岛素的作用，调节糖代谢，具有明显的降糖功效。

对并发症的益处

　　青椒特有的味道和所含的辣椒素有刺激唾液和胃液分泌的作用，能帮助消化，促进肠胃蠕动，防治糖尿病引起的便秘等并发症的发生。

　　青椒有利于减缓糖尿病并发症的进程，含有大量的维生素A，有效预防糖尿病并发视网膜病变的功效，对肾病等并发症也有一定益处。

正确吃法

　　辣味重的青椒不可一次食用过多。加工时注意掌握火候，由于维生素C不耐热，要避免使用铜质餐具。

青椒——青椒炒鸡蛋

材料： 青椒 100 克，鸡蛋 1 个，蒜片、盐、味精、植物油各适量。

做法： ❶青椒洗净，切丝；鸡蛋打散，搅匀。❷将辣椒放入锅中炒干水分，辣椒变软后盛在盘中待用。❸热锅放油，放入蛋液，蛋两面煎好用锅铲切成块，盛入碗中备用。❹热锅放油，放入蒜头爆香，放入辣椒丝炒匀，再放入煎好的蛋块，拌匀出锅即可。

食法： 佐餐食用。

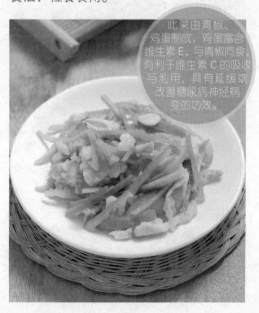

此菜由青椒、鸡蛋制成，鸡蛋富含维生素E，与青椒同食，有利于维生素C的吸收与利用，具有延缓或改善糖尿病神经病变的功效。

搭配宜忌

青椒＋菠菜 【√】 对糖尿病并发眼部疾病有一定帮助。

青椒＋牛肉 【√】 青椒中的维生素 C 可使牛肉中的铁更容易被人体吸收。

青椒＋黄瓜 【×】 会破坏维生素 C，降低营养价值。

苦瓜

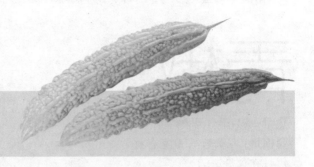

热量：78 千焦 /81 克食材

含糖量：4.9 克 /100 克食材

每日宜食量：80 克

对糖尿病的功效

苦瓜中的苦瓜皂苷被称为"植物胰岛素"，有明显的降血糖作用，有利于胰岛 β 细胞功能的恢复。

苦瓜多肽类物质有快速降糖、调节胰岛素功能、增加胰岛素敏感性的作用，有助于改善病情。

对并发症的益处

苦瓜中的维生素 A、苦瓜皂苷对糖尿病并发白内障等眼病有一定益处。

苦瓜含有苦瓜素，能降低血脂，对糖尿病并发高脂血症有益。苦瓜还具有稳定血压和血糖的功效，对糖尿病并发高血压症有一定作用。

正确吃法

苦瓜可以用开水快速氽烫后凉拌，还可以蘸酱生吃，用来热炒、做汤，味道都很不错，但不宜多吃，准备怀孕或孕期女性要忌食。

苦瓜——凉拌苦瓜

材料：苦瓜 500 克、红椒 10 克、盐 2 克、味精 2 克、生抽 3 克、陈醋 5 克、辣椒油 5 克、麻油 5 克、花生油 10 克、蒜蓉 10 克。

做法：❶将苦瓜洗净切成条状，红椒切丝，

然后将这两种材料放入锅中，用开水焯 1 分钟后捞起，再放进冷水中泡冷，捞起沥干水分。

❷将沥干水的苦瓜、红椒丝加入所有调味料拌匀即可。

食法：佐餐食用。

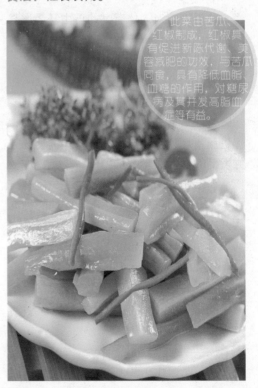

此菜由苦瓜、红椒制成，红椒具有促进新陈代谢、美容减肥的功效，与苦瓜同食，具有降低血脂、血糖的作用，对糖尿病及其并发高脂血症等有益。

搭配宜忌

苦瓜＋洋葱 【√】 提高机体免疫功能。

苦瓜＋芹菜 【√】 具有降低血压的功效。

苦瓜＋牛奶 【×】 容易形成草酸钙，不能被人体吸收。

苦瓜＋豆腐 【×】 容易引起结石。

魔芋

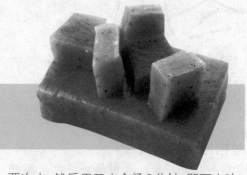

热量：371 千焦 /35 克食材

含糖量：78.8 克 /100 克食材

每日宜食量：80 克

对糖尿病的功效

魔芋含有大量膳食纤维，其有效成分葡甘露聚糖，能延缓人体对糖的吸收，有效地降低餐后血糖，从而减轻胰腺的负担，使糖尿病患者的糖代谢处于良性循环状态。魔芋吸水后体积膨胀很大，在胃内停留时间长，本身含热量极低，因此进食魔芋能增加饱腹感，还能控制糖尿病患者的热量摄入。

对并发症的益处

魔芋所含的黏蛋白能减少体内胆固醇的积累，能够有效预防糖尿病并发心脑血管病的发生。魔芋中的食物纤维在胃肠中吸收水分时，能使胃肠蠕动功能加强，且魔芋的高水分可以使肠道润滑，还能包附脂肪和多余的毒素，使这些毒素排出体外，对糖尿病并发症有益。

正确吃法

生魔芋有毒，必须煮 3 小时以上才可食用。烹制魔芋时，可先用手或勺子将其捣碎，这样做既容易熟，又容易入味。

魔芋有一种特殊的味道，可以在烹调前，将魔芋用清水浸泡一两小时，中间换两次水，然后用开水汆烫 3 分钟，即可去味。

魔芋——魔芋炖黄豆

材料：魔芋、黄豆各 20 克，白萝卜、笋各 10 克，酱油、酒醋、米酒、木糖醇各适量。

做法：❶黄豆洗净，用清水浸泡 3 小时，魔芋、白萝卜分别洗净，切丁。

❷将魔芋、白萝卜、黄豆放入锅中，加适量清水，调入酱油、酒醋、米酒、木糖醇拌匀，小火炖煮 3 小时即可。

食法：佐餐食用。

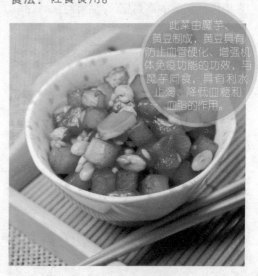

此菜由魔芋、黄豆制成，黄豆具有防止血管硬化、增强机体免疫功能的功效，与魔芋同食，具有利水止渴、降低血糖和血脂的作用。

搭配宜忌

魔芋 + 口蘑 【√】 降低血脂，减肥。

魔芋 + 牛奶 【×】 不易于消化。

冬瓜

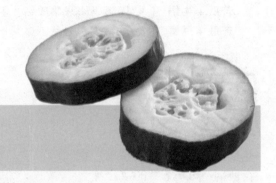

热量：371 千焦 /500 克食材

含糖量：2.6 克 /100 克食材

每日宜食量：60 克

对糖尿病的功效

冬瓜热能低、含糖量低，并且高钾低钠，对血糖变化影响较小，适合糖尿病患者食用。

冬瓜含有丙醇二酸和葫芦巴碱，能抑制糖类转化为脂肪，可预防人体内的脂肪堆积，具有减肥、降脂的功效，对于中老年 2 型糖尿病患者的肥胖者十分有益。

对并发症的益处

冬瓜含有的丙醇二酸具有利尿除湿的功效，还对预防血脂黏稠有一定作用，适宜糖尿病引起的高血压、高脂血症、肾病、冠心病等并发症的患者食用。

冬瓜还有润肠通便功效，对糖尿病便秘等并发症有一定辅助治疗作用。

正确吃法

冬瓜不宜生吃，可煲汤，也可素炒，口味以清淡为宜。冬瓜性寒冷，脾胃虚弱、腹泻、四肢寒冷者少食。

冬瓜——冬瓜双豆

材料：冬瓜 200 克、青豆 50 克、黄豆 50 克、胡萝卜 30 克，盐 4 克、味精 3 克。

做法：❶冬瓜去皮，洗净，切粒；胡萝卜洗净切粒。

❷将所有原材料下入沸水中稍焯烫，捞出沥水。

❸起锅上油，加入冬瓜、青豆、黄豆、胡萝卜和所有调味料一起炒匀即可。

食法：佐餐食用。

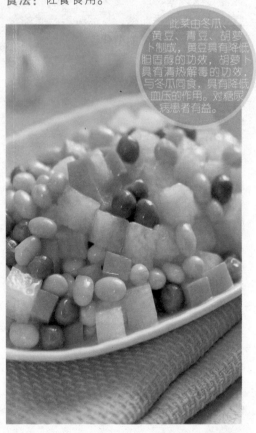

此菜由冬瓜、黄豆、青豆、胡萝卜制成，黄豆具有降低胆固醇的功效，胡萝卜具有清热解毒的功效，与冬瓜同食，具有降低血压的作用。对糖尿病患者有益。

搭配宜忌

冬瓜＋鸡肉 【√】 对身体有补益作用，具有瘦身、美容的功效。

冬瓜＋海带 【√】 具有降低血压的作用。

冬瓜＋醋 【×】 会降低营养价值。

冬瓜＋红豆 【×】 会使尿量增多，导致身体脱水。

洋葱

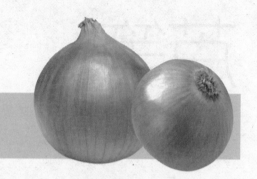

热量： 161 千焦 /90 克食材

含糖量： 9 克 /100 克食材

每日宜食量： 30 克

对糖尿病的功效

洋葱含有硒元素，可修复胰岛细胞并保护其免受损害，维持正常的胰岛素分泌功能，调节血糖。洋葱含有类似降糖药物"甲苯磺丁脲"的槲皮素，能选择性地作用于胰岛 β 细胞，促进胰岛素分泌，恢复胰岛的功能，帮助维持正常的糖代谢和糖耐量。

洋葱所含的大蒜素可刺激胰岛素的合成和分泌，具有降低血糖的功效，有助于改善糖尿病患者餐后血糖水平。

对并发症的益处

洋葱含前列腺素 A 及激活血纤溶酶活性成分，有利于扩张血管，增加冠状动脉的血流量，减少外周血管和心脏冠状动脉阻力，对由糖尿病引起的脂肪肝、血脂异常、冠心病、高血压有良好的防治作用。

洋葱中的大蒜素还具有防治由糖尿病引起的肥胖症、脂肪肝、高脂血症等并发症的功效。

正确吃法

洋葱不可过多食用，以免发生胀气和排气过多等不适症状；洋葱对视网膜有刺激作用，眼病患者不宜食用味。

洋葱——洋葱炒芦笋

材料： 洋葱 150 克、芦笋 200 克、盐 5 克、味精 3 克。

做法： ❶芦笋洗净，切成斜段；洋葱洗净，切成片。

❷锅中加水烧开，下入芦笋段稍焯后捞出沥水。

❸锅中加油烧热，下入洋葱爆炒香后，再下入芦笋稍炒，最后下入调味料炒匀即可。

食法： 佐餐食用。

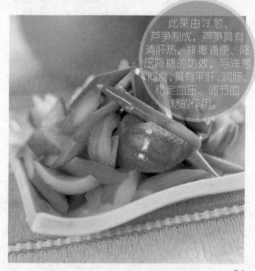

此菜由洋葱、芦笋制成，芦笋具有清肝热、排毒通便、降压降糖的功效，与洋葱同食，具有平肝、润肠、稳定血压、调节血糖的作用。

搭配宜忌

洋葱 + 大米 【√】 降压降脂，提高机体免疫力。

洋葱 + 鸡蛋 【√】 提高维生素C和维生素E的吸收率。

洋葱 + 蜂蜜 【×】 容易伤害眼睛，严重者会导致失明。

洋葱 + 黄豆 【×】 影响钙质吸收。

芦笋

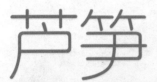

热量: 74千焦/90克食材
含糖量: 4.9克/100克食材
每日宜食量: 50克

对糖尿病的功效

芦笋含有香豆素、芦丁等成分，有降低血糖的作用，对于缓解糖尿病症状效果明显，尤其适合中老年2型糖尿病患者食用。芦笋富含铬，能调节血液中脂肪与糖分的浓度。

对并发症的益处

芦笋富含膳食纤维，能促进胃肠蠕动，排除体内毒素，帮助消化，对糖尿病引起的便秘等并发症患者有益。

芦笋所含的薯莨素、香豆素、维生素P等成分，有保护视网膜的功效，对糖尿病并发眼病患者有一定的辅助治疗功效。

芦笋含有维生素C、甘露聚糖、烟酸、叶酸、胆碱等多种营养素，有利于维护毛细血管的形态、弹性和生理功能，经常食用，对有糖尿病引起的高血压、心血管病、肾病等并发症有一定作用。

正确吃法

芦笋鲜嫩，不能生吃，不宜放一周以上食用；芦笋中的叶酸很容易破坏，应避免高温烹煮。糖尿病并发痛风的患者不宜多吃。

芦笋——芦笋鲜虾

材料: 芦笋250克，鲜虾100克，葱花、盐、水淀粉、植物油各适量。

做法: ❶芦笋洗净，切长条；鲜虾洗净。❷炒锅倒油烧热，下葱花炒出香味，放入鲜虾、芦笋和适量水翻炒至熟，加盐调味，用水淀粉勾芡即可。

食法: 佐餐食用。

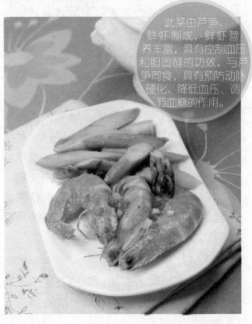

此菜由芦笋、鲜虾制成，鲜虾营养丰富，具有控制血压和胆固醇的功效，与芦笋同食，具有预防动脉硬化、降低血压、调节血糖的作用。

搭配宜忌

芦笋 + 冬瓜 【√】 有降压降脂的功效。

芦笋 + 白果 【√】 可辅助治疗心脑血管疾病。

芦笋 + 羊肉 【×】 容易导致腹痛。

黄豆芽

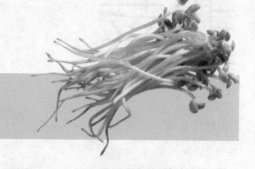

热量：181 千焦 /100 克食材

含糖量：4.5 克 /100 克食材

每日宜食量：50 克

对糖尿病的功效

黄豆芽热量低，富含纤维素，食用后能够帮助糖尿病患者延缓餐后血糖上升。

黄豆芽所含的维生素 B_1 和烟酸有调节胰岛素分泌及降低血糖的功效；黄豆芽中的维生素C含量丰富，具有降低血糖的功效。

黄豆芽中的膳食纤维，可减少消化系统对糖分的吸收，有助于糖尿病患者控制血糖水平。

对并发症的益处

黄豆芽中的纤维素，具有降低胆固醇的功效，经常食用可防治由糖尿病引起的心血管并发症的发生。

黄豆芽中的膳食纤维，对糖尿病并发便秘患者十分有益。

正确吃法

不要食用无根黄豆芽，因为无根黄豆芽在生长过程中喷洒了除草剂，对人体有害。

炒黄豆芽时，用大火快速翻炒，更容易保持黄豆芽的营养；可在锅中先放少量黄酒，然后再放盐，可以除去黄豆芽的豆腥味；在烹调时适当加些醋，能防止营养成分的流失。

黄豆芽——黄豆芽排骨汤

材料：猪排骨 400 克，黄豆芽，80 克，盐、味精、胡椒、姜片各适量。

做法：❶黄豆芽淘洗干净；猪排骨块成 3 厘米长的节，用沸水汆去血水。

❷烧鲜汤炖猪排，待软离骨；下黄豆芽，煮至断生后加入盐、味精、胡椒、老姜（辣椒）即可。

食法：佐餐食用。

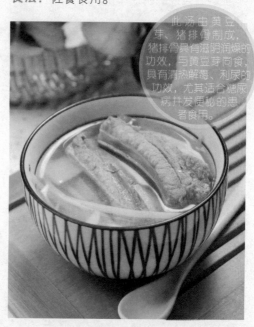

此汤由黄豆芽、猪排骨制成，猪排骨具有滋阴润燥的功效，与黄豆芽同食，具有清热解毒、利尿的功效，尤其适合糖尿病并发便秘的患者食用。

搭配宜忌

黄豆芽 + 醋　　【√】防止营养成分的流失。

黄豆芽 + 韭菜　【√】具有排毒瘦身的功效。

黄豆芽 + 牡蛎　【×】不易于消化。

韭菜

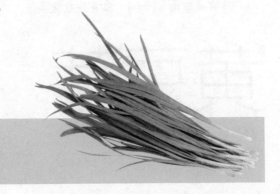

热量: 107 千焦 /90 克食材

含糖量: 4.6 克 /100 克食材

每日宜食量: 50 克

对糖尿病的功效

韭菜含糖量低,食用后不会引起血糖的剧烈波动,且韭菜含有挥发性精油和含硫化合物及钙、磷、镁、锌等元素,具有促进血液循环、降低血糖的作用。

对并发症的益处

韭菜中的挥发性精油及含硫化合物,对由糖尿病引起的冠心病、高脂血症等并发症均有较好的防治作用。

正确吃法

韭菜可炒吃,与荤素搭配皆宜。

消化不良或肠胃功能较弱的人,不可多食。

韭菜忌隔夜食用,因为韭菜含有大量的硝酸盐,炒熟之后存放时间过久,硝酸盐会转化成亚硝酸盐,人吃了以后会中毒,生韭菜存放的时间也不宜过长。

韭菜——韭菜炒黄豆芽

材料: 韭菜 100 克,黄豆芽 200 克,葱花、姜丝、盐、植物油各适量。

做法: ❶黄豆芽掐去两头,放入凉水中洗净,捞出控干水分;韭菜择好洗净,切成3 厘米长的段。

❷锅置于大火上,放油烧热,放入葱花、姜丝炝锅,倒入黄豆芽,翻炒几下,再倒入韭菜,放入盐翻炒几下即可。

食法: 佐餐食用。

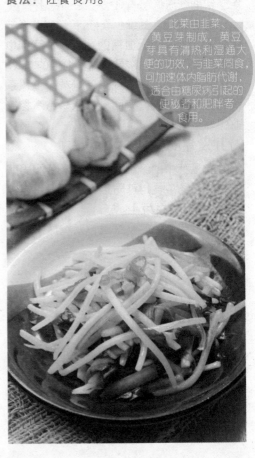

此菜由韭菜、黄豆芽制成,黄豆芽具有清热利湿通大便的功效,与韭菜同食,可加速体内脂肪代谢,适合由糖尿病引起的便秘者和肥胖者食用。

搭配宜忌

韭菜 + 豆腐 【√】 对便秘有一定治疗作用。

韭菜 + 猪腰 【√】 有保肝护肾的作用。

韭菜 + 虾皮 【×】 会影响人体对钙的吸收。

黄瓜

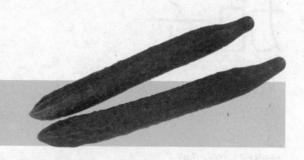

热量：62 千焦 /92 克食材

含糖量：2.9 克 /100 克食材

每日宜食量：100 克

对糖尿病的功效

黄瓜所含的葡萄糖苷、果糖等不参与通常的糖代谢，对血糖影响较少，同时，黄瓜热量低，含糖量低，含水量高，非常适合糖尿病患者代替一些淀粉类食物食用。中老年糖尿病患者尤其是 2 型糖尿病患者，经常食用黄瓜，不仅可以改善临床症状，还有助于预防并发症的发生。

对并发症的益处

黄瓜含有丙醇二酸，能抑制体内的糖类转化为脂肪，对糖尿病引起的肥胖、高血压、高脂血症等患者有较好的作用。黄瓜含有多种维生素和矿物质，能增强大脑神经的功能、利尿、防止便秘、解毒、降压等功效，有助于改善糖尿病并发症症状。

正确吃法

黄瓜含有营养素较少，不宜单独食用，最好与其他食物同食，以增加营养素的摄入量。黄瓜有抗坏血酸氧化酶，生吃会破坏维生素 C，所以最好是熟吃，或在两餐之间食用，以免造成其他蔬菜、水果中的维生素 C 被破坏。烹调黄瓜时不要把尾部全部丢掉，因为黄瓜尾部含有较多的苦味素，有抗癌作用。

黄瓜——黄瓜拌木耳

材料： 水发黑木耳、黄瓜各 100 克，盐、醋、辣椒油、鸡精、蒜末各适量。

做法： ❶水发黑木耳择洗干净，入沸水中焯透，捞出。沥干水分，凉凉，切丝；黄瓜洗净，去蒂，切丝。

❷取小碗，放入醋、盐、鸡精、蒜末和辣椒油拌匀，制成调味汁。

❸取盘，放入黄瓜丝和木耳丝，淋入调味汁拌匀即成。

食法： 佐餐食用。

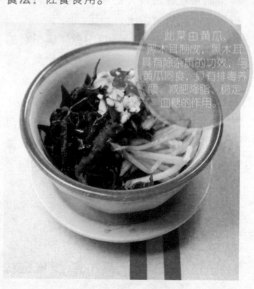

此菜由黄瓜、黑木耳制成，黑木耳具有除水质的功效，与黄瓜同食，具有排毒养颜、减肥降脂、稳定血糖的作用。

搭配宜忌

黄瓜 + 大蒜 【√】 降低胆固醇，对糖尿病患者有益。

黄瓜 + 香菜 【×】 会破坏香菜中的维生素C。

茄子

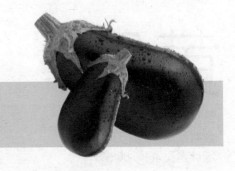

热量：87 千焦 /93 克食材

含糖量：4.9 克 /100 克食材

每日宜食量：100 克

对糖尿病的功效

茄子营养丰富，脂肪和热量低，适于糖尿病患者食用。

茄子富含维生素 P，能增强人体细胞的黏着力，对微血管有保护作用，能提高微血管对疾病的抵抗力，保持细胞和毛细血管壁的正常渗透性，增加微血管的韧性和弹性，可预防糖尿病引起的视网膜出血。

对并发症的益处

茄子含有皂苷，具有降低胆固醇的功效；茄子富含钾，能维持细胞内的渗透压，参与能量代谢过程，还能平衡血压，对由糖尿病引起的高血压有一定预防作用。

经常食用茄子，还对由糖尿病引起的冠心病、动脉硬化、肾病等并发症有一定辅助治疗作用。

正确吃法

切开的茄子可用清水浸泡，烹制前再捞出，可防止茄子变黑；油炸茄子会大量流失其含有的维生素 P，可挂糊上浆后再炸，能减少营养损失。

秋后茄子味偏苦，性寒更甚，体质虚冷的人不宜多食。

茄子——蒜蓉茄子

材料：茄子 300 克，大蒜 20 克，芝麻 5 克，盐、醋、香油、酱油各适量。

做法：❶将茄子洗净，顺长剖成均匀长条，放在蒸锅里蒸熟，取出凉凉备用。

❷大蒜去皮，洗净，捣成泥，加盐。

❸将芝麻、蒜泥、酱油、醋、香油调好，浇在茄条上即可。

食法：佐餐食用。

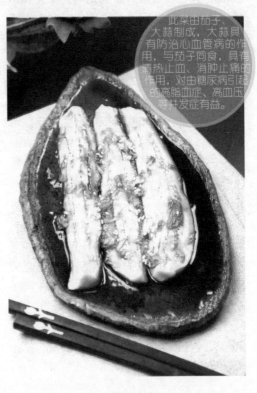

此菜由茄子、大蒜制成，大蒜具有防治心血管病的作用，与茄子同食，具有清热止血、消肿止痛的作用，对由糖尿病引起的高脂血症、高血压等并发症有益。

搭配宜忌

茄子 + 猪肉 【√】 降低胆固醇的吸收，对糖尿病患者有益。

茄子 + 蟹 【×】 会使食物难以消化，引起肠胃不适。

芥蓝

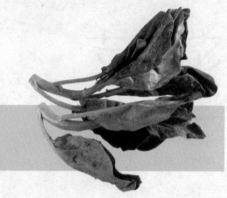

热量： 78 千焦 /87 克食材

含糖量： 2.6 克 /100 克食材

每日宜食量： 100 克

对糖尿病的功效

芥蓝中的膳食纤维进入胃肠后，吸水膨胀呈胶状，能延缓人体对食物中葡萄糖的吸收，降低胰岛素需求量，减轻胰岛细胞的负担，稳定餐后血糖。

对并发症的益处

芥蓝中的膳食纤维，能加快肠道蠕动，有助于消化，防止由糖尿病引起的便秘等并发症的发生。

芥蓝中含有有机碱，这使它带有一定的苦味，能刺激人的味觉神经，增进食欲，还可加快胃肠蠕动，有助于消化。芥蓝中另一种独特的苦味成分是奎宁，能抑制过度兴奋的体温中枢，起到消暑解热作用。芥蓝还有降低胆固醇、软化血管、预防心脏病等功效。适量食用芥蓝对糖尿病并发症有一定益处。

正确吃法

芥蓝的菜苔柔嫩、鲜脆、清甜、味鲜美，可炒食、汤食，或作配菜。芥蓝的花苔和嫩叶品质脆嫩，清淡爽脆，爽而不硬，脆而不韧，以炒食最佳，也可用沸水焯熟作凉拌菜。

芥蓝——芥蓝腰果炒香菇

材料： 芥蓝 400 克，腰果 50 克，香菇 10 朵，红椒圈、蒜片、盐、味精、鸡精少许、色拉油、水淀粉各适量。

做法： ❶将芥蓝用清水冲洗干净，取茎改花，然后串上红椒圈。

❷起锅烧沸适量清水，将芥蓝、香菇分别焯水；另起锅加适量油将腰果炸熟，捞出沥油，待用。

❸净锅入底油，将原料倒入锅中翻炒调味，勾芡，淋明油出锅即成。

食法： 佐餐食用。

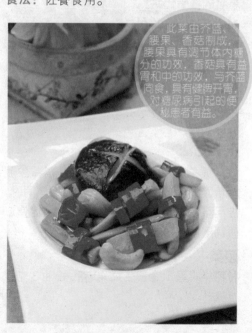

此菜由芥蓝、腰果、香菇制成。腰果具有调节体内糖分的功效，香菇具有益胃和中的功效，与芥蓝同食，具有健脾开胃，对糖尿病引起的便秘患者有益。

搭配宜忌

芥蓝 + 银耳 【√】 有助于睡眠。

芥蓝 + 田螺 【×】 不易于消化。

菠菜

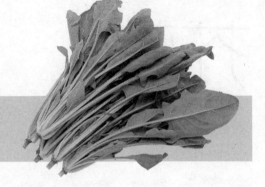

热量：99 千焦 /89 克食材

含糖量：4.5 克 /100 克食材

每日宜食量：80 克

对糖尿病的功效

菠菜中含菠菜皂苷 A，菠菜皂苷 B，有抗菌活性，能刺激胰腺分泌，使血糖保持稳定，改善餐后血糖水平。

菠菜富含膳食纤维，可以促进胰腺分泌和肠道蠕动，帮助消化，尤其适合 2 型糖尿病患者食用。

菠菜中所含的酶对胃和胰腺的分泌功能起到良好作用，经常食用有利于糖尿病患者的糖脂代谢。

对并发症的益处

菠菜中的膳食纤维能清除胃肠内的有害毒素，润肠通便，对糖尿病并发便秘患者有益。菠菜富含铁，具有养血、润燥的功效，常吃菠菜令人面色红润，不易换缺铁性贫血。

正确吃法

菠菜食用前宜用沸水焯透，以减少菠菜草酸的含量，避免影响钙的吸收。同时，应尽可能与一些碱性食物同吃，以促使草酸钙溶解排出。

菠菜——菠菜蛋花汤

材料：鸡蛋 1 个、菠菜 40 克，香油 3 克、盐适量、味精少许。

做法：❶菠菜洗净，切 5 厘米长段，备用；鸡蛋打散，备用。

❷将水放入锅中，开大火，待水沸后加入菠菜，再将打散的鸡蛋加入煮成蛋花，再煮沸，调入盐、味精，淋入香油即可。

食法：佐餐食用。

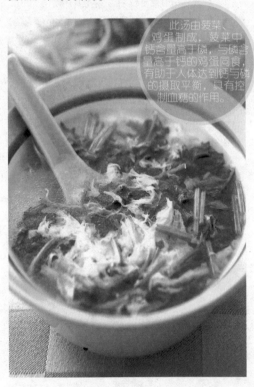

此汤由菠菜、鸡蛋制成，菠菜中钙含量高于磷，与磷含量高于钙的鸡蛋同食，有助于人体达到钙与磷的摄取平衡，具有控制血糖的作用。

搭配宜忌

菠菜 + 胡萝卜 【√】 有助于心血管畅通。

菠菜 + 大米 【√】 有滋阴补血的功效。

菠菜 + 黄豆 【×】 阻碍钙质的吸收。

菠菜 + 韭菜 【×】 容易引起腹泻。

苋菜

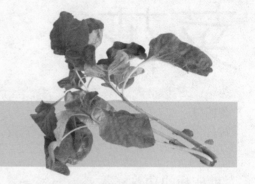

热量： 128 千焦 /73 克食材

含糖量： 5 克 /100 克食材

每日宜食量： 80 克

对糖尿病的功效

苋菜含有镁元素，可改善糖耐量，减少胰岛素的用量，能帮助糖尿病患者控制血糖，还能预防 2 型糖尿病的发生。

对并发症的益处

苋菜中的镁能帮助减少糖尿病并发症的发生，因为由糖尿病引起的心、肾、视网膜及神经病变等并发症与体内缺少镁有一定关系。

苋菜含有大量的易被人体吸收的钙质，对牙齿和骨骼的生长可起到促进作用，并能维持正常的心肌活动，防止肌肉痉挛，预防由糖尿病引起的骨质疏松症的发生。

经常食用苋菜，可起到减肥的作用，促进排毒，防止由糖尿病引起的便秘、肥胖症等并发症的发生。

正确吃法

苋菜性滑利，肠胃不适或消化不良者不宜多吃或最好不吃。苋菜清热解毒，夏季食用更好。

苋菜——蒜香苋菜

材料： 苋菜 250 克，蒜末 10 克，葱花、盐、香油各适量。

做法： 苋菜洗净，沸水焯烫，过凉，切段，放入盆中，加葱花、盐、蒜末、香油调味即可。

食法： 佐餐食用。

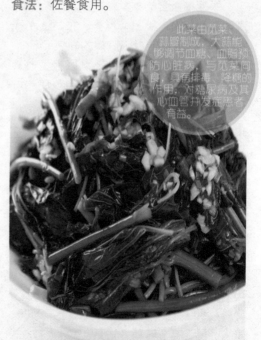

此菜由苋菜、蒜瓣制成，大蒜能够调节血糖、血脂，预防心脏病，与苋菜同食，具有排毒、降糖的作用，对糖尿病及其心血管并发症患者有益。

搭配宜忌

苋菜＋猪肉 【√】 可以有效治疗慢性尿道疾病。

苋菜＋鸡蛋 【√】 具有滋阴润燥、清热解毒的功效。

苋菜＋菠菜 【×】 降低营养成分。

菜花

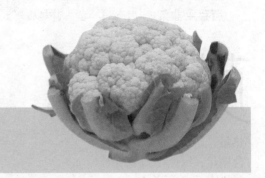

热量：99 千焦 /82 克食材

含糖量：4.6 克 /100 克食材

每日宜食量：70 克

对糖尿病的功效

菜花含有丰富的矿物质铬，铬在改善糖耐量方面有很好的作用，能有效调节血糖，降低糖尿病患者对胰岛素的需求量，糖尿病患者长期适量食用，可以改善糖耐量和血脂。尤其适宜 2 型糖尿病患者食用。

对并发症的益处

菜花中所含的类黄酮，可以预防感染、清理血管、阻止胆固醇堆积、预防血小板凝结，因此能够减少心脏病的发病率。

菜花所含的维生素 K，可以保护血管壁，使血管不容易破裂，减少由糖尿病引起的心血管并发症的发生。

正确吃法

菜花中残留的农药较多，烹调前宜放在盐水中浸泡几分钟，不但可以去除残留的农药，而且能将藏在花柄处的菜虫清除掉。菜花质地细嫩，食用后极易消化吸收，尤其适宜儿童、中老年人、女性及脾胃虚弱、消化功能不强者食用。吃菜花的时候要细嚼，这样有利于营养的吸收。

菜花——西红柿炒菜花

材料：西红柿 100 克，菜花 100 克，葱花、姜末、醋、盐、味精各适量。

做法：❶菜花撕成小朵，用淡盐水浸泡十几分钟，洗净；西红柿洗净，切成小块。

❷锅中倒入清水，水沸后放入菜花焯烫 2 分钟，捞出备用。

❸锅中倒适量油，油热后放入西红柿块炒至变软，放少许盐、醋炒成糊状，放入焯烫过的菜花，翻炒两分钟即可。

食法：佐餐食用。

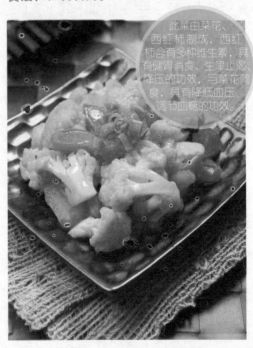

此菜由菜花、西红柿制成，西红柿含有多种维生素，具有健脾消食、生津止渴、降压的功效，与菜花同食，具有降低血压、调节血糖的功效。

搭配宜忌

菜花 + 香菇 【√】可以降低血脂。

菜花 + 蜂蜜 【√】可以治疗咳嗽、肺结核等。

菜花 + 黄瓜 【×】会损失营养。

竹笋

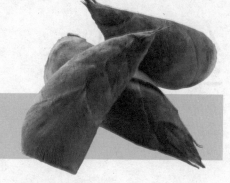

热量： 78 千焦 /63 克食材

含糖量： 3.6 克 /100 克食材

每日宜食量： 25 克

对糖尿病的功效

竹笋纤维素含量高，可延缓肠道中食物的消化和葡萄糖的吸收，有助于控制餐后血糖水平。

竹笋含有维生素 A、维生素 B_1、维生素 B_2、维生素 C、磷、铁、镁等营养素，有助于改善糖尿病患者病情。

竹笋低脂肪、低淀粉，含有较多的膳食纤维，有缓解消渴的功效，适量食用对糖尿病患者有益。

对并发症的益处

竹笋具有清热化痰、利水消肿、润肠通便的功效，对由糖尿病引起的肾病、便秘等并发症患者有益。

竹笋低热量、低脂肪，能够有效地防治由糖尿病引起的高血压、高脂血症、冠心病、肥胖病等并发症的发生。

正确吃法

竹笋鲜嫩，不宜焯得过老，否则口感较差。严重肾炎、尿道结石的患者不宜食用。

竹笋——竹笋米粥

材料： 竹笋 50 克，大米 100 克。

做法： ❶鲜竹笋脱皮洗净，切成笋丁；大米洗净，用清水浸泡 30 分钟。

❷将大米与笋丁一同放入锅中，加适量水，小火煮至米烂粥成即可。

食法： 每日早、晚食用。

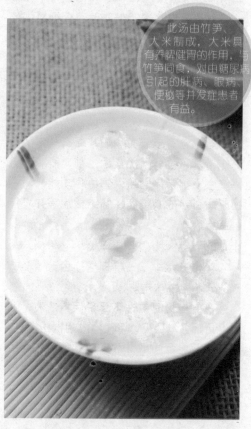

此汤由竹笋、大米制成，大米具有养胃健胃的作用，与竹笋同食，对由糖尿病引起的肝病、眼病、便秘等并发症患者有益。

搭配宜忌

竹笋 + 鸡肉 【√】 可以起到暖胃益气、补精填髓的功效。

竹笋 + 猪肉 【√】 可辅助治疗糖尿病及其并发症脂肪肝、肥胖症等。

竹笋 + 豆腐 【×】 会影响钙的吸收，容易形成结石。

丝瓜

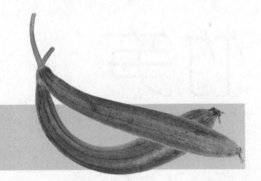

热量：82千焦 /83克食材

含糖量：4.2克 /100克食材

每日宜食量：50克

对糖尿病的功效

丝瓜含有丰富的膳食纤维、丝瓜苦味质、皂苷、瓜氨酸等有效成分，可治疗胃燥伤津型的糖尿病。

丝瓜是低热量、低脂肪、含糖量低的食物，非常适合糖尿病患者食用。

对并发症的益处

丝瓜具有生津止渴、清热解毒、消炎利水的功效，有助于改善糖尿病并发症症状。

丝瓜含有皂苷类物质，具有一定的强心作用，还含有干扰素诱生剂，能刺激人体产生干扰素，增强人体免疫功能，对由糖尿病引起的心脏病、肺结核症等并发症有益。

正确吃法

丝瓜汁水丰富，宜现切现做，以免营养成分随汁水流走。

烹制丝瓜时应注意尽量保持清淡，油要少用，可勾稀芡，用味精或胡椒粉提味，这样才能显示丝瓜香嫩爽口的特点。丝瓜入锅后，加适量清水炖煮，可以保持丝瓜青翠的色泽。

丝瓜——丝瓜烧黄豆

材料：丝瓜250克，黄豆20克，葱花、花椒粉、盐、鸡精、植物油各适量。

做法：❶黄豆洗净，用清水浸泡8小时；丝瓜去皮，洗净，切块。

❷炒锅倒油，烧热，下葱花、花椒粉炒出香味，倒入黄豆炒匀，加适量水炖熟，放丝瓜翻炒至熟，用盐和鸡精调味即可。

食法：佐餐食用。

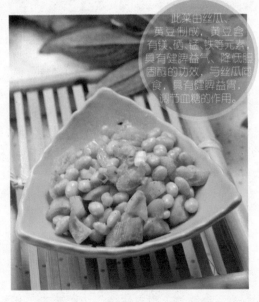

此菜由丝瓜、黄豆制成，黄豆含有镁、硒、锰、铁等元素，具有健脾益气、降低胆固醇的功效，与丝瓜同食，具有健脾益胃、调节血糖的作用。

搭配宜忌

丝瓜 + 鸡蛋　【√】　可以润肺、补肾，还能加速伤口愈合。

丝瓜 + 毛豆　【√】　可以降低血液中的胆固醇，还能增强免疫力。

丝瓜 + 菠菜　【×】　容易引起腹泻。

丝瓜 + 白萝卜　【×】　伤元气，会导致糖尿病的发生。

莴笋

热量：58 千焦 /62 克食材
含糖量：2.8 克 /100 克食材
每日宜食量：60 克

对糖尿病的功效

莴笋含有丰富的烟酸，烟酸是胰岛素的活性剂，可改善糖的代谢功能，经常食用对防治糖尿病和改善糖尿病症状均有益处。

莴笋的糖类和脂肪含量低，还属于高纤维素食物，可延缓糖尿病患者肠道中食物的消化和葡萄糖的吸收，有助于控制餐后血糖水平。

对并发症的益处

莴笋含钾量高，有利于调节体内钠的平衡，促进排尿，减少对心房的压力，对糖尿病引起的高血压和心脏病患者极为有益。

莴笋可刺激肠胃蠕动，对糖尿病引起的便秘等并发症有辅助治疗作用。

正确吃法

莴笋肉质细嫩，生吃、热炒均可。莴笋叶的营养价值更高，烹调时宜带叶一起烹调，同时要少放些盐，以免降低营养价值。

莴笋——莴笋牛肉丝

材料：莴笋 300 克、牛肉 200 克，盐 5 克，酱油、料酒各适量。

做法：❶将莴笋去皮洗净切成丝；牛肉洗净切成丝，用酱油与料酒浸泡半小时。

❷锅中下油烧热后，放入牛肉丝，用大火快炒约 40 秒。

❸再放入莴笋丝炒约 2 分钟，调入盐即可。

食法：佐餐食用。

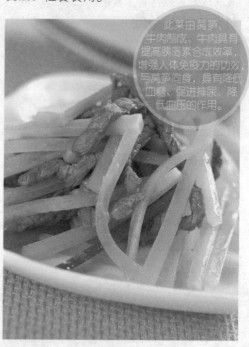

此菜由莴笋、牛肉制成，牛肉具有提高胰岛素合成效率，增强人体免疫力的功效，与莴笋同食，具有降低血糖、促进排尿、降低血压的作用。

搭配宜忌

莴笋 + 黑木耳 【√】 具有降低血压、降低血脂的功效。

莴笋 + 香菇 【√】 可起到利尿通便、降压降脂的作用。

莴笋 + 蜂蜜 【×】 不利肠胃，易导致腹泻。

芹菜

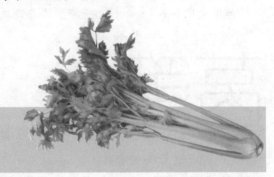

热量：82千焦/67克食材

含糖量：3.9克/100克食材

每日宜食量：50克

对糖尿病的功效

芹菜含有较多的膳食纤维，能够改善糖尿病患者细胞的糖代谢，增加机体对胰岛素的敏感性，使血糖下降，减少糖尿病患者对胰岛素的用量。芹菜中的黄酮类物质，可改善微循环，促进糖在肌肉和组织中的转化；芹菜还含有芹菜碱、甘露醇等活性成分，经常食用可降低血糖。

对并发症的益处

芹菜中的芹菜素能抑制血管平滑肌增殖，预防动脉硬化，适合糖尿病引起的高脂血症、动脉硬化等并发症患者食用。

芹菜素还有降压作用，芹菜素与膳食纤维共同作用，对防治糖尿病引起的高血压、肥胖症有一定的积极作用。芹菜含有大量的粗纤维，可刺激肠胃蠕动，促进排便，对糖尿病并发便秘患者有益。芹菜中钙、磷的含量较高，对镇静和保护血管有一定作用，还可以增强骨骼，对糖尿病并发骨质疏松症有较好的治疗作用。

正确吃法

芹菜叶所含的胡萝卜素和维生素C比茎多，因此吃时不要把能吃的嫩叶扔掉。

烹调实心芹菜切丝、切段均可，而空心芹菜不宜切丝，只能切成段，以免从中断裂，翻卷不成形，影响菜品美观。

芹菜——芹菜拌豆腐

材料：芹菜100克，豆腐100克，盐适量。

做法：❶芹菜洗净，切粒。

❷在碗中将豆腐切成正方形块，加入盐拌匀，与芹菜一起拌匀即可。

食法：佐餐食用。

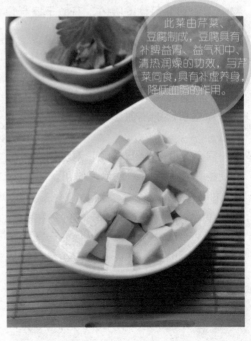

此菜由芹菜、豆腐制成，豆腐具有补脾益胃、益气和中、清热润燥的功效，与芹菜同食，具有补虚养身、降低血脂的作用。

搭配宜忌

芹菜 + 花生 　【 √ 】　有改善心脑血管血液循环，降低血压、血脂的功效。

芹菜 + 西红柿 【 √ 】　有降低血压的功效。

芹菜 + 兔肉 　【 × 】　容易引起脱发。

红薯

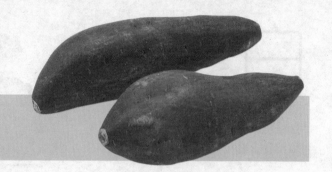

热量： 408 千焦 /90 克食材

含糖量： 13.4 克 /100 克食材

每日宜食量： 50 克

对糖尿病的功效

红薯中的硒元素，可以起到调节辅助血糖的作用，有助于改善糖尿病患者病情。

红薯含有丰富的赖氨酸，维生素 B_1、维生素 B_2、维生素 C 含量也比较丰富，适合糖尿病患者代替部分主食食用。

红薯含有膳食纤维，有助于减缓餐后血糖升高。尤其适合 2 型糖尿病患者食用。

对并发症的益处

红薯是低脂肪低热能的食物，同时能有效地阻止糖类变为脂肪，有利于减肥健美，防止亚健康和通便排毒。红薯中所含的膳食纤维，能够促进肠道蠕动，对防止由糖尿病引起的便秘非常有益。

红薯富含钾、胡萝卜素、叶酸、维生素 C 和维生素 B_6，钾有助于人体细胞液体和电解质平衡，维持正常血压和心脏功能。β - 胡萝卜素和维生素 C 有抗脂质氧化、预防动脉粥样硬化的作用。补充叶酸和维生素 B_6 有助于降低血液中高半胱氨酸水平。这 5 种成分均有助于预防心血管疾病，改善糖尿病并发症症状。

正确吃法

吃红薯一次别吃得太多，以免出现烧心、返酸或腹胀等不适。带有黑斑的红薯和发芽的红薯可使人中毒，不可食用。

红薯——红薯粥

材料： 红薯 250 克，大米 100 克，木糖醇 20 克。

做法： ❶将新鲜红薯洗净，连皮切成小块；大米淘洗干净，用冷水浸泡 30 分钟，捞出沥水。

❷将红薯块和大米一同放入锅内，加入适量冷水煮至粥稠，调入木糖醇，再煮一二沸即可。

食法： 每日早、晚食用。

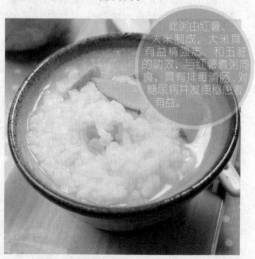

此粥由红薯、大米制成，大米具有益精强志、和五脏的功效，与红薯煮粥同食，具有排毒清肠，对糖尿病并发便秘患者有益。

搭配宜忌

莴笋 + 黑木耳 【√】 具有降低血压、降低血脂的功效。

莴笋 + 香菇 【√】 可起到利尿通便、降压降脂的作用。

莴笋 + 蜂蜜 【×】 不利肠胃，易导致腹泻。

白萝卜

热量：82 千焦 /95 克食材

含糖量：5 克 /100 克食材

每日宜食量：100 克

对糖尿病的功效

白萝卜所含热量少，含水分多，糖尿病患者食用后易产生饱腹感，从而控制食物过多摄入，保持合理体重。

白萝卜富含香豆酸等活性成分，具有降低血糖的功效；白萝卜含有大量的可溶性膳食纤维，对于改善血糖、降低餐后血糖有一定帮助。适量食用白萝卜有助于改善糖尿病患者病情。

对并发症的益处

白萝卜中的淀粉酶、氧化酶可以分解食物中的脂肪和淀粉，促进脂肪的担心，降低胆固醇，防治由糖尿病引起的冠心病等并发症的发生。

白萝卜富含芥子油和可溶性食用纤维，可延缓食物吸收，并促进肠蠕动，防治由糖尿病引起的便秘等并发症的发生。

白萝卜含钙量较高，有助于改善糖尿病患者的骨质疏松症；白萝卜还可以预防高血压，抑制糖尿病并发肾病的发展。

正确吃法

白萝卜顶部 3 ~ 5 厘米处维生素 C 含量最多，可切丝、条，快速烹调；白萝卜中段到尾段，有较多的淀粉酶和芥子油一类的物质，有些辛辣味，削皮生吃，味道极好。

白萝卜——鲫鱼白萝卜汤

材料：鲫鱼 1 条，白萝卜 200 克，姜丝、葱段、盐、植物油各适量。

做法：❶鲫鱼去鳞、鳃及内脏，洗净，在鱼身两面划 5 刀；白萝卜去皮，切成长细丝。❷炒锅中倒油烧热，顺着锅边放进鲫鱼煎至两面呈黄色，倒入适量清水、葱段、姜丝、萝卜丝及味精、盐、酒，盖锅，用小火煮至水开后 10 分钟，取出葱段即可。

食法：佐餐食用。

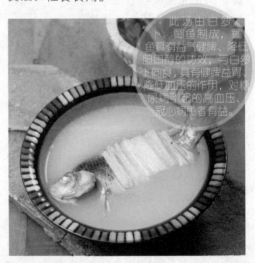

此汤由白萝卜、鲫鱼制成，鲫鱼具有益气健脾、降低胆固醇的功效，与白萝卜同食，具有健脾益胃、降低血压的作用，对糖尿病引起的高血压、冠心病患者有益。

搭配宜忌

白萝卜 + 羊肉　　【√】能降低体内胆固醇、减少高血压和冠心病的发生。

白萝卜 + 金针菇　【√】可以治疗心脑血管疾病，改善记忆力。

白萝卜 + 橘子　　【×】诱发甲状腺肿大。

白萝卜 + 黑木耳　【×】容易引发皮炎。

大白菜

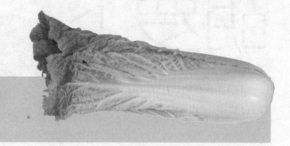

热量：62 千焦 /83 克食材
含糖量：3.2 克 /100 克食材
每日宜食量：100 克

对糖尿病的功效

大白菜中的糖类中不含蔗糖和淀粉，食用后不易引起血糖的剧烈变化，适合糖尿病患者长期食用。

大白菜含有丰富的膳食纤维，能够增加饱腹感，延缓葡萄糖的吸收，减缓餐后血糖上升的速度，有助于预防糖尿病。

对并发症的益处

大白菜中所含的胆碱，能调节体内脂肪代谢，抑制胆固醇在血管壁的沉积，适宜于糖尿病并发高脂血症患者食用。

大白菜中的锌，可促进人体对钙的吸收，减少钙的排放和流失，可预防由糖尿病引起的骨质疏松。

正确吃法

大白菜宜顺纹理切，这样切不但易熟，口感好，而且维生素流失少；烹调大白菜时，不宜用水焯透，以免损失过多的营养素。

隔夜的熟白菜和未腌制透的大白菜尽量不要食用。

大白菜——红果大白菜

材料：大白菜 500 克、枸杞 20 克，盐 5 克、鸡精 3 克、上汤适量、水淀粉 15 克。

做法：❶将大白菜洗净切片；枸杞入清水中浸泡后洗净。

❷锅中倒入上汤煮开，放入大白菜煮至软，捞出放入盘中。

❸汤中放入枸杞，加盐、鸡精调味，用水淀粉勾芡，淋入油，浇淋在大白菜上即成。

食法：佐餐食用。

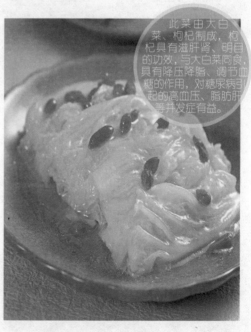

此菜由大白菜、枸杞制成，枸杞具有滋肝肾、明目的功效，与大白菜同食，具有降压降脂、调节血糖的作用，对糖尿病引起的高血压、脂肪肝等并发症有益。

搭配宜忌

大白菜＋奶酪　【√】　有助于形成磷酸钙，可预防糖尿病并发骨质疏松。

大白菜＋豆腐　【√】　大白菜中的钙、磷比值很高，二者搭配，能促进钙吸收。

大白菜＋鳝鱼　【×】　会引发中毒。

胡萝卜

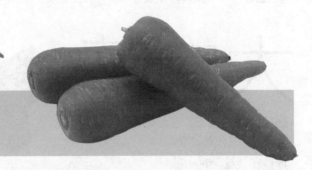

热量： 152 千焦 /96 克食材

含糖量： 8.8 克 /100 克食材

每日宜食量： 60 克

对糖尿病的功效

胡萝卜含有丰富的胡萝卜素，能有效对抗人体内的自由基，具有降低血糖、血压的功效，适合糖尿病患者长期食用。

胡萝卜含有糖化酶，可以分解食物中的淀粉和脂肪，对控制餐后血糖有一定作用。

对并发症的益处

胡萝卜中的胡萝卜素、叶酸可抗癌；木质素有提高机体免疫力和消灭癌细胞的作用。

胡萝卜素能在体内转化为维生素 A，与胡萝卜中的 B 族维生素、维生素 A 共同作用，可防治糖尿病并发高血压、眼病等。

胡萝卜中的芥子油，可以解鲜肉中的油腻，还可以促进胃肠蠕动，增进食欲；胡萝卜中的淀粉酶可以分解糖类和脂肪，有助于减肥和预防胃病的发生。

正确吃法

胡萝卜素和维生素 A 是脂溶性物质，应用油炒或和肉类一起炖煮后食用，利于人体吸收。

胡萝卜最好不要削皮吃，因为胡萝卜素主要存在于皮下。胡萝卜不宜大量食用，会导致皮肤变色。

胡萝卜——胡萝卜烩木耳

材料： 胡萝卜 100 克、木耳 100 克，盐 3 克、糖 3 克、生抽 5 克、鸡精 3 克、料酒 5 克、姜片 5 克。

做法： ❶ 木耳用冷水泡发洗净；胡萝卜洗净切片。

❷ 锅置火上倒油，待油烧至七成热时，放入姜片煸炒，随后放木耳稍炒一下，再放胡萝卜片。

❸ 再依次放入料酒、盐、生抽、糖、鸡精，炒匀即可。

食法： 佐餐食用。

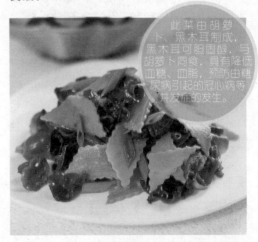

此菜由胡萝卜、黑木耳制成，黑木耳可降胆固醇，与胡萝卜同食，具有降低血糖、血脂，预防由糖尿病引起的冠心病等并发症的发生。

搭配宜忌

胡萝卜 + 香菜 【√】 不仅能提供丰富的营养，还能开胃消食。

胡萝卜 + 菠菜 【√】 具有降低血糖的作用，还可以防止中风。

胡萝卜 + 醋 【×】 醋会破坏胡萝卜中的胡萝卜素。

胡萝卜 + 山楂 【×】 胡萝卜会将山楂中的维生素 C 分解掉。

生菜

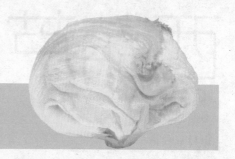

热量：54 千焦 /94 克食材

含糖量：2 克 /100 克食材

每日宜食量：80 克

对糖尿病的功效

生菜富含钾、磷、铁等矿物质和膳食纤维，有降低血糖、调节餐后血糖水平的作用。

对并发症的益处

生菜中含有膳食纤维和维生素，能消除体内多余脂肪，对糖尿病引起的肥胖症、血管并发症患者有益。

生菜含有维生素 C、维生素 E、B 族维生素、钙、磷、钾、镁等营养素，有利尿、防止便秘的功效。

生菜含有莴苣素，具有降低胆固醇的功效，对糖尿病并发症有益。

正确吃法

生菜的农药残存较高，烹调或生吃前宜用小苏打水浸泡 10 分钟。生菜性质寒凉，胃寒、尿频的人应少吃。

生菜——芝麻酱拌生菜

材料：生菜 300 克、香油 10 克，辣椒油 5 克，芝麻酱 20 克，酱油、盐、味精、白醋各适量。

做法：❶将生菜切根，择去边叶，用清水洗净，沥干水分；用冷开水过一遍，切成 3 厘米长 1 厘米宽的段，放入盘内。

❷将芝麻酱用少许冷开水调稀，加调料搅匀，淋在生菜上即可。

食法：佐餐食用。

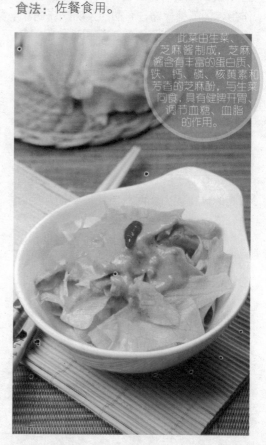

此菜由生菜、芝麻酱制成，芝麻酱含有丰富的蛋白质、铁、钙、磷、核黄素和芳香的芝麻酚，与生菜同食，具有健脾开胃、调节血糖、血脂的作用。

搭配宜忌

生菜 + 猪肝　【√】　可增强人体免疫力。

生菜 + 豆腐　【√】　具有清肝利胆、滋阴补肾的功效。

生菜 + 醋　　【×】　会破坏生菜中的营养物质。

生菜 + 大蒜　【×】　患有青光眼等眼部疾病的患者不宜食用。

西葫芦

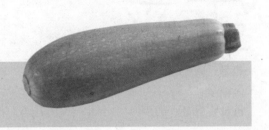

热量：74 千焦 /73 克食材

含糖量：3.8 克 /100 克食材

每日宜食量：80 克

对糖尿病的功效

西葫芦含有维生素 C，可增强胰岛素作用，调节糖代谢，有助于预防糖尿病。

西葫芦含有瓜氨酸、腺嘌呤、天门冬氨酸、葫芦巴碱等物质，具有促进胰岛细胞分泌胰岛素的作用，能够有效地控制血糖，同时，西葫芦低热量、低脂肪、低糖，是糖尿病患者的健康食品。

对并发症的益处

西葫芦能预防由糖尿病引起的肝、肾病变，有助于肝、肾功能衰弱者增强肝肾细胞的再生能力。西葫芦还能够增加胆汁的分泌，达到减轻肝脏负担的作用。

西葫芦含有蛋白质、多种维生素和矿物质，具有除烦止渴、清热利尿、消肿的功效，对由糖尿病引起的并发症有一定辅助治疗作用。

正确吃法

西葫芦不宜煮得太烂，以免营养损失。西葫芦性寒，脾胃虚寒的人应少吃。

西葫芦——西葫芦鸡蛋汤

材料：西葫芦200克，鸡蛋1个，洋葱20克，虾皮、盐、香油各适量。

做法：❶西葫芦、洋葱分别洗净，西葫芦切片，洋葱切丝，鸡蛋打散。

❷锅烧热，倒油，放入虾皮煸炒，放入洋葱，煸炒；放入西葫芦，煸炒至软；放入足量清水。烧开。

❸将蛋液慢慢倒入锅内，浇成蛋花。加入盐、鸡精、香油调味即可。

食法：佐餐食用。

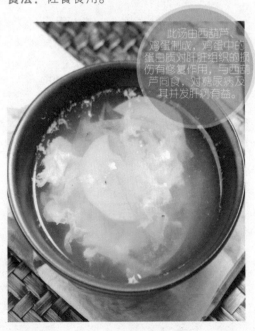

此汤由西葫芦、鸡蛋制成，鸡蛋中的蛋白质对肝脏组织的损伤有修复作用，与西葫芦同食，对糖尿病及其并发肝病有益。

搭配宜忌

西葫芦＋洋葱　【√】　可增强人体免疫力，降低血压、降低血糖。

西葫芦＋醋　　　【√】　有开胃消食的作用。

西葫芦＋南瓜　【×】　容易出现腹胀现象。

西蓝花

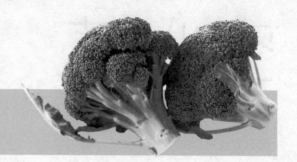

热量： 136 千焦 /83 克食材

含糖量： 4.3 克 /100 克食材

每日宜食量： 70 克

对糖尿病的功效

西蓝花含有丰富的铬，能提高胰岛素的敏感性，减少胰岛素的需要量，有利于改善病情。

西蓝花中的膳食纤维能有效控制肠胃对葡萄糖的吸收，尤其适用于 2 型糖尿病患者食用。

对并发症的益处

西蓝花中的维生素 C、类黄酮物质，对由糖尿病引起的高血压、心脏病等并发症有一定的预防和调节作用。

西蓝花具有清热利尿的功效，还可以保护眼睛、改善视力、强化骨骼和牙齿，有助于改善糖尿病并发症症状。

正确吃法

西蓝花嘌呤量较高，糖尿病并发痛风患者不宜食用。

西蓝花——鲫鱼炖西蓝花

材料： 鲫鱼 1 条（800 克左右）、西蓝花 120 克，胡椒粉、盐、鸡精、香油各少许，生姜 10 克。

做法： ❶鲫鱼宰杀，去鳞、鳃及内脏，用盐水浸泡 5 分钟后洗净，沥干备用；西蓝花去粗梗洗净，掰成朵；生姜去皮洗净切片。

❷煎锅上火，烧热油，用生姜炝锅，放入鲫鱼煎至两面呈金黄色。

❸加适量水，煮 30 分钟，下香油、西蓝花煮熟，撒入胡椒粉，用盐、鸡精调味即成。

食法： 佐餐食用。

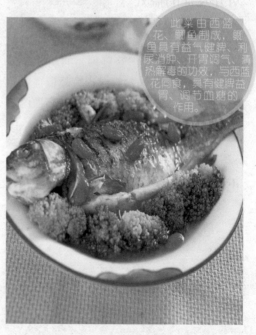

此菜由西蓝花、鲫鱼制成，鲫鱼具有益气健脾、利尿消肿、开胃调气、清热解毒的功效，与西蓝花同食，具有健脾益胃、调节血糖的作用。

搭配宜忌

西蓝花＋香菇　　【√】　具有较强的降低血压、血脂的作用。

西蓝花＋西红柿　【√】　具有抗癌的作用。

西蓝花＋乳酪　　【×】　易引起消化不良。

空心菜

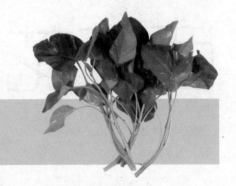

热量：82 千焦 /76 克食材

含糖量：3.6 克 /100 克食材

每日宜食量：50 克

对糖尿病的功效

空心菜含有一定的植物胰岛样成分，具有抑制血糖升高的作用，可以帮助 2 型糖尿病患者控制血糖。

空心菜含有丰富的膳食纤维，可降低胰岛素需要量，控制进餐后的糖代谢，能够改善糖尿病症状。

对并发症的益处

空心菜粗纤维含量丰富，主要由纤维素、半纤维素、木质素、胶浆及果胶等组成，具有促进肠道蠕动、通便解毒的功效。

空心菜中的膳食纤维，可降低血中的胆固醇含量，对由糖尿病引起的高血脂等并发症患者有益。

空心菜浸出液具有降低胆固醇的功效，可以降脂减肥。

正确吃法

空心菜很容易因为失水而发软、枯萎，烹调前宜将其在清水中浸泡约半小时，即可恢复鲜嫩、翠绿的质感。

空心菜宜旺火快炒，避免营养流失。其性寒滑利，故体质虚弱、脾胃虚寒者不宜食用。

空心菜——蒜香空心菜

材料： 空心菜 250 克，盐、葱末、蒜末、植物油各适量。

做法： ❶将空心菜择去根、茎和老叶，洗净，用沸水焯烫，沥干水分。

❷锅置火上，放油烧热，下葱末，放入空心菜大火翻炒，放盐、蒜末，炒匀即可。

食法： 佐餐食用。

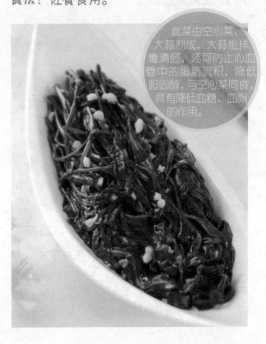

此菜由空心菜、大蒜制成，大蒜能排毒清肠，还可防止心血管中的脂肪沉积，降低胆固醇，与空心菜同食，具有降低血糖、血脂的作用。

搭配宜忌

空心菜 + 尖椒　【√】　可降血压、止头痛，解毒消肿。

空心菜 + 豆豉　【√】　能起到开胃消食的作用。

空心菜 + 牛奶　【×】　影响钙的吸收，降低营养价值。

裙带菜

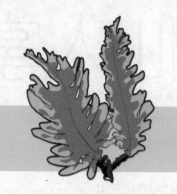

热量：497 千焦 /100 克食材

含糖量：41.5 克 /100 克食材

每日宜食量：20 克

对糖尿病的功效

裙带菜富含矿物质元素镁，可促进胰岛素的分泌、调节血糖，有助于改善糖尿病症状。

裙带菜含有的岩藻黄质，是一种能促进肝脏合成 DHA 的脂肪酸，可降低血糖，对糖尿病患者有益，还有助于减肥。

对并发症的益处

裙带菜中含有特殊的褐藻胶和褐藻聚糖，具有降低血压、降低胆固醇、净化血液等功效，对由糖尿病引起的高血压、冠心病、动脉硬化等并发症有益。

裙带菜含有大量的可溶性膳食纤维，可以润肠通便、降低胆固醇、预防由糖尿病引起的心血管并发症的发生。

正确吃法

裙带菜营养丰富，食用价值较高，含有多量的碘和钙，其蛋白质和铁的含量比海带还要多。

脾胃虚弱、腹泻便溏者不宜食用。甲状腺肿大、便秘、身体肥胖的人适宜食用。

裙带菜——**裙带菜豆腐汤**

材料：裙带菜 50 克，豆腐 200 克，香菇 50 克，葱花、盐、胡椒粉、高汤各适量。

做法：❶裙带菜泡发后洗干净剪成段备用，香菇洗净，撕小块；豆腐切成方块。

❷锅里放油烧热后，加葱花爆香，倒入高汤烧开，将裙带菜、豆腐、香菇放入锅中煮开，大火煮 2 分钟，加盐调味，撒上少量的白胡椒粉即可。

食法：佐餐食用。

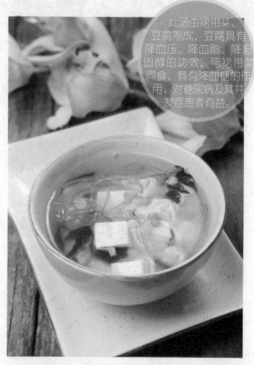

此汤由裙带菜、豆腐制成，豆腐具有降血压、降血脂、降胆固醇的功效，与裙带菜同食，具有降血糖的作用，对糖尿病及其并发症患者有益。

搭配宜忌

裙带菜 + 蘑菇 【√】 可以提高糖尿病患者的免疫力。

裙带菜 + 红薯 【×】 会导致腹痛腹泻。

仙人掌

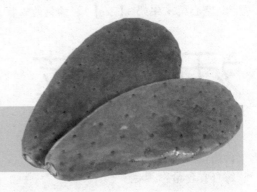

热量：37 千焦 /100 克食材

含糖量：4.6 克 /100 克食材

每日宜食量：50 克

对糖尿病的功效

仙人掌是低脂肪、低糖、低热量的食物，经常食用可避免体内积累过多的糖，对控制病情有益。

对并发症的益处

仙人掌含膳食纤维，可刺激肠的蠕动，对糖尿病引起的便秘有治疗作用。

仙人掌可提高免疫力、排素、预防由糖尿病引起的肝病等并发症的发生。

正确吃法

制作菜肴的仙人掌首先应剔除小刺，用锋利的薄菜刀可以很容易地把小刺削掉；如果仙人掌偏老，还可以适当削去一些皮。

在购买菜用仙人掌时，应选择生长 15~35 天的嫩片，色泽嫩绿，少刺或无刺，表皮有光泽，无皱折，以手掌大小为宜。

仙人掌——仙人掌鸡片香菇

材料：鸡肉 100 克，仙人掌 100 克，鸡蛋清 30 克，香菇（鲜）20 克，植物油、盐、葱花、姜末、味精 2 克，料酒 5 克，淀粉（蚕豆）5 克。

做法：❶仙人掌去外皮洗净，切成片，用沸水焯一下；鸡肉洗净，切成片；香菇切成薄片。

❷鸡肉片放入蛋清，加入干淀粉拌匀，放入热水中滑散，捞出控水。

❸将锅放植物油烧热，放入葱花、姜末煸炒出香味，再将仙人掌、鸡脯肉、香菇放入炒锅翻炒，待熟后放精盐、味精，翻炒几下即成。

食法：佐餐食用。

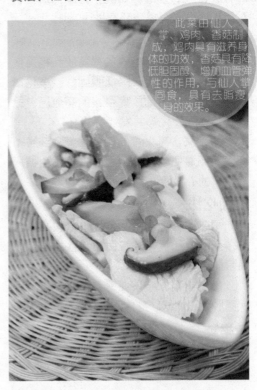

此菜由仙人掌、鸡肉、香菇制成，鸡肉具有滋养身体的功效，香菇具有降低胆固醇、增加血管弹性的作用，与仙人掌同食，具有去脂瘦身的效果。

搭配宜忌

仙人掌+牛肉 【√】 止血、保护伤口，补脾胃，益气血。

仙人掌+南瓜 【√】 有行气活血、清热解毒等功效，适合老年糖尿病患者食用。

仙人掌+茼蒿 【×】 影响茼蒿中钙的吸收。

马齿苋

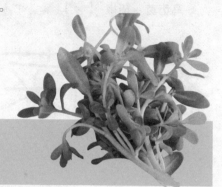

热量： 371 千焦/500 克食材

含糖量： 3.9 克/100 克食材

每日宜食量： 80 克

对糖尿病的功效

马齿苋含有高浓度的去甲肾上腺素，能促进胰岛素的分泌，调节人体内的糖代谢，有助于降低血糖浓度，保持血糖稳定。

对并发症的益处

马齿苋含有大量的钾盐。有良好的利水消肿功效，有助于改善糖尿病合并肾病水肿症状；钾离子还可以直接作用于血管壁，使血管壁扩张，阻止动脉管壁增厚，从而起到降低血压的功效，对糖尿病引起的高血压等并发症患者有益。

马齿苋含有丰富的 γ-3 脂肪酸，能抑制人体内血清胆固醇和三酰甘油的生成，预防血小板聚集、冠状动脉痉挛和血栓的形成，有助于预防由糖尿病引起的心血管病等并发症的发生。

正确吃法

马齿苋性寒凉而滑利，对子宫有明显的兴奋作用，可造成流产，孕妇应忌食。

马齿苋——马齿苋炒黄豆芽

材料： 马齿苋 100 克，黄豆芽 200 克，盐、味精、酱油、湿淀粉各适量。

做法： ❶马齿苋、黄豆芽分别去杂洗净，马齿苋用沸水焯烫后捞出备用。

❷炒锅上火，放油烧至七成熟，放入黄豆芽翻炒，炒至七成熟时，放入用沸水焯过的马齿苋，再加入适量清水焖熟，加盐、味精、酱油调味，再用湿淀粉勾芡即成。

食法： 佐餐食用。

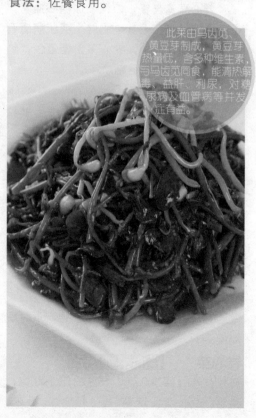

此菜由马齿苋、黄豆芽制成，黄豆芽热量低，含多种维生素，与马齿苋同食，能清热解毒、益肝、利尿，对糖尿病及血管病等并发症有益。

搭配宜忌

马齿苋 + 绿豆 【√】 对肠炎、菌痢患者有一定治疗作用。

马齿苋 + 莲藕 【√】 有清热解毒和凉血止咳的作用。

马齿苋 + 胡椒 【×】 容易中毒。

卷心菜

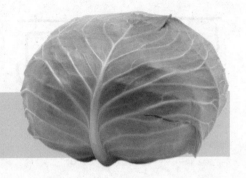

热量：91 千焦 /86 克食材

含糖量：4.6 克 /100 克食材

每日宜食量：70 克

对糖尿病的功效

卷心菜富含维生素 E，维生素 E 可促进人体内胰岛素的形成和分泌，调节糖代谢，有助于控制餐后血糖水平。

卷心菜富含铬，能调节血糖和血脂，是糖尿病患者，尤其是肥胖型糖尿病患者的理想食物，此外，卷心菜含糖量少，热量低，不易引起血糖剧烈波动。

对并发症的益处

卷心菜富含维生素 C、B 族维生素和钾，糖尿病患者经常食用，可有效预防心脏病等并发症的发生。

卷心菜含有多种人体必需氨基酸、维生素和矿物质，具有预防便秘、抗氧化、提高人体免疫力的功效，对改善糖尿病并发症症状有益。

正确吃法

卷心菜宜用急火快炒，迅速成菜，这样烹调可减少维生素 C 的损失。用卷心菜做汤时，等汤煮开后再放卷心菜，煮时宜加盖。

卷心菜——卷心菜炒粉丝

材料：卷心菜 300 克，绿豆粉丝 100 克，料酒、酱油、盐、味精、醋、植物油、葱末、姜末、蒜末各适量。

做法：❶卷心菜洗净，均匀切成 4 厘米长的丝；绿豆粉丝用温水泡透，切成段。

❷锅内加油烧热，放葱末、姜末、蒜末炝锅，放入卷心菜丝，加料酒、白糖、酱油煸炒几下，放入绿豆粉丝、精盐、醋炒匀至熟，加味精、花椒油炒匀，出锅装盘即成。

食法：佐餐食用。

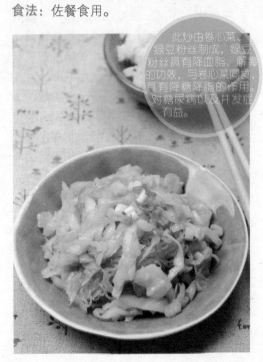

此炒由卷心菜、绿豆粉丝制成，绿豆粉丝具有降血脂、解毒的功效，与卷心菜同食，具有降糖降脂的作用。对糖尿病以及并发症有益。

搭配宜忌

卷心菜 + 辣椒【√】 可促进肠胃蠕动，帮助消化。

卷心菜 + 猪肉【√】 能补充营养，通便。

卷心菜 + 黄瓜【×】 会破坏卷心菜含有的维生素C。

西红柿

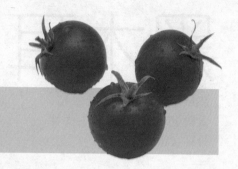

热量：78 千焦 /97 克食材

含糖量：4 克 /100 克食材

每日宜食量：100 克

对糖尿病的功效

西红柿低热量、低糖、低脂，吃后不易使人发胖，是适合糖尿病患者食用的食物。

西红柿含有大量的番茄红素，有很强的清除氧自由基和抗氧化作用，可减少对胰岛细胞和受体的损害，提高胰岛素质量和受体敏感性，从而降低血糖。

西红柿含有的谷胱甘肽、葫芦巴碱、红浆果素等有效成分，有调节血糖作用，有助于控制餐后血糖水平。

对并发症的益处

西红柿汁具有稀释 2 型糖尿病患者血液的功效，从而预防血栓的形成，减少糖尿病患者并发心脏病的发病率。

正确吃法

空腹时不要吃西红柿，因为西红柿中的胶质等会与胃酸结合生成块状结石，容易造成胃部胀痛。

烹调西红柿时不宜加热或烹调时间过长，以免损失过多的维生素。

西红柿——西红柿炒草菇

材料：西红柿 100 克，草菇 100 克，葱末、盐、味精、水淀粉、鸡汤各适量。

做法：❶草菇、西红柿分别洗净，切两半，草菇用沸水汆烫至变色捞出。

❷油锅烧至七八成热时，放入葱煸出香味，倒入草菇、西红柿煸炒，加入鸡汤，待锅开时放盐、味精，用水淀粉勾芡出锅即可。

食法：佐餐食用。

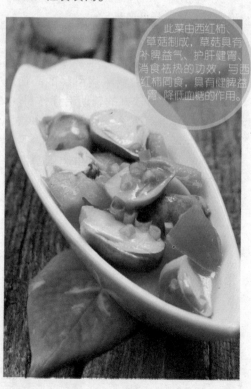

此菜由西红柿、草菇制成，草菇具有补脾益气、护肝健胃、消食祛热的功效，与西红柿同食，具有健脾益胃、降低血糖的作用。

搭配宜忌

西红柿 + 山楂　【√】　具有促进消化，降压调脂的功效。

西红柿 + 酸奶　【√】　具有凉血平肝、补虚降脂的功效。

西红柿 + 虾　【×】　会产生有毒物质，有害健康。

黑木耳

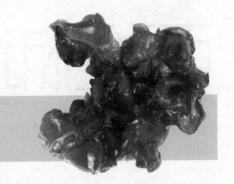

热量：87 千焦 /100 克食材

含糖量：65.6 克 /100 克食材

每日宜食量：15 克

对糖尿病的功效

　　黑木耳所含有的多糖成分具有显著的降低血糖、调节血糖的功效，有助于改善病情。黑木耳所含的甘露聚糖、木耳多糖和膳食纤维，能够修复受损的胰岛细胞，提供胰岛所需要的能量，改善胰岛素的分泌功能，平稳降低血糖。

对并发症的益处

　　黑木耳中钾的含量非常高，是优质的高钾食物，对由糖尿病引起的高血压等并发症患者有较好的辅助治疗作用。

　　黑木耳含有人体所必需的蛋白质、多种维生素和矿物质等影响成分，可抑制血小板凝聚、降低血液中胆固醇的含量，对由糖尿病引起的冠心病、动脉硬化、心血管病有很好的益处。黑木耳含有纤维素，能促进肠蠕动，促进脂肪排泄，有利于降低血糖、血脂，改善糖尿病并发症症状。

正确吃法

　　泡发干木耳应使用温水，也可用烧开的米汤泡发，可以使木耳更好地泡发，肥大松软；泡发后仍然紧缩在一起的部分应去掉。

黑木耳——腐竹银芽黑木耳

材料：腐竹 150 克，绿豆芽、黑木耳各 100 克，花生油 20 克、香油 6 克、盐 5 克、味精 2 克、水淀粉 15 克、汤 200 毫升、姜 10 克。

做法：❶锅中注水烧开，放绿豆芽焯烫，捞出沥水；另起锅，加油烧热，放入姜末、绿豆芽、黑木耳煸炒几下。

❷加汤、盐、味精、腐竹，用小火烧 3 分钟，再转大火收汁，用水淀粉勾芡，淋香油即可。

食法：佐餐食用。

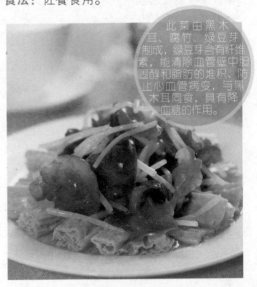

此菜由黑木耳、腐竹、绿豆芽制成，绿豆芽含有纤维素，能清除血管壁中胆固醇和脂肪的堆积、防止心血管病变，与黑木耳同食，具有降血糖的作用。

搭配宜忌

黑木耳 + 油菜 【√】 具有滋补、强壮身体的作用。

黑木耳 + 猪肉 【√】 具有降低血压、降低血脂的功效。

黑木耳 + 绿茶 【×】 会影响人体对铁的吸收。

银耳

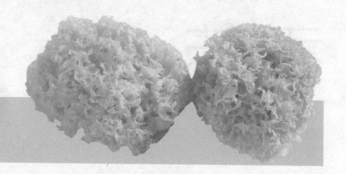

热量：836 千焦 /100 克食材

含糖量：67.3 克 /100 克食材

每日宜食量：15 克

对糖尿病的功效

银耳含有钙、磷、镁、钾等多种矿物质，经常食用有助于降低血糖和有效控制病情，尤其是含有的银耳多糖，能增强胰岛素的降糖活性，控制血糖水平。

银耳含有丰富的膳食纤维，有延缓血糖上升的作用。糖尿病患者经常食用银耳，能够增强体质和抗病能力。

对并发症的益处

银耳中的银耳多糖有抗血栓形成的功效，可保护心脑血管，对由糖尿病引起的高血压、动脉硬化、高脂血症、眼病等并发症有辅助治疗作用。

银耳具有强精补肾、润肠益胃、强心和血、补气壮身、补脑的功效，还能够提高肝脏解毒能力，保护肝脏功能。对糖尿病引起的肾病、肝病等并发症有一定益处。

正确吃法

银耳应先用温水浸泡，微微发开后洗净污物，去掉未发开部位，特别是那些呈淡黄色的东西，再撕成小朵。

做熟的银耳不宜久放，否则银耳内的硝酸盐易还原成有碍健康的亚硝酸盐。

银耳——银耳拌芹菜

材料：银耳（干）5 克，芹菜 250 克，蒜末、盐、鸡精、香油各适量。

做法：❶干银耳泡发，择洗干净，入沸水中焯透，撕小片；芹菜择洗干净，切段，放入沸水中烫熟。

❷将银耳和芹菜放入盘中，加入蒜末、盐、鸡精和香油拌匀即可。

食法：佐餐食用。

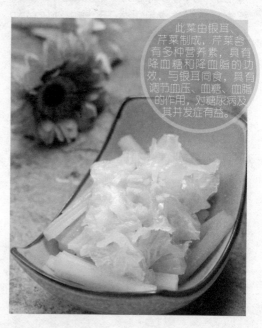

此菜由银耳、芹菜制成，芹菜含有多种营养素，具有降血糖和降血脂的功效，与银耳同食，具有调节血压、血糖、血脂的作用，对糖尿病及其并发症有益。

搭配宜忌

银耳 + 百合 【√】 具有润燥清热作用，可滋阴润肺。

银耳 + 鸽蛋 【√】 有补肾润肺的功效。

银耳 + 菠菜 【×】 导致维生素的流失。

香菇

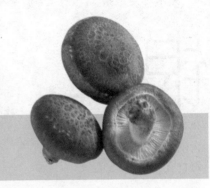

热量： 371 千焦 /500 克食材

含糖量： 5.2 克 /100 克食材

每日宜食量： 4 朵

对糖尿病的功效

香菇含有硒元素，具有降低血糖、改善糖尿病症状的作用，还能抗氧化、保护机体组织，适量食用对糖尿病患者有益。

香菇含有丰富的膳食纤维，有助于控制餐后血糖水平。

对并发症的益处

香菇含有丰富的维生素 C，能够起到降低胆固醇、降低血压、增加血管弹性、提高抵抗力的作用，对于预防由糖尿病引起的高脂血症、高血压和感染有一定的预防作用。香菇中的天门冬素和天门冬氨酸，具有降低血脂、维护血管的功能，加上它含有丰富的食物纤维，经常食用能降低血液中的胆固醇，防止血管硬化，对防治脑出血及心脏病、肥胖症、糖尿病等老年病都有效。香菇是优质的高钾食物，糖尿病并发高血压患者经常食用，能很好地降低血糖，控制病情的发展。

正确吃法

烹调干香菇前，先用冷水将香菇表面洗净，然后伞盖朝下放在温水盆中浸泡，等香菇变软，伞盖张开，再用手朝一个方向轻轻旋搅，使泥沙沉入盆底，捞出后，换清水漂洗一下即可。香菇不宜用冷水，也不宜浸泡时间太长，以免降低营养价值。

香菇——**香菇冬笋汤**

材料： 香菇 1 朵、排骨 100 克、冬笋 50 克，盐少许。

做法： ❶冬笋洗净，切片；香菇洗净，切片备用。排骨洗净，砍成小块，放入沸水中汆烫去除血水。

❷锅中加入适量水烧沸，将冬笋、香菇、排骨放入，待水再沸后，转小火煮至排骨肉变软，起锅前调入盐，即可食用。

食法： 佐餐食用。

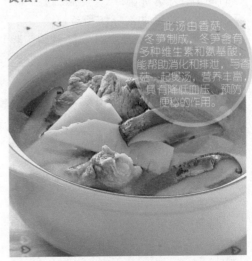

此汤由香菇、冬笋制成，冬笋含有多种维生素和氨基酸，能帮助消化和排泄，与香菇一起煲汤，营养丰富，具有降低血压、预防便秘的作用。

搭配宜忌

香菇 + 莴笋 【√】 可降脂降压、利尿通便，有助于改善糖尿病并发症状。

香菇 + 木瓜 【√】 对脂肪有缓慢的分解能力，有减肥降压的功效。

香菇 + 野鸡 【×】 可引发痔疮。

香菇 + 河蟹 【×】 易引起结石症状。

草菇

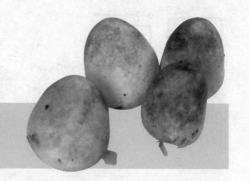

热量：96 千焦 /100 克食材

含糖量：67.3 克 /100 克食材

每日宜食量：20 克

对糖尿病的功效

草菇所含淀粉量很少，并能减慢人体对碳水化合物的吸收，尤为适合糖尿病患者食用。

草菇含有硒元素，具有辅助调节血糖的作用，有助于改善糖尿病患者的症状。

对并发症的益处

草菇含有较多的硒，糖尿病患者经常食用可防治动脉血管粥样硬化，降低心血管并发症的发病率。

草菇有助于增加人体免疫力，降低血浆胆固醇含量，降低血压，对由糖尿病引起的高血压等并发症患者有益。

正确吃法

草菇适合于做汤或素炒，还可以烧、烩、蒸等，不论鲜品还是干品都不宜浸泡时间过长，以免营养损失过多。

草菇性寒，脾胃虚寒、大便溏稀者应少食。

草菇——豆腐鲜汤

材料：豆腐 2 块、草菇 150 克、西红柿 1 个、香油 8 克、盐 4 克、味精 3 克、生抽 5 克、胡椒粉 3 克、葱 1 根、姜 1 块。

做法：❶将豆腐洗净后切成片状；西红柿洗净切片；葱洗净切成葱花；姜洗净切片；草菇洗净。

❷锅中水煮沸后，放入豆腐、草菇、姜片，调入盐、香油、胡椒粉、生抽、味精煮熟。

❸再下入西红柿煮约 2 分钟后，撒上葱花即可。

食法：佐餐食用。

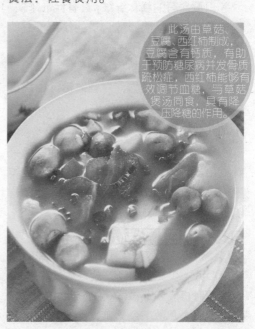

此汤由草菇、豆腐、西红柿制成，豆腐含有钙质，有助于预防糖尿病并发骨质疏松症，西红柿能够有效调节血糖，与草菇煲汤同食，具有降压降糖的作用。

搭配宜忌

草菇+豆腐 【√】 适宜高血压、高脂血症患。

草菇+油菜 【√】 适于高血压、高脂血症、心脑血管疾病及肥胖者患者。

草菇+鹌鹑 【×】 引起痔疮发作。

口蘑

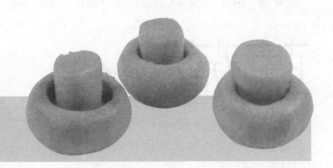

热量： 112千焦/100克食材

含糖量： 31.6克/100克食材

每日宜食量： 30克

对糖尿病的功效

口蘑富含锌元素，锌参加胰岛素的合成与分泌，能稳定胰岛素的结构与功能；锌可增强机体对胰岛素的敏感性，改善糖尿病症状，防止并发症发生。

口蘑富含膳食纤维，能调节血糖，使餐后血糖不至于升高太快。

对并发症的益处

口蘑含有的膳食纤维，具有促进排便、预防便秘、降低胆固醇含量的作用，有助于改善糖尿病并发症症状。

口蘑含有多种抗病毒成分，可以提高糖尿病患者的免疫力，对辅助治疗由病毒引起的并发症有很好的效果。

正确吃法

最好吃鲜蘑。宜配肉菜食用。制作菜肴不用放味精或鸡精。市场上有泡在液体中的袋装口蘑，食用前一定要多漂洗几遍，以去掉某些化学物质。

口蘑——口蘑竹荪汤

材料： 竹荪100克，口蘑100克，绿叶菜（小白菜）少许，鸡汤、盐各适量。

做法： ❶竹荪、口蘑洗净，漂入清水中浸透。

❷竹荪放入开水锅余一下，除去异味，捞出后，切成3厘米左右的长段；口蘑切成薄片。

❸鸡汤入锅置火上，加盐，用大火烧开。

❹放入余熟的绿叶菜（小白菜）、竹荪、口蘑片。

❺烧开后，装入汤碗，浇上鸡油即可。

食法： 佐餐食用。

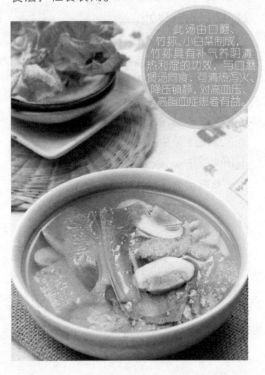

此汤由口蘑、竹荪、小白菜制成，竹荪具有补气养阴清热利湿的功效，与口蘑煲汤同食，可清热泻火、降压镇静，对高血压、高脂血症患者有益。

搭配宜忌

口蘑 + 平菇 【√】 可降压降脂、滋补抗癌，增强体质。

口蘑 + 冬瓜 【√】 具有利小便的功效。

口蘑 + 野鸡 【×】 可引发痔疮。

金针菇

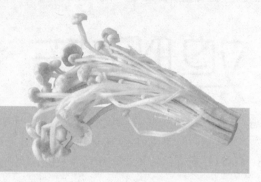

热量：108 千焦 /100 克食材

含糖量：6 克 /100 克食材

每日宜食量：20 克

对糖尿病的功效

金针菇含有丰富的锌元素，锌参与胰岛素的合成与分泌，能够调节血糖，对糖尿病患者有益。

金针菇的膳食纤维含量较高，能降低血糖，延缓餐后血糖上升的速度并改变外周组织对胰岛素的敏感性。

对并发症的益处

金针菇含有多糖体朴菇素，具有抗癌作用，经常食用可防治肝脏系统和胃肠溃疡等疾病。

金针菇热量低、脂肪含量极少，非常适合肥胖、胆固醇过高的糖尿病患者食用。

正确吃法

新鲜的金针菇含有秋水仙碱，大量食用会出现中毒症状，用大火煮 10 分钟左右就能将其破坏，因此在食用前最好沸水焯烫，再用冷水浸泡 1~2 小时。

金针菇——金针菇炒肉丝

材料：金针菇 300 克、猪里脊 120 克，鸡蛋清 60 克，盐、味精、料酒、香油、葱丝、淀粉（玉米）、植物油各适量。

做法：❶将猪里脊切成丝，放入碗内，加蛋清、盐、料酒、水淀粉拌匀；金针菇切去两头，取中间一段待用。

❷炒勺内放植物油，烧至五成热，将肉丝下入划熟，勺内留油少许，放葱丝略炒出香味，放入少许清汤调好味，倒入金针菇、肉丝拌匀，颠翻几下，淋上香油即可。

食法：佐餐食用。

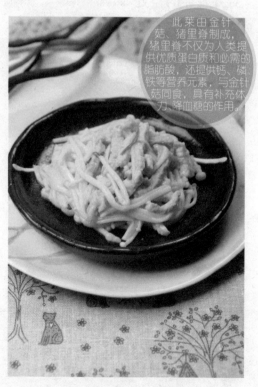

此菜由金针菇、猪里脊制成，猪里脊不仅为人类提供优质蛋白质和必需的脂肪酸，还提供钙、磷、铁等营养元素，与金针菇同食，具有补充体力、降血糖的作用。

搭配宜忌

金针菇 + 鸡蛋 【√】 滋补养身，降低胆固醇的吸收。

金针菇 + 茭白 【√】 有降低血压的功效。

金针菇 + 墨鱼 【×】 会产生有害物质，不利于身体健康。

鸡腿菇

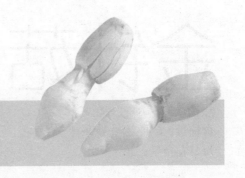

热量：1075 千焦 /100 克食材（鸡腿菇干）

含糖量：51.8 克 /100 克食材

每日宜食量：60 克

对糖尿病的功效

鸡腿菇是低脂肪、高蛋白的食物，鸡腿菇含有的不饱和脂肪酸，可减少血液中的胆固醇，长期食用，对降低血糖浓度、治疗糖尿病有较好疗效。

对并发症的益处

鸡腿菇含有多种生物活性酶，如胰蛋白酶、麦芽糖酶等可帮助消化；酪氨酸酶可降低血压；多糖则可防癌抗癌，对糖尿病引起的便秘、高血压、肥胖症、动脉硬化等并发症患者有益。

鸡腿菇富含维生素 B_2、镁、磷等，有助于改善糖尿病并发症症状。

正确吃法

鸡腿菇肉质细腻，炒、炖、煲均可，口感滑嫩，清香味美，因而备受消费者青睐。

鸡腿菇——鸡腿菇炒莴笋

材料：鸡腿菇（干）150 克，莴笋 100 克，青椒 30 克，淀粉（玉米）10 克，盐、植物油、味精、蚝油、姜丝、葱段各适量。

做法：❶鸡腿菇洗净，切斜刀片；莴笋去皮，洗净切片；青椒椒去子，洗净切片。

❷锅内放油烧热，放入姜丝爆香，下鸡腿菇、莴笋、青椒、葱段翻炒；加盐、味精、蚝油炒至入味，用水淀粉勾薄芡即可。

食法：佐餐食用。

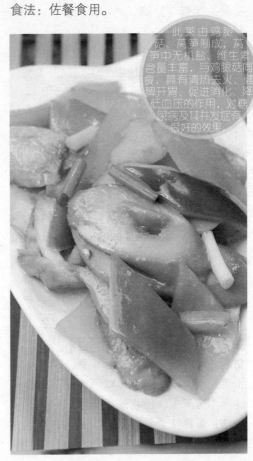

此菜由鸡腿菇、莴笋制成，莴笋中无机盐、维生素含量丰富，与鸡腿菇同食，具有清热去火、健脾开胃、促进消化、降低血压的作用，对糖尿病及其并发症有很好的效果

搭配宜忌

鸡腿菇 + 竹笋　【√】 促进消化，缓解便秘。

鸡腿菇 + 猪肚　【√】 健脾胃，助消化，降糖降脂。

鸡腿菇 + 白酒　【×】 易产生过敏症状。

猴头菇

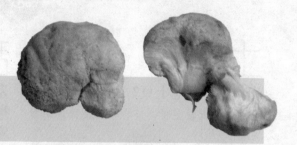

热量：53 千焦 /100 克食材

含糖量：4.9 克 /100 克食材

每日宜食量：30 克

对糖尿病的功效

猴头菇所含的猴头菇多糖有明显的降血糖功效，对糖尿病有一定的辅助治疗作用。猴头菇热量低、脂肪少、含糖量低，对餐后血糖波动影响不大。

对并发症的益处

猴头菇所含的维生素 B_1，可以改善糖尿病患者因缺乏维生素 B_1 而引起的周围神经功能障碍。猴头菇含有的不饱和脂肪酸，有利于血液循环，能降低血液中胆固醇含量，对由糖尿病引起的高血压等心血管并发症有辅助治疗作用。

正确吃法

猴头菇不论鲜品还是干品，烹调前均要用盐水充分浸泡，以去除苦味。

猴头菇要做得像豆腐一样软烂，其营养成分才能完全显现出来。对于体质虚弱、神经衰弱、手术后的病人，可适当食用猴头菇，有助于改善不适症状。

猴头菇——猴头菇烧木耳

材料：猴头菇200克，木耳(干)5克，葱花、花椒粉、酱油、盐、水淀粉、植物油各适量。

做法：❶木耳洗净，泡发，撕成小片；猴头菇洗净。

❷炒锅倒油烧热，下葱花、花椒粉炒出香味，倒入木耳、猴头菇炒片刻，加酱油、适量水，菜炒熟后放盐调味，淋入水淀粉勾芡即可。

食法：佐餐食用。

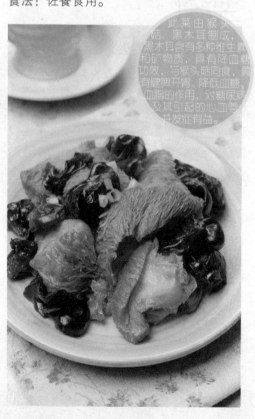

此菜由猴头菇、黑木耳制成，黑木耳含有多种维生素和矿物质，具有降血糖功效，与猴头菇同食，具有健脾开胃，降低血糖、血脂的作用，对糖尿病及其引起的心血管并发症有益。

搭配宜忌

猴头菇＋银耳 【√】 有助于睡眠，对糖尿病并发失眠患者有益。

猴头菇＋猪蹄 【×】 容易引起腹泻。

忌

土豆

为什么不宜吃土豆？

土豆含有大量淀粉，淀粉水解使体内葡萄糖量大大增加，引起血糖升高，糖尿病患者血糖控制不佳者尤其不宜食用。

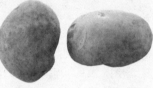

芋头

为什么不宜吃芋头？

❶芋头含糖量也较高，其主要成分为淀粉，会影响血糖控制水平。因此，糖尿病患者应尽量少吃芋头。

❷芋头煮食后热量及糖分均会升高，易使血糖升高。糖尿病患者尤其血糖控制不佳的患者不宜食用。

香椿

为什么不宜吃香椿？

❶香椿具有助阳的作用，如果阴虚的人吃了香椿后容易加重肝火，尤其是像糖尿病患者这样属于阴虚、燥热的患者，吃了对病情的恢复没有好处。

❷有眼部并发症的糖尿病患者，更应少吃香椿，否则会对眼部疾病的治疗产生不利影响。

甜菜

为什么不宜吃甜菜？

❶甜菜含糖量较高，糖尿病患者食用后血糖会明显升高，不利于糖尿病患者的血糖控制。

❷甜菜相较白萝卜、胡萝卜等同类根菜类蔬菜来说，热量较高，糖尿病患者应控制每日从食物中摄取的热量，合理进食，限制或尽量不吃甜菜。

酸菜

为什么不宜吃酸菜？

大白菜的许多营养成分特别是维生素C被大量破坏，而维生素C具有促进胰岛素分泌、保护血管壁的功效，因此，糖尿病患者不宜多吃酸菜。

菱角

为什么不宜吃菱角？

❶菱角中的淀粉含量很高，极易导致餐后高血糖。

❷菱角中钾的含量极高，糖尿病并发肾病患者极易出现高钾血症，一旦出现，将诱发心律失常和肝性脑病。所以，糖尿病并发肾病患者不宜食用。

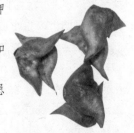

肉蛋类

宜

牛肉

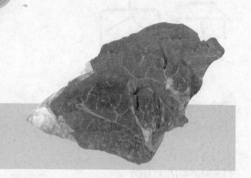

热量：437 千焦 /100 克食材
含糖量：2 克 /100 克食材
每日宜食量：80 克

对糖尿病的功效

牛肉富含锌，可提高人体胰岛素合成的效率，还具有支持蛋白质合成、增强肌肉力量的功效。

牛肉中的硒元素也可促进胰岛素的合成，适量食用牛肉对糖尿病患者控制血糖有一定好处。

对并发症的益处

牛肉含有镁元素，有助于降低糖尿病引起的心血管并发症发生的危险。

牛肉中的蛋白质所含的必需氨基酸较多，含脂肪和胆固醇较少，适合糖尿病引起的肥胖症、高血压、血管硬化、冠心病患者食用。

正确吃法

可做炒菜食用，在炒之前，先用啤酒将面粉调稀，淋在牛肉片或牛肉丝上，拌匀后腌制 30 分钟，可增加牛肉的鲜嫩程度。

牛肉——山楂炖牛肉

材料：山楂 15 克，牛肉 200 克，胡萝卜 50 克，红枣 10 枚，熟地 6 克，绍酒、葱段、姜、盐各适量。

做法：❶山楂洗净、去核；红枣洗净，去核；熟地切片；牛肉洗净，用沸水焯一下，切成 4 厘米见方的块，姜拍松。

❷将牛肉放入炖锅中，加入绍酒、盐、葱、姜，适量清水，用大火煮 20 分钟后，再加入上汤适量，煮沸，下入胡萝卜、山楂、熟地，用大火炖至熟即可。

食法：每日早、晚食用。

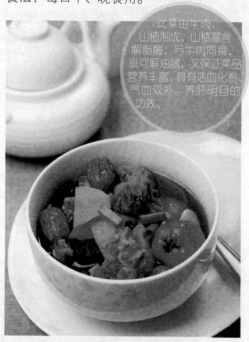

此菜由牛肉、山楂制成，山楂富含解脂酶，与牛肉同食，既可解油腻，又保证菜品营养丰富，具有活血化瘀、气血双补、养肝明目的功效。

搭配宜忌

牛肉＋南瓜 【√】 补脾益气，解毒止痛，改善糖尿病并发症症状。

牛肉＋芋头 【√】 可促进食欲，防治便秘。

牛肉＋田螺 【×】 会引起消化不良。

兔肉

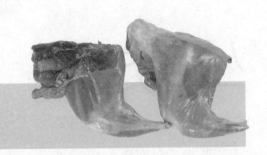

热量：420 千焦 /100 克食材

含糖量：0.9 克 /100 克食材

每日宜食量：80 克

对糖尿病的功效

兔肉的蛋白质含量非常高，可为糖尿病患者提供优质蛋白质，可补充因糖异生而消耗的蛋白质，防治负氮平衡，而且不易引起血糖升高。

兔肉的脂肪和胆固醇含量低，尤其适合肥胖型和高胆固醇的糖尿病患者食用。

对并发症的益处

兔肉富含卵磷脂，卵磷脂有保护血管、预防动脉硬化、预防血栓形成的作用，对维持大脑的活动、细胞的完整、血管壁的光滑起着重要作用，有助于改善糖尿病并发症症状。

兔肉的胆固醇含量低、磷脂含量高，使胆固醇沉积在血管中的可能性减少，是糖尿病并发高血压、动脉硬化、肥胖症等患者的理想食品。

正确吃法

兔肉性偏寒冷，孕妇、经期女性及有四肢怕冷等症状、脾胃虚寒者慎用。兔肉肉质鲜嫩，尤其适合体形消瘦、尿频者食用。

兔肉——芝麻兔肉

材料：兔肉 350 克，芝麻 15 克，葱段、姜片、香油、盐各适量。

做法：❶黑芝麻洗净，炒香备用；兔肉去皮、洗净，放入锅内，加适量水烧开，放入葱段、姜片，汆去血水，撇去浮沫，将兔肉捞出。❷锅内加适量清水，放入兔肉用小火煮 1 小时，捞出凉凉，剁成块，装盘。❸碗内放香油、盐调匀，边搅拌边将黑芝麻放入，拌匀后淋在兔肉上即可。

食法：佐餐食用。

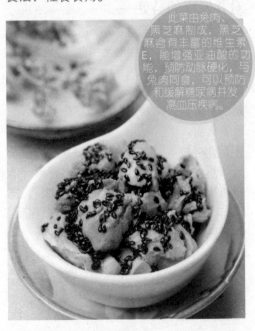

此菜由兔肉、黑芝麻制成，黑芝麻含有丰富的维生素E，能增强亚油酸的功能，预防动脉硬化，与兔肉同食，可以预防和缓解糖尿病并发高血压疾病。

搭配宜忌

兔肉+大蒜 【√】 提高维生素 B_1 的吸收利用率。

兔肉+芹菜 【×】 容易引起脱发。

鸡肉

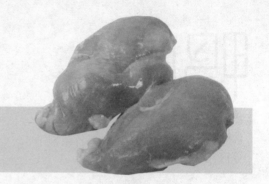

热量：511 千焦 /58 克食材
含糖量：1.3 克 /100 克食材
每日宜食量：100 克

对糖尿病的功效

糖尿病患者蛋白质消耗量比正常人多，鸡肉中的蛋白质含量高，而且易被人体消化吸收，可以增强体力，对糖尿病患者有很好的补虚功效。

鸡肉含糖量低，脂肪低，胆固醇低，且含有较多的油酸和亚油酸，适合糖尿病患者长期食用。

对并发症的益处

鸡脯肉中含有的 B 族维生素，具有消除疲劳、保护皮肤的作用；鸡大腿肉含有的铁，可改善缺铁性贫血症状；鸡翅膀肉含有丰富的骨胶原蛋白，具有强化血管、肌肉、肌腱的功能。食用鸡肉有助于改善糖尿病并发症症状。

正确吃法

烹调鲜鸡时只需放油、盐、葱、姜、酱油等调料，不宜放花椒、大料等调料，以免掩盖鸡肉的鲜味；不宜放鸡精、味精等，因为鸡肉中含有二者的主要成分。

鸡肉的营养价值高于鸡汤，所以不要只喝鸡汤而不吃鸡肉。

患有痛风的人不宜喝鸡汤，因为鸡汤中的嘌呤较高，会使病情加重。

鸡肉——黑豆莲藕鸡汤

材料： 母鸡 1000 克，黑豆 20 克，莲藕 250 克，红枣（干）10 枚，盐、味精、白胡椒、葱段、姜片、料酒各适量。

做法： ❶鸡洗净去掉内脏，把鸡爪放入鸡腹中；藕去皮洗净，切成块状；枣去核，洗净；黑豆洗净，用清水浸泡 1 小时。❷黑豆放入锅里大火干炒，炒至皮裂开后立刻放入清水里洗去浮皮，捞出备用；鸡放入开水锅里加入料酒焯去腥味，捞出放进清水里洗净。❸将去过腥的鸡再放入开水锅里，把葱段、姜片、黑豆、红枣、藕以及适量的盐、味精、白胡椒粉放入锅里，用大火煮开，改用小火炖 90 分钟左右即可。

食法： 佐餐食用。

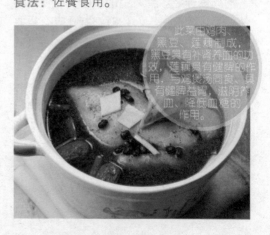

此菜由鸡肉、黑豆、莲藕制成，黑豆具有补肾养血的功效，莲藕具有健脾的作用，与鸡炖汤同食，具有健脾益胃、滋阴养血、降低血糖的作用。

搭配宜忌

鸡肉 + 黑木耳 【√】 可降低血压、降低血脂。

鸡肉 + 鲤鱼　【×】 容易引起中毒。

鸭肉

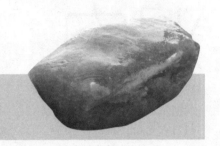

热量：371 千焦 /50 克食材

含糖量：0.2 克 /100 克食材

每日宜食量：60 克

对糖尿病的功效

鸭肉富含蛋白质、维生素、多种矿物质，可滋阴补虚，对糖尿病有独特的辅助治疗作用。鸭肉含有较多的 B 族维生素，能补充因胰岛素抵抗消耗的 B 族维生素，从而稳定血糖水平，尤其适宜 2 型糖尿病患者食用。

对并发症的益处

鸭肉中的脂肪主要是不饱和脂肪酸，有助于降低胆固醇，能够预防由糖尿病引起的血管疾病等并发症的发生。

鸭肉含有丰富的 B 族维生素，具有抗脚气病、神经炎和多种炎症的作用，不仅可以改善糖尿病足，还能改善被高血糖侵害的周围神经。鸭肉中的烟酸，可促进血液循环，降低血压，还对细胞呼吸有重要作用，对由糖尿病引起的高血压、心脏病等并发症有一定辅助治疗作用。

正确吃法

炖制老鸭时，可加几片火腿或腊肉，能增加鸭肉的鲜味。

胃部冷痛、腹泻清稀的人不宜食用。

鸭肉——砂锅炖鸭

材料：鸭肉 1050 克，香菇（鲜）50 克，冬笋 75 克，清汤 1500 克，盐、味精、料酒、胡椒粉、姜片、葱段各适量。

做法：❶鸭子由背上下刀割开，剔去鸭臊，用水洗净；冬笋顺长切成片。

❷锅中加水，烧开，放入鸭子煮透捞出，用水洗净。

❸鸭子（脯朝上）放入砂锅内，冬菇、冬笋、葱段、姜片放在鸭子的两边，倒入清汤，上火炖约 2 小时，待鸭子完全炖烂时，把盖打开，拣去葱段、姜片，撇去浮油，尝好味，原砂锅上桌即成。

食法：佐餐食用。

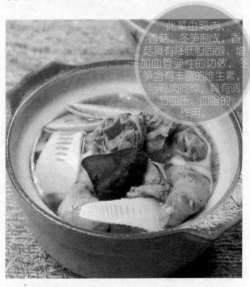

此菜由鸭肉、香菇、冬笋制成，香菇具有降低胆固醇、增加血管弹性的功效，冬笋含有丰富的维生素，与鸭肉同炖，具有调节血压、血脂的作用。

搭配宜忌

鸭肉＋大白菜　【√】　促进血液中胆固醇代谢，对糖尿病并发症有益。

鸭肉＋甲鱼　　【×】　会导致阴盛阳衰、水肿泄泻。

鸡蛋

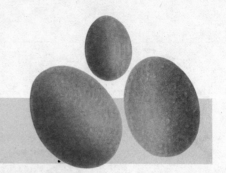

热量：569 千焦 /87 克食材

含糖量：2.8 克 /100 克食材

每日宜食量：1 个

对糖尿病的功效

鸡蛋含有人体所需的几乎所有的营养物质，且含糖量低，既能很好地补充糖尿病患者的营养，又不影响餐后血糖水平，适合糖尿病患者经常食用。

对并发症的益处

鸡蛋含有较多的维生素 B₂，可以防治由糖尿病患者血糖过高引起的周围神经病变和眼部病变。维生素 B₂ 还具有分解脂肪、维持脂类正常代谢的作用，可以预防糖尿病患者引起的动脉硬化、肥胖症和心血管病等并发症的发生。

蛋黄中的卵磷脂还是一种很强的乳化剂，能使胆固醇和脂肪颗粒变小，并保持悬浮状态，有利于脂类透过血管壁，为组织所利用，从而使血液中的脂肪、胆固醇减少，对糖尿病的并发症有防治作用。

正确吃法

鸡蛋有多种食法，煎、炒、烹、炸、蒸等，其中以蒸、煮较好，鸡蛋中的营养物质易消化吸收。煮嫩鸡蛋，其营养成分最高。蛋黄中的胆固醇含量高，糖尿病患者可根据自身病情适量食用。

鸡蛋——西红柿炒鸡蛋

材料：鸡蛋 2 个，西红柿 150 克，植物油、盐、味精各适量。

做法：❶西红柿洗净，切块；鸡蛋打散，放入少许的盐，打匀。

❷锅内油烧热，倒入鸡蛋液，待鸡蛋液凝固时，将鸡蛋翻过来，两面煎至金黄色，从锅中取出。锅内留少许油，倒入西红柿块，翻炒几下，把炒好的鸡蛋倒入，调入盐，翻炒几下，出锅即可。

食法：佐餐食用。

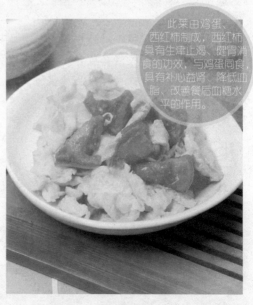

此菜用鸡蛋、西红柿制成，西红柿具有生津止渴、健胃消食的功效，与鸡蛋同食，具有补心益肾、降低血脂、改善餐后血糖水平的作用。

搭配宜忌

鸡蛋 + 枸杞 【√】 对老年人肝肾不足引起的头昏多泪有效，还能预防老年痴呆。

鸡蛋 + 红薯 【×】 会引发肠胃道疾病，易造成腹痛。

忌

炸鸡

为什么不宜吃炸鸡？

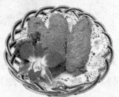

①炸鸡属于高热量食物，糖尿病患者食用不利于控制血糖，更容易使身体发胖。

②油炸食品中含有大量油脂，且在油炸过程中，鸡肉中的维生素遭到破坏，对糖尿病患者有害无益，应尽量不吃。

鹅肝

为什么不宜吃鹅肝？

①鹅肝中胆固醇含量极高，多食易引发动脉血管粥样硬化和冠心病等糖尿病并发症。

②鹅肝中富含磷和钾等矿物质，有补血功效，但对于已有糖尿病肾脏并发症导致的钾、磷代谢障碍者，食用后会加重病情。糖尿病应根据自己病情合理食用，尽量少吃或不吃。

鸡心

为什么不宜吃鸡心？

鸡心的胆固醇和脂肪含量偏高，过量摄入会加重糖尿病患者的脂类代谢紊乱，促进脂肪转化为血糖，从而使血糖升高，所以糖尿病患者应少吃鸡心。

肥肉

为什么不宜吃肥肉？

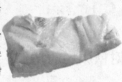

肥肉中含有大量脂肪和胆固醇，糖尿病患者食用过多容易引起肥胖，并且易使血脂升高，导致动脉粥样硬化和心脑血管疾病等并发症发病率增加。

腊肉

为什么不宜吃腊肉？

①腊肉的脂肪含量很高，并且以饱和脂肪为主，对糖尿病患者的心血管极为不利。

②腊肉是高盐食品，糖尿病患者食用后会给肾脏增加负担，对于并发肾病、高脂血症患者来说尤其不利。

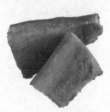

香肠

为什么不宜吃香肠？

①香肠的脂肪含量很高，碳水化合物含量也较高，食用后不利于糖尿病病情的控制。

②香肠中含有对健康毫无益处的色素，以及添加的防腐剂，经常食用会对身体造成不利的影响。

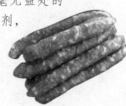

水产类

宜

黄鳝

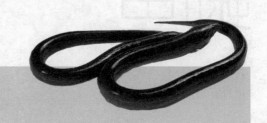

热量：367 千焦 /67 克食材
含糖量：1.2 克 /100 克食材
每日宜食量：100 克

对糖尿病的功效

黄鳝所含的黄鳝素 A 和黄鳝素 B，具有调节糖代谢的作用，能恢复调节血糖的生理功能，显著降低血糖，对糖尿病有较好的辅助治疗作用。黄鳝中的其不饱和脂肪酸含量非常丰富，尤其是 EPA（二十碳五烯酸）和 DHA（二十二碳六烯酸），抗氧化能力强，有保护胰岛 β 细胞的作用。

对并发症的益处

黄鳝含有丰富的维生素 A，能提高视力，防治夜盲症和视力减退，对由糖尿病引起的眼病有一定的预防作用。维生素 A还有抗呼吸道感染的作用，能促进发育，强壮骨骼。黄鳝中的卵磷脂，可以促进肝细胞的活化和再生，增强肝功能，降低由糖尿病引起的脂肪肝等并发症的发病率。

正确吃法

黄鳝可炒、爆、炸、烧、还可清炖，味道更加鲜美。

黄鳝宜现杀现烹，因为黄鳝死后体内的组氨酸很快就会转化为有毒的物质组胺。黄鳝体内含有寄生虫，不宜在半生不熟的情况食用。

黄鳝——青椒鳝丝

材料：黄鳝 200 克，青椒、红椒各 50 克，葱花、蒜片、姜片、花椒粉、酱油、盐、植物油各适量。

做法：❶黄鳝去内脏、冲洗干净，切丝；青椒、红椒分别切丝。

❷炒锅倒油，烧至四成热时放入鳝鱼丝爆香，下葱花、蒜片、姜片、花椒粉炒出香味，淋入酱油，加适量水炖熟，放青椒丝、红椒丝炒熟，调入盐即可。

食法：佐餐食用。

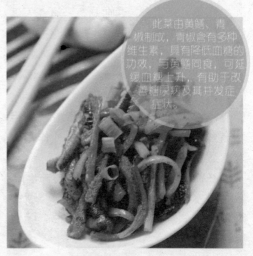

此菜由黄鳝、青椒制成，青椒含有多种维生素，具有降低血糖的功效，与黄鳝同食，可延缓血糖上升，有助于改善糖尿病及其并发症症状。

搭配宜忌

黄鳝 + 莲藕 【√】 有助于人体保持酸碱平衡，滋养身体。
黄鳝 + 苹果 【√】 营养丰富，可治疗腹泻。
黄鳝 + 菠菜 【×】 容易导致腹泻。

鲫鱼

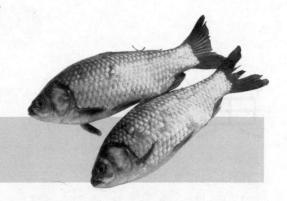

热量：445 千焦 /54 克食材
含糖量：3.8 克 /100 克食材
每日宜食量：50 克

对糖尿病的功效

糖尿病患者通常体质虚弱、脾胃功能不佳，鲫鱼具有很好的补虚养身、增强糖尿病患者的免疫力的功效，有助于控制血糖及降低糖尿病并发心脑血管疾病的发病率。

对并发症的益处

鲫鱼中的蛋白质含量高，而且易于被人体所吸收，氨基酸含量也很高，多食不会增加肾脏负担，所以对降低胆固醇和血液黏稠度、预防由糖尿病引起的肾病、心脑血管疾病具有明显的作用。

鲫鱼可补阴血、通血脉，还有益气健脾、利水消肿、清热解毒、祛风湿病痛之功效，有助于改善糖尿病并发症症状。

正确吃法

鲫鱼肉嫩味鲜，可做粥、做汤、做菜、做小吃等。尤其适于做汤，鲫鱼汤不但味道鲜美，而且具有较强的滋补作用，非常适合中老年人和虚弱者食用。

在熬鲫鱼汤时，可以先用油炸一下，再用凉水小火慢熬，鱼肉中的嘌呤就会逐渐溶解到汤里，汤呈现乳白色，味道鲜美。

鲫鱼——绿茶蒸鲫鱼

材料：鲫鱼 1 条，绿茶 10 克。
做法：❶黑将鲫鱼去鳞、鳃、内脏，用清水洗净。
❷锅内加适量清水，放入兔肉用小火煮 1 小时，捞出凉凉，剁成块，装盘。
❸在鲫鱼腹中填入绿茶，放入盘中，上锅蒸至鱼肉熟透即可。
食法：佐餐食用。

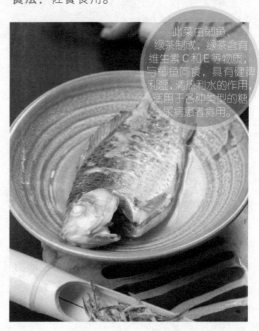

此菜由鲫鱼、绿茶制成，绿茶含有维生素 C 和 E 等物质，与鲫鱼同食，具有健脾利湿、清热利水的作用，适用于各种类型的糖尿病患者食用。

搭配宜忌

鲫鱼＋红豆 【√】 可加强利水消肿的功效。

鲫鱼＋枸杞 【√】 有温中、补虚的作用。

鲫鱼＋芥菜 【×】 容易引发水肿。

鲤鱼

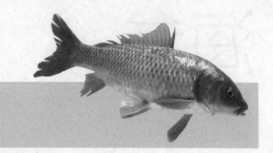

热量：449 千焦 /54 克食材

含糖量：0.5 克 /100 克食材

每日宜食量：100 克

对糖尿病的功效

鲤鱼含有的不饱和脂肪酸有降低血脂的作用，对改善不依赖胰岛素治疗的糖尿病患者症状有很好的作用，尤其适合 2 型糖尿病患者食用。

对并发症的益处

鲤鱼含有丰富的镁元素，有保护心血管的作用，糖尿病患者经常食用鲤鱼，可有效预防脑血管病、高脂血症、心血管疾病等并发症的发生。

鲤鱼中的不饱和脂肪酸，具有良好的降低胆固醇的作用，长期食用，对由糖尿病引起冠心病有一定的防治作用。

正确吃法

切鱼块时应顺鱼刺下刀，烧前先将鱼裹上淀粉下锅炸一下，炸鱼油温要高，烧鱼时汤不宜多，以刚没过鱼为度，火力不宜太大，汤烧开后改成小火煨，煨时要少翻动鱼身；蒸鱼时先将锅内水烧开再放鱼。

鲤鱼——冬瓜鲤鱼汤

材料：鲤鱼 400 克，冬瓜 400 克，料酒、葱段、姜片、植物油、盐、胡椒粉各适量。

做法：❶鲤鱼去鳞、去鳃、去鳍、去内脏，洗净；冬瓜去皮、去瓤，洗净，切成片。

❷鲤鱼下油锅煎至金黄色，锅中注入适量清水，加入冬瓜、料酒、精盐、白糖、葱、姜，同煮，至鱼熟瓜烂，拣去葱、姜，用胡椒粉调味即成。

食法：佐餐食用。

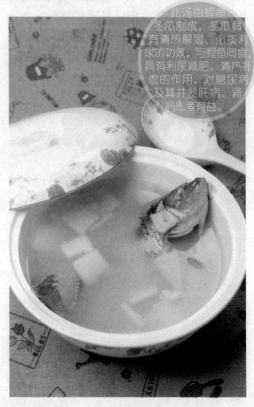

此汤由鲤鱼、冬瓜制成，冬瓜具有清热解渴、化痰利尿的功效，与鲤鱼同食，具有利尿减肥、清热补虚的作用，对糖尿病及其并发肝病、肾病患者有益。

搭配宜忌

鲤鱼＋黄瓜　【√】适合消化不良、下肢水肿、高血压患者食用。

鲤鱼＋大白菜　【√】能提供丰富的营养素。

鲤鱼＋南瓜　【×】会引起中毒。

海参

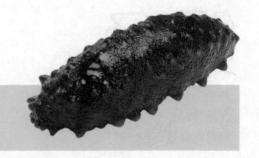

热量：1079千焦/93克食材

含糖量：2.5克/100克食材

每日宜食量：50克

对糖尿病的功效

海参所含的酸性黏多糖、海参皂苷，具有激活胰岛β细胞活性，降低高浓度血糖的作用。

海参中含有的钾对机体中的胰岛素分泌起着重要作用，低镁是胰岛素分泌不足的发病原因之一，因此糖尿病患者要适量食用一些海参，有助于病情的改善。

对并发症的益处

海参含胆固醇低，脂肪较少，氨基酸组成模式较理想，可有效补充维生素和矿物质，调节代谢紊乱，从而有效预防糖尿病并发症发生。

海参含有丰富的钒，钒可以参与血液中铁的输送，增强造血功能，对糖尿病并发症有一定益处。

正确吃法

购买涨发好的海参应反复冲洗，以免残留的化学成分有害健康。

海参性滑利，脾胃虚寒、经常腹泻的人不宜常食海参。

海参——炖紫菜海参汤

材料：海参（水浸）150克，冬笋50克，紫菜（干）25克，鸡汤300克，火腿、植物油、葱末、姜末、料酒、盐、味精、胡椒粉、淀粉（玉米）各适量。

做法：❶将水发海参切片；熟火腿、冬笋切成碎末；紫菜用清水漂一下。

❷锅置于大火上，放入植物油烧热，放入葱末和姜末煸出香味，倒入鸡汤、海参片、冬笋碎末和料酒。

❸烧沸后改用小火炖至海参熟透，加入紫菜继续用小火炖沸；撒入精盐、味精和胡椒粉，用湿淀粉勾薄芡，放入熟火腿碎末即可。

食法：佐餐食用。

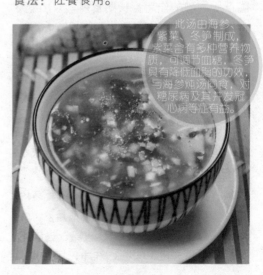

此汤由海参、紫菜、冬笋制成，紫菜含有多种营养物质，可调节血糖，冬笋具有降低血脂的功效，与海参炖汤同食，对糖尿病及其并发冠心病等症有益。

搭配宜忌

海参+黑木耳 【√】 可滋阴养血、润燥滑肠，有助于排便。

海参+菠菜 【√】 具有补血补铁、生津润燥的功效。

海参+葡萄 【×】 容易引起腹痛、恶心。

牡蛎

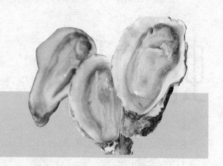

热量： 301 千焦/100 克食材

含糖量： 8.2 克/100 克食材

每日宜食量： 20 克

对糖尿病的功效

牡蛎中的牛磺酸可增强胰岛素促进肝糖原转化的作用，糖原可直接为人体吸收利用，减轻胰腺负担，有助于改善病情。

牡蛎中锌的含量较高，食用后可增加胰岛素的敏感性，调节和延长胰岛素的降血糖作用，辅助治疗糖尿病。

牡蛎含有大量的铬，铬与胰岛素的合成有密切关系，经常食用，对糖尿病患者极为有益。

对并发症的益处

牡蛎含有丰富的 B 族维生素，有利于维护神经系统的健康，预防和辅助治疗糖尿病周围神经病变。其中维生素 B_{12} 可抑制血液中"同型半胱氨酸"的升高，预防中风的发生。

牡蛎所含的氨基乙磺酸，具有降低血中胆固醇浓度的作用，可预防由糖尿病引起的动脉硬化等血管并发症的发生。

正确吃法

牡蛎肉中的泥沙较多，烹调前逐个放在水龙头下直接冲洗，冲洗干净为止。

牡蛎易引发皮肤过敏，因此慢性皮肤病患者应忌食。体虚有寒者不宜食用。

牡蛎——姜汁牡蛎

材料： 牡蛎肉 400 克，黄瓜 50 克，姜末、盐、味精、酱油、醋、香油各适量。

做法： ❶牡蛎肉洗净，用沸水汆烫至断生捞出，过凉，沥干水分；黄瓜洗净，切丁。❷将黄瓜丁、姜末、盐、味精、酱油、醋、香油拌匀，淋在牡蛎肉上即可。

食法： 佐餐食用。

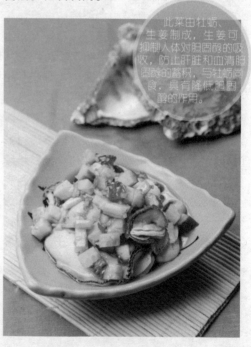

此菜由牡蛎、生姜制成，生姜可抑制人体对胆固醇的吸收，防止肝脏和血清胆固醇的蓄积，与牡蛎同食，具有降低胆固醇的作用。

搭配宜忌

牡蛎 + 牛奶 【√】 钙和锌丰富，强化骨骼，有助于糖尿病患者预防骨质疏松。

牡蛎 + 菠菜 【√】 可缓解更年期不适症状。

牡蛎 + 葡萄 【×】 会降低营养价值，引起肠胃不适。

牡蛎 + 山楂 【×】 引起肠胃不适。

蛤蜊

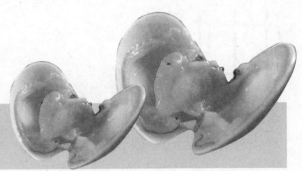

热量：231 千焦 /50 克食材

含糖量：2.8 克 /100 克食材

每日宜食量：5 个

对糖尿病的功效

蛤蜊含有较为丰富的硒，硒元素是一种对糖尿病患者很重要的元素，它具有与胰岛素类似的调节糖代谢的生理活性，能促进细胞对糖的摄取，对糖尿病患者极为有益。

对并发症的益处

蛤蜊能减少血液中的胆固醇含量，降低血压，软化血管，改善冠脉循环，对由糖尿病引起的高血压等并发症患者有益。

蛤蜊还能提高人体免疫力，预防和阻止结核病菌对人体各个组织器官的侵害。

正确吃法

将蛤蜊放入容器中，倒入足够没过蛤蜊的清水。在水里滴入少许植物油，持续浸泡。蛤蜊闻到油味儿后，便会快速将壳中的泥沙吐出，这样在烹饪前再用清水漂洗，泥沙就可以去除。如果不急于烹饪，最好泡在有少许植物油的水中在家里暂养两天，效果更好。

蛤蜊——芦荟蛤蜊汤

材料：蛤蜊 500 克、芦荟叶 2 片、姜 1 小块、盐适量。

做法：❶蛤蜊洗净杂质，以淡盐水浸泡，使其吐尽泥沙。

❷芦荟削去边刺，冲净后将叶片削净，只取肉和汁；姜洗净，切丝。

❸锅中加 1200 毫升水煮沸后，将以上所有材料一并加入，煮至蛤蜊开口，酌量加盐调味即成。

食法：佐餐食用。

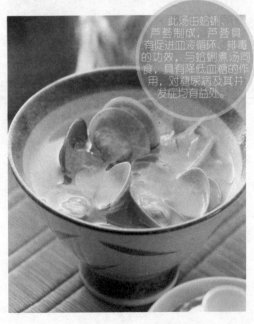

此汤由蛤蜊、芦荟制成，芦荟具有促进血液循环、排毒的功效，与蛤蜊煮汤同食，具有降低血糖的作用，对糖尿病及其并发症均有益处。

搭配宜忌

蛤蜊 + 豆腐 【√】 可治气血不足、皮肤粗糙。

蛤蜊 + 田螺 【×】 会引起中毒，对人体健康不利。

三文鱼

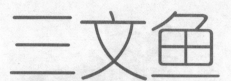

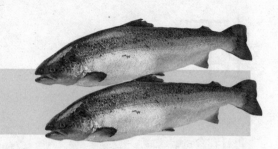

热量：581 千焦 /100 克食材

含糖量：0.2 克 /100 克食材

每日宜食量：50 克

对糖尿病的功效

三文鱼含有 n-3 不饱和脂肪酸，能改善人体的胰岛功能，减少患 2 型糖尿病的可能性，尤其适合肥胖的患者食用。

三文鱼中的脂肪、胆固醇、钠等含量较低，同时富含维生素和矿物质，经常食用能有效降低血糖，有助于糖尿病患者病情的改善。

对并发症的益处

三文鱼脂肪中所含的 n-3 不饱和脂肪酸，对神经系统具有保护作用，对糖尿病引起的周围神经病变有辅助治疗作用。

三文鱼所含的其他不饱和脂肪酸，能帮助降低胆固醇和血脂，有助于防治由糖尿病引起的心血管疾病等并发症的发生。

正确吃法

三文鱼适宜烧、炖、蒸、酱、熏、腌等。烹调时不要烧得过烂，八成熟即可，这样既可保持鱼肉的鲜嫩，还可去除鱼腥味。

三文鱼——三文鱼蒸蛋羹

材料：三文鱼 50 克，鸡蛋 2 个，香菜 5 克，葱末、酱油、香油各适量。

做法：❶香菜切末；鸡蛋打散，加少许水；三文鱼鱼肉洗净，切粒，倒入蛋液中，搅匀。

❷将蛋液放入蒸锅中隔水蒸至定型，取出，撒上葱末、香菜末、淋入酱油即可。

食法：佐餐食用。

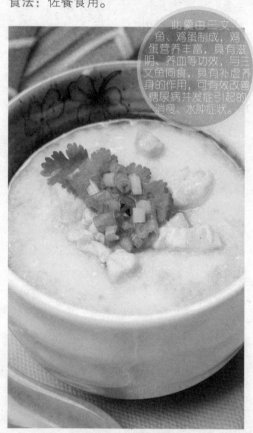

此菜由三文鱼、鸡蛋制成，鸡蛋营养丰富，具有滋阴、养血等功效，与三文鱼同食，具有补虚养身的作用，可有效改善糖尿病并发症引起的消瘦、水肿症状。

搭配宜忌

　　三文鱼＋芥末　【√】　可调节食物寒凉属性，有利于人体吸收三文鱼的营养。

　　三文鱼＋苦瓜　【√】　清热解毒。

　　三文鱼＋黄瓜　【×】　阻碍蛋白质的吸收。

虾

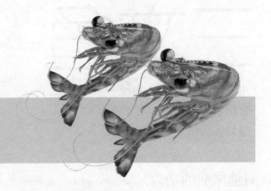

热量： 325 千焦 /51 克食材

含糖量： 1.5 克 /100 克食材

每日宜食量： 50 克

对糖尿病的功效

　　虾可为糖尿病患者提供优质的蛋白质，糖、脂肪的含量低，同时含有多种维生素和矿物质，有助于改善病情。

对并发症的益处

　　虾中含有丰富的牛磺酸，对控制血压和胆固醇有一定的益处。

　　虾还含有丰富的镁，对防止动脉硬化、预防高血压及心肌梗死有利，可在一定程度上预防糖尿病患者的心血管病并发症。

　　虾肉中含有丰富的矿物质镁，镁能很好地保护心血管系统，可以减少血液中胆固醇的含量，防止动脉硬化，同时还能扩张冠状动脉，有利于预防由糖尿病引起的高血压及心肌梗死等并发症。

正确吃法

　　虾背上的虾线，应去掉；色发红、身软、掉头的虾不新鲜，尽量不吃；重金属类物质蓄积在虾的头部，虾头尽量不吃；虾黄的胆固醇含量高，对老人、心血管病不利，应注意少吃或不吃。

　　食用海虾时，最好不要大量喝啤酒，否则会产生过多尿酸，引发痛风。

虾——海鲜粥

材料： 虾 100 克、蟹 2 只、米 50 克，盐 3 克、味精 2 克、葱 15 克、姜 10 克。

做法： ❶虾洗净，去泥肠；蟹洗净，斩块；葱择洗净，切花；姜去皮，洗净切末。

❷米洗净，入煲中煲成粥。

❸加入虾、蟹一起煮至熟，再放入葱花、姜末，调入调味料即可。

食法： 每日早、晚食用。

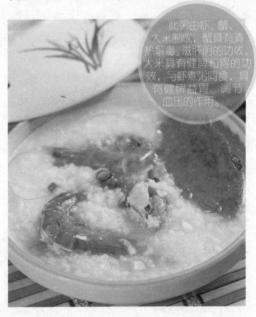

此粥用虾、蟹、大米制成，蟹具有清热解毒、滋肝阴的功效，大米具有健脾和胃的功效，与虾煮粥同食，具有健脾益胃、调节血压的作用。

搭配宜忌

虾＋豆腐　【√】　适合高血压、高脂血症、动脉粥样硬化患者食用。

虾＋西蓝花【√】　具有补脾和胃、补肾固精的功效。

虾＋红枣　【×】　会引起中毒。

海带

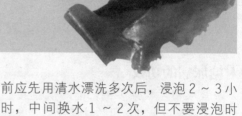

热量：50千焦/100克食材

含糖量：2.1克/100克食材

每日宜食量：150克

对糖尿病的功效

海带中的海带多糖，能够改善糖尿病患者的糖耐量，降低血糖，对胰岛细胞具有保护作用，对糖尿病患者有益。海带中的岩藻多糖，能延缓胃排空和食物通过小肠的时间，有助于控制餐后血糖水平。海带含有大量的有机碘，可促进胰岛素及肾上腺皮质激素的分泌和葡萄糖在肝脏、肌肉组织中的代谢，降低血糖，控制病情。

对并发症的益处

海带含有硫酸多糖，能吸收血管中的胆固醇，并排出体外，可预防糖尿病引起的心血管疾病等并发症的发生。

海带中的海带氨酸有降血压作用；海带聚糖，可使血脂下降；牛磺酸、食物纤维藻酸，能够调理肠胃，促进胆固醇的排泄，控制胆固醇的吸收。对糖尿病引起的高血压、高脂血症、便秘等并发症有一定的辅助治疗作用。海带多糖的有效成分，可降低血清总胆固醇和三酰甘油的含量，减少动脉粥样硬化斑块的形成和发展，还具有抗凝血作用。

正确吃法

海带中含有较高的有毒金属砷，烹饪前应先用清水漂洗多次后，浸泡2~3小时，中间换水1~2次，但不要浸泡时间过长，以免水溶性营养物质损失过多。

海带——蒜泥海带丝

材料：水发海带100克，蒜泥、盐、味精、香菜末、香油各适量。

做法：❶水发海带洗净，煮熟，切成细丝。**❷**在海带丝中加盐、味精、蒜泥、香菜末和香油调味、拌匀即成。

食法：佐餐食用。

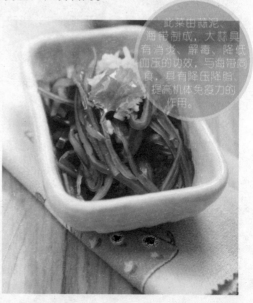

此菜由蒜泥、海带制成，大蒜具有消炎、解毒、降低血压的功效，与海带同食，具有降压降脂、提高机体免疫力的作用。

搭配宜忌

海带 + 豆腐 【√】 可使体内碘元素处于平衡状态。

海带 + 葡萄 【×】 会减少钙的吸收，引起胃部不适。

紫菜

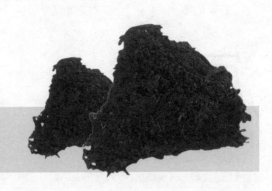

热量：865 千焦 /100 克食材

含糖量：44.1 克 /100 克食材

每日宜食量：10 克

对糖尿病的功效

紫菜富含紫菜多糖，能降低空腹血糖，糖尿病患者可在饭前食用紫菜，以降低血糖。

紫菜中的硒元素，能促进细胞对糖的摄取，具有调节糖代谢的生理活性。

对并发症的益处

紫菜中的硒元素可改善糖、脂肪等物质在血管壁上的沉积，降低血液黏稠度，减少糖尿病引起的高血压、冠心病等血管并发症的发病率。

紫菜含有的甘露醇，可消水肿，可改善糖尿病并发肾病患者的水肿症状。

紫菜中的膳食纤维，可以保持肠道健康，加快体内有毒物质排泄，对糖尿病引起的便秘等并发症患者有益。

正确吃法

紫菜是海产食品，容易返潮变质，应将其装入黑色食品袋置于低温干燥处，可保持其味道和营养。

紫菜中含有少量泥沙，烹制前应用清水泡发，并换一两次水。

紫菜——紫菜鸡蛋汤

材料：鸡蛋 2 个，紫菜（干）20 克，葱花、盐、味精、香油各适量。

做法：❶鸡蛋磕入碗中，充分打匀；紫菜清水泡发。

❷汤锅置火上，倒入适量清水，煮开后将鸡蛋均匀地倒入锅内，放入紫菜煮片刻，加入适量葱花、盐、味精，淋香油即可。

食法：佐餐食用。

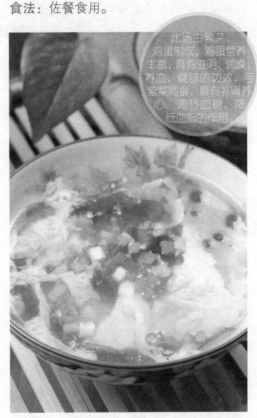

此汤由紫菜、鸡蛋制成，鸡蛋营养丰富，具有滋阴、润燥、养血、健脑的功效，与紫菜同食，具有补肾养心、调节血糖、降低血脂的作用。

搭配宜忌

紫菜＋白萝卜【√】清心开胃，可辅助治疗甲状腺肿大等病症。

紫菜＋柿子　【×】会产生不溶性结合物，易产生结石。

忌

鱼卵

为什么不宜吃鱼卵?

鱼卵含胆固醇量较高，过多摄入会加重糖尿病患者的脂类代谢紊乱，促进脂肪转化为血糖，从而使血糖升高，所以，糖尿病患者不宜吃鱼卵。

蟹黄

为什么不宜吃蟹黄?

①蟹黄含有较高的油脂和胆固醇，对糖尿病患者血糖的控制不利，因此，糖尿病患者不宜食用。

②糖尿病并发冠心病、高血压、动脉硬化、高脂血症患者应少吃或不吃蟹黄。

胖头鱼

为什么不宜吃胖头鱼?

①胖头鱼性温，属于阴虚内热之体质的糖尿病患者少食为宜，糖尿病并发皮肤瘙痒的患者尤其应忌食。

②胖头鱼中含有大量的磷和钾，这对于肾功能不全的糖尿病患者无疑雪上加霜，故应忌食。

鲍鱼

为什么不宜吃鲍鱼?

鲍鱼中钠含量极高，糖尿病患者多食易造成血压升高，引发心脑血管并发症。另外，由于鲍鱼肉难以消化，肠胃虚弱的糖尿病患者更不宜食之。

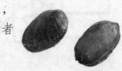

鲳鱼

为什么不宜吃鲳鱼?

鲳鱼易引起宿疾，糖尿病患者多数患有多种疾病，食用后容易引发其他疾病发作。此外，鲳鱼含有较高的钾，过多食用会加重糖尿病患者的身体负担。

河蟹

为什么不宜吃河蟹?

河蟹中胆固醇的含量很高，不利于糖尿病患者控制血糖；河蟹性质寒凉，糖尿病患者多伴有肠胃功能虚弱，食用后容易引起腹泻等；合并有皮肤瘙痒的糖尿病患者应尽量不吃河蟹。

墨鱼

为什么不宜吃墨鱼?

墨鱼中胆固醇含量很高，多食易加重糖尿病患者的脂质代谢紊乱，促使血脂转化为血糖，使血糖升高；墨鱼的钾含量很高，合并有肾病的糖尿病患者应禁食墨鱼属于动风发物，合并有皮肤瘙痒的糖尿病患者不宜食用。

饮品类

宜

豆浆

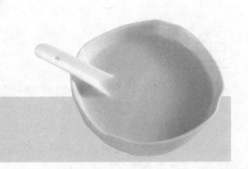

热量: 371 千焦 /400 克食材
含糖量: 1.1 克 /100 克食材
每日宜食量: 250 毫升

对糖尿病的功效

豆浆含有丰富的植物蛋白质、磷脂，是低热量的食物，营养易被吸收，可以增强人的抗病能力，非常适合糖尿病患者饮用。

豆浆的原料大豆中含有促进胰岛素分泌的成分，豆浆具有降低血糖的功效，对糖尿病患者有益。

对并发症的益处

豆浆可维持正常的营养平衡，全面调节内分泌系统，降低血压、血脂，减轻心血管负担，增加心脏活力，优化血液循环，保护心血管，并有平补肝肾、增强免疫力等功效，对糖尿病引起的高血压、高脂血症、肾病等并发症等有一定作用。

豆浆中所含的不饱和脂肪酸，可以减少血液中的胆固醇，有助于改善糖尿病的并发症症状。

正确吃法

豆浆一定要煮熟煮透后加糖才能饮用，否则会发生恶心、呕吐等中毒症状。豆浆可作为早餐饮用。

豆浆——豆浆芝麻糊

材料: 豆浆 250 克，黑芝麻 20 克，蜂蜜适量。

做法: ❶将黑芝麻炒熟并研磨成细末状。❷用小火将豆浆煮沸后，倒入蜂蜜，再加入黑芝麻末并搅拌均匀即可。

食法: 做早餐食用。

此糊由豆浆、蜂蜜、黑芝麻制成，蜂蜜具有润肺解毒、通便润肠的功效，黑芝麻可补肝益肾、补血，与豆浆同食，具有补益肝肾的作用、对糖尿病并发肾病患者尤为适宜。

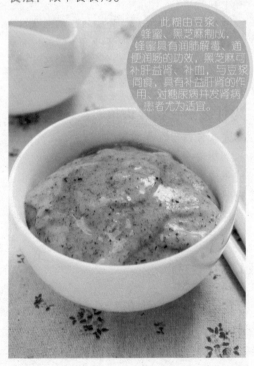

搭配宜忌

豆浆＋牛奶 【√】 补充糖尿病患者身体所需多种营养成分。

豆浆＋菜花 【×】 会影响豆浆中钙的吸收。

牛奶

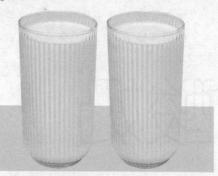

热量：222 千焦 /100 克食材

含糖量：3.4 克 /100 克食材

每日宜食量：250 毫升

对糖尿病的功效

牛奶中的糖类主要是乳糖和半乳糖，且钙磷比例适宜，有促进钙吸收的作用，能促进胰岛素的分泌，有助于改善糖尿病患者病情。糖尿病患者由于代谢紊乱，体内可能产生一些酸性物质，牛奶是成碱性食物，具有使体液保持酸碱平衡的作用，糖尿病患者要注意摄入牛奶等碱性食物。

对并发症的益处

牛奶性微寒，有补虚、益肺胃、生津润肠之功用，有助于改善病情，同时对由糖尿病引起的便秘等并发症有一定效果。

牛奶含有较多的维生素 B_2 和维生素 A，维生素 B_2 可改善糖尿病患者手足麻木等症状；维生素 A 对由糖尿病引起的眼病等并发症有益。牛奶中的优质蛋白能增强血管弹性和降低心肌张力，具有保护心脏功能的作用；所含的矿物质钙、锌等，具有稳定情绪和降低血压的作用，有助于改善糖尿病并发症症状。

正确吃法

不宜空腹喝牛奶，喝牛奶前最好吃点东西或边吃东西边饮用，以降低乳糖的浓度，利于营养成分的吸收。

糖尿病患者应适度喝低脂牛奶，以减少热量和脂肪的摄入。

牛奶——牛奶蔬菜粥

材料：白米 100 克，牛奶 1000 毫升，鸡胸肉 100 克，圆白菜、菠菜、胡萝卜、山药各 30 克，盐适量。

做法：❶将白米洗净，加水煮滚后转小火熬煮，快成粥时再缓缓加入牛奶稍煮一下。❷圆白菜、菠菜、胡萝卜、山药均洗净切成粒。❸鸡胸肉洗净切丝，放入白米粥中，待粥及鸡肉都煮熟后，加入切碎的各种蔬菜，微煮一下起锅，熄火前再加盐调味即可。

食法：每日早、晚食用。

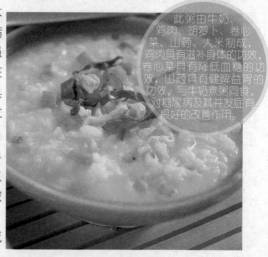

此粥由牛奶、鸡肉、胡萝卜、卷心菜、山药、大米制成，鸡肉具有滋补身体的功效，卷心菜具有降低血糖的功效，山药具有健脾益胃的功效，与牛奶煮粥同食，对糖尿病及其并发症有很好的改善作用。

搭配宜忌

牛奶＋杜果　【√】　有保护视力、延缓衰老的功效。

牛奶＋草莓　【√】　有养心安神的作用。

牛奶＋醋　【×】　会使牛奶蛋白质变性，不易吸收。

牛奶＋橘子　【×】　会使人腹胀、腹痛和腹泻。

酸奶

热量：297 千焦 /100 克食材
含糖量：9.3 克 /100 克食材
每日宜食量：250 毫升

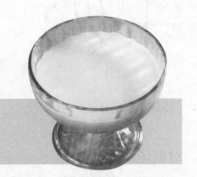

对糖尿病的功效

酸奶能缓解糖尿病血糖上升，帮助控制 2 型糖尿病的发展，还具有一定的减肥功效。

乳酸菌可以产生一些增强免疫功能的物质，可以提高人体免疫力。酸奶有促进胃液分泌、提高食欲、加强消化的功效。

对并发症的益处

酸奶富含乳酸菌，能调理肠胃，防止由糖尿病引起的便秘等并发症的发生。

酸奶含有大量活性菌，可以帮助改善便秘、腹泻、肠炎、幽门螺杆菌感染等病症。

酸奶有降低胆固醇的作用，特别适宜高脂血症患者饮用。

酸奶能增强糖尿病患者体质，预防和改善高血压等并发症症状。

正确吃法

酸奶切记不要空腹喝，因空腹时饮用酸奶，乳酸菌易被杀死，保健作用减弱。饮用时，最好不要加热，因酸奶中的有效益生菌在加热后会大量死亡，营养价值降低，味道也会有所改变。

酸奶——草莓酸奶粥

材料：草莓 6 颗，酸奶 1 盒，薏苡仁 100 克。

做法：❶薏苡仁淘洗干净，加水煮开，水沸后等薏仁熟透、汤汁呈浓稠状即可，放凉后摆冰箱备用。

❷草莓洗净，去蒂、切半，摆入盘中，浇入酸奶、薏苡仁，即可食用。

食法：佐餐食用。

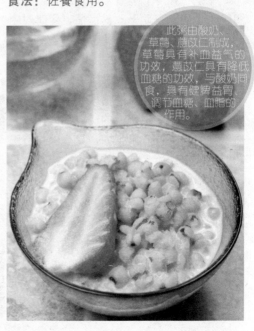

此粥由酸奶、草莓、薏苡仁制成，草莓具有补血益气的功效，薏苡仁具有降低血糖的功效，与酸奶同食，具有健脾益胃、调节血糖、血脂的作用。

搭配宜忌

酸奶 + 西红柿 【√】 凉血平肝，补虚降脂。

酸奶 + 猕猴桃 【√】 促进肠道吸收。

酸奶 + 腊肉 【×】 腊肉中的亚硝酸盐与酸奶中的蛋白质结合，生成致癌物质。

酸奶 + 香蕉 【×】 易产生致癌物质。

绿茶

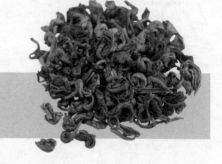

热量： 1237 千焦 /100 克食材
含糖量： 50.3 克 /100 克食材
每日宜食量： 5 克

对糖尿病的功效

绿茶中的涩味成分儿茶素，能减缓肠内糖类的吸收，抑制餐后血糖值的快速上升。

绿茶中的水杨酸甲酯、二苯胺、多糖化合物对人体糖代谢障碍具有调节作用，糖尿病患者适量饮用，有助于控制餐后血糖水平。

对并发症的益处

绿茶中的儿茶素，抗氧化作用较强，可以防止血管的氧化，有效预防糖尿病并发动脉粥样硬化等。

绿茶还含有维生素 C 和维生素 E 等营养物质，对降低血压、血脂，防治心血管疾病有益。

正确吃法

饭后不宜立即喝绿茶。隔夜茶不宜饮用，容易引起消化不良等不适。

不宜用绿茶送服药物，以免降低药效。

夏天宜多饮绿茶。

绿茶——凉味绿茶

材料： 丝瓜 200 克，绿茶 5 克，盐 2 克。

做法： ❶丝瓜洗净，切成 0.5 厘米厚片；盐放入 250 毫升水中溶解。

❷丝瓜放入盐水中煮沸，再放入绿茶泡开即可。

食法： 适量饮用。

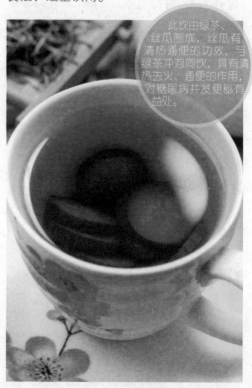

此饮由绿茶、丝瓜制成，丝瓜有清热通便的功效，与绿茶冲泡同饮，具有清热去火、通便的作用，对糖尿病并发便秘有益处。

搭配宜忌

绿茶 + 李子 【√】 有清热利湿、活血利水、柔肝散结的功效。
绿茶 + 虾仁 【√】 可有效预防糖尿病并发动脉硬化等症。
绿茶 + 菊花 【√】 菊花加绿茶用开水泡服，能疏风清热、明目解毒。
绿茶 + 鸡蛋 【×】 对胃有刺激作用，不利于消化吸收。

红茶

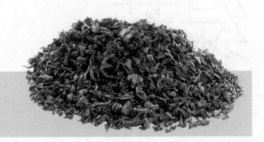

热量：1244 千焦 /100 克食材
含糖量：59.2 克 /100 克食材
每日宜食量：15 克

对糖尿病的功效

红茶含有大量的多酚类物质，具有促进胰岛素产生的功效，可以辅助控制血糖水平，帮助糖尿病患者保持血糖稳定。

对并发症的益处

红茶中的儿茶素在发酵过程中在大多变成茶黄素、茶红素以及分子量更大的聚合物，这些聚合物具有很强的抗氧化性，对由糖尿病引起的心血管疾病等并发症有一定作用。

经常少量饮用红茶，能有效强壮骨骼，对女性糖尿病患者并发骨质疏松症有很好的辅助治疗作用。

正确吃法

红茶不宜用保温杯冲泡；冲泡的时间不宜过长。

隔夜红茶不宜饮用。

红茶——糯米红茶

材料：糯米 50 克、红茶 2 克。
做法：糯米放入沸水锅中煮熟后，舀出。

随后放入红茶以糯米水煎煮片刻即可饮用。

食法：适量饮用。

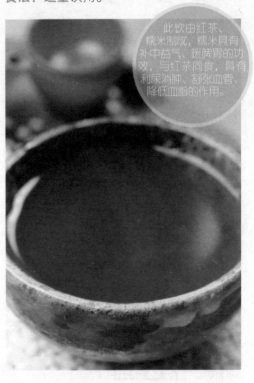

此饮由红茶、糯米制成，糯米具有补中益气、暖脾胃的功效，与红茶同食，具有利尿消肿、舒张血管、降低血脂的作用。

搭配宜忌

红茶 + 牛奶 【√】 去油腻，助消化，利尿解毒，消除疲劳。

红茶 + 鸡蛋 【×】 不利于消化。

石榴茶

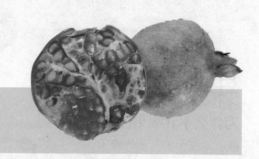

热量：1318 千焦 /100 克食材

含糖量：74.2 克 /100 克食材

每日宜食量：5 克

对糖尿病的功效

石榴茶是由石榴皮和石榴叶制成的饮品，石榴叶中含有丰富的铬元素，铬有助于改善葡萄糖耐量，增强胰岛素的敏感性，降低血糖、血脂，对糖尿病有预防和改善作用。

常喝石榴茶，更可起到降低血糖、血脂，增强胰岛素敏感性的作用。石榴茶是糖尿病患者的一种理想饮品。

对并发症的益处

石榴皮中含有多种生物碱，具有抗菌作用，能增强糖尿病患者体质，对防治并发症有一定益处。石榴叶中的铬能抑制胆固醇的生物合成，降低血清总胆固醇和三酰甘油含量、升高高密度脂蛋白胆固醇含量，对糖尿病并发症有一定作用。石榴叶能软化血管、降低血脂、血糖、胆固醇含量，同时具有耐缺氧、迅速解除疲劳的功效。

正确吃法

吃完石榴后，可将石榴皮洗净、晒干，泡茶即可饮用。

石榴茶——山楂石榴茶

材料： 山楂 10 枚，石榴皮 12 克，茶叶 10 克。

做法： ❶山楂去除杂物，用火焙至外层皮焦黄色；石榴皮洗净。

❷将山楂、石榴皮、茶叶放入砂锅中，加适量清水，煎煮取汁即可。

食法： 适量饮用。

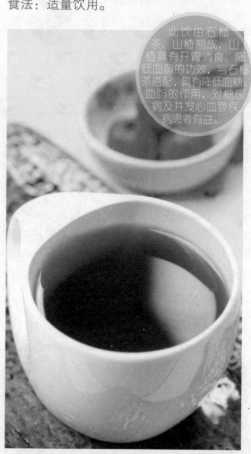

此饮由石榴茶、山楂制成，山楂具有开胃消食、降低血脂的功效，与石榴茶搭配，具有降低血糖、血脂的作用，对糖尿病及并发心血管疾病患者有益。

搭配宜忌

石榴茶 + 大米 【√】 具有辅助降糖的功效。

石榴茶 + 咖啡 【×】 影响睡眠。

忌

果汁

为什么不宜喝果汁?

❶果汁中含有大量的碳水化合物，糖尿病患者应忌饮果汁，尤其应忌饮鲜榨果汁，以免血糖升高过快，对病情不利。

❷如果经常饮用高糖的果汁，还可能导致肥胖和高脂血症。

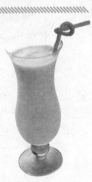

可乐

为什么不宜喝可乐?

❶可乐的热量来源是精制糖，会造成血糖快速升高。另外，可乐中的磷酸、咖啡因均会增加人体钙的流失，威胁着糖尿病患者的骨骼健康。

❷可乐的高热量低营养，加大了肥胖的风险，而无论是对糖尿病患者还是糖尿病并发肾病、冠心病、高脂血症、高血压患者来说，均不宜喝可乐。

白酒

为什么不宜喝白酒?

❶白酒中所含酒精在体内能产生大量热量，并且使血中三酰甘油升高，加重糖尿病患者的脂质代谢紊乱。

❷使用胰岛素的患者空腹饮酒可抑制肝糖原的分解，引起低血糖，严重者可导致生命危险，长期饮酒会提升糖尿病患者血管硬化及高血压的发病率。

啤酒

为什么不宜喝啤酒?

❶酒精是高热量物质，糖尿病患者如果经常饮酒，会影响对饮食中热量的控制，于病情控制不利。

❷长期大量饮酒，会造成食欲减退，食量减少，从而使营养素的摄入不平衡。营养素的缺乏以及酒精对神经血管的影响，可加速糖尿病患者末梢神经及血管并发症的发生和发展。

乌梅酒

为什么不宜喝乌梅酒?

❶糖尿病患者应尽量减少饮酒，饮酒过量会掩盖低血糖症状，如果发生低血糖，对病情极为不利。

❷乌梅酒属于含糖量很高的甜酒，糖尿病患者应忌饮。

玫瑰红

为什么不宜喝玫瑰红?

玫瑰红为甜酒，含糖量高，糖尿病患者不宜饮用，血糖控制的好的糖尿病患者可适量饮酒，但应将其热量算在每日总热量范围内。

其他食物

宜

生姜

热量： 169 千焦 /95 克食材
含糖量： 10.3 克 /100 克食材
每日宜食量： 10 克

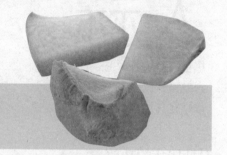

对糖尿病的功效

生姜中的姜黄素不但具有显著抗肿瘤、抗诱变作用，还能改善糖尿病并发的脂质代谢紊乱。

对并发症的益处

生姜中的姜黄素能够激活肝细胞，对糖尿病性、酒精性脂肪肝有很好的辅助治疗作用。姜黄素还可以减轻肾小球滤过和肾脏肥大，降低尿白蛋白，改善肾功能，防治由糖尿病引起的肾病等并发症；少量姜黄素就能预防糖尿病引起的白内障的发生，还能促进患者的伤口愈合，改善并发症症状。生姜含有较多的挥发油，可以抑制人体对胆固醇的吸收，防止肝脏和血清胆固醇的蓄积，糖尿病患者如果坚持每日摄取少量的生姜，对于由糖尿病引起的心血管系统并发症的预防有一定作用。

正确吃法

生姜最好不要去皮，因为去皮后不能发挥整体功效；冻姜、烂姜不能吃，因为姜腐烂后，会产生一种毒性很强的有机物黄樟素，能使肝细胞变坏、坏死，有诱发肝癌的危险。

生姜——**姜丝炒肉**

材料： 生姜 100 克，鸡蛋 1 个（蛋清），猪里脊肉 250 克，葱丝、料酒、淀粉、盐、鸡精、植物油各适量。

做法： ❶生姜洗净，切丝；猪里脊肉洗净，切丝，用料酒、鸡蛋清、淀粉拌匀。
❷炒锅至火上，倒油烧热，下葱丝炒香，放入猪里脊肉滑熟，加入姜丝翻炒 3 分钟，调入盐、味精即可。

食法： 佐餐食用。

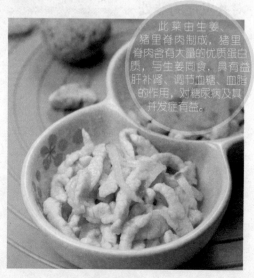

此菜由生姜、猪里脊肉制成，猪里脊肉含有大量的优质蛋白质，与生姜同食，具有益肝补肾、调节血糖、血脂的作用，对糖尿病及其并发症有益。

搭配宜忌

生姜 + 莲藕	【√】	清热生津，凉血止血。
生姜 + 绿豆芽	【√】	绿豆芽性寒，做汤时放入生姜，可驱寒、增鲜。
生姜 + 兔肉	【×】	易导致腹泻。

大蒜

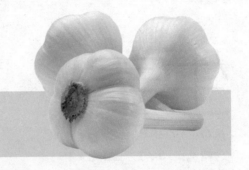

热量：519千焦/85克食材
含糖量：27.6克/100克食材
每日宜食量：10克

对糖尿病的功效

大蒜含有大蒜素，能影响肝脏中糖原的合成，降低血糖水平，还有助于修复萎缩的胰岛细胞，促进胰岛素的分泌，恢复胰岛素自身调节血糖的能力，对糖尿病有很好的辅助治疗作用。

大蒜含有的大蒜辣油、硫醚化合物有降血糖功效；大蒜中的硒含量较多，对人体胰岛素的合成可起到一定作用；还含有蒜精，可以明显抑制某些葡萄糖的生成酵素，有助于糖尿病的防治。

对并发症的益处

糖尿病患者经常食用生大蒜，对于降低胆固醇有一定作用，有助于防治动脉粥样硬化、冠心病和脑血管病等并发症。

大蒜中的硒，通过参与血液的有氧代谢，清除毒素，减轻肝脏的解毒负担，保护肝脏，对预防由糖尿病引起的肝病有一定作用。大蒜含有膳食纤维、多种矿物质、维生素、挥发油、大蒜辣素等，有抗氧化作用，可清除自由基，提高免疫力和抗衰老；还有降低血脂、降低胆固醇、抗血小板凝聚的作用，可预防冠心病、动脉硬化、脑梗死等。

正确吃法

发芽的大蒜食疗效果降低；腌制大蒜不宜时间过长，以免破坏有效成分；辣素遇热后很快分解，杀菌作用降低，预防治疗感染性疾病应该生食大蒜。

大蒜——大蒜枸杞粥

材料：大蒜2瓣，枸杞5克，大米100克，盐、香油。

做法：❶大蒜去皮，切粒，大米淘洗干净，用清水浸泡30分钟。

❷将大米放入锅中，加适量清水大火煮沸，转小火煮20分钟，待粥将熟时，加入蒜粒、枸杞，煮3分钟，调入盐，淋上香油即可。

食法：佐餐食用。

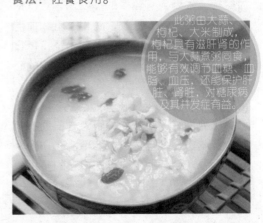

此粥由大蒜、枸杞、大米制成，枸杞具有滋肝肾的作用，与大蒜煮粥同食，能够有效调节血糖、血脂、血压，还能保护肝脏、肾脏，对糖尿病及其并发症有益。

搭配宜忌

大蒜 + 黄豆 【√】 加强糖类代谢，促进葡萄糖吸收利用。

大蒜 + 豆腐 【√】 降低血压、血脂、血糖，促进血液循环。

大蒜 + 蜂蜜 【×】 有损身体健康。

食用醋

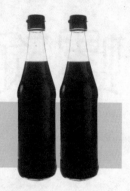

热量：129 千焦 /100 克食材

含糖量：4.9 克 /100 克食材

每日宜食量：30 克

对糖尿病的功效

食用醋中的醋酸可显著降低蔗糖酶、麦芽糖酶等双糖的活性，使食物的血糖指数降低，有利于控制餐后血糖水平。

食用醋含有的醋酸、柠檬酸、苹果酸、琥珀酸等有机酸，能促进糖尿病患者体内糖类的处理，起到抑制血糖上升的作用。

对并发症的益处

食用醋中的醋酸可软化血管，有效防治由糖尿病引起的动脉硬化等并发症的发生。

食用醋能溶解营养素，如无机盐中的钙、铁等，有利于人体消化吸收，增强人体免疫力。

食用醋能利尿，还能预防由糖尿病引起的便秘等并发症的发生。

正确吃法

食用醋可以用于去腥解腻的食材，如烹制水产品或肝、肠、心等动物脏器，可消除异味和腥臭；对于一些腥臭味较重的食材烹制前可以用醋浸泡，能减淡腥臭味。

胃溃疡患者和胃酸过多的人不宜食，肾炎病患者发病期间，应慎用，肝硬化、骨伤患者不宜食用。

食用醋——醋熘白菜

材料： 食用醋 25 克，大白菜 300 克，酱油、盐、花椒、葱丝、姜丝、植物油、味精、淀粉（豌豆）各适量。

做法： ❶大白菜洗净，切丝。

❷锅内放油烧热，放花椒炸成绿红色捞出，加葱丝、姜丝炒，放入白菜、醋、酱油、盐、味精，炒约 3 分钟，淋湿淀粉勾芡即可。

食法： 佐餐食用。

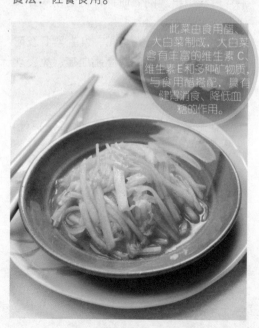

此菜由食用醋、大白菜制成，大白菜含有丰富的维生素 C、维生素 E 和多种矿物质，与食用醋搭配，具有健胃消食、降低血糖的作用。

搭配宜忌

食用醋 + 鲤鱼 【√】 有很好的利湿效果。

食用醋 + 生姜 【√】 健胃消食，对由糖尿病引起的胃病患者有益。

食用醋 + 白酒 【×】 易造成胃炎。

螺旋藻

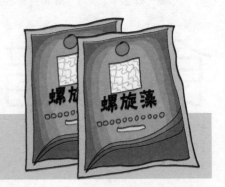

热量：1548 千焦 /100 克食材

含糖量：18.2 克 /100 克食材

每日宜食量：5 克

对糖尿病的功效

螺旋藻含有丰富的 γ - 亚麻酸、维生素 B$_1$、维生素 B$_2$、维生素 B$_6$、锌、铬、镁、泛酸及色氨酸，能有效控制血糖，改善胰腺功能，促进胰岛素的合成和分泌，具有降低血糖、控制血糖的效果。

对并发症的益处

螺旋藻富含钾，可补充糖尿病酸中毒治疗过程中出现的低血钾，对糖尿病并发症有一定益处。

螺旋藻含有维生素 C、维生素 E 及矿物质等多种营养素，对高脂血症、免疫功能低下等有改善作用。

正确吃法

螺旋藻一次不宜食用太多，容易引起胀气。

糖尿病患者在饭前 1 小时服用螺旋藻，利用吃下螺旋藻后的饱腹感可有效控制食物的摄入量，青少年、贫血、大手术、体质极差者宜在饭后食用。

螺旋藻——鸡胗螺旋藻

材料：螺旋藻 5 克，鸡胗 200 克，花椒、干红辣椒、料酒、蚝油、盐、葱花、香菜段、植物油各适量。

做法：❶鸡胗去除外部油脂，洗净，切厚片，加料酒、蚝油、葱花略腌，下油锅滑熟。❷锅留底油，下入干红辣椒、花椒煸炒，炒至出油时下葱花、鸡胗、螺旋藻，加盐、香菜段炒匀，装盘即可。

食法：佐餐食用。

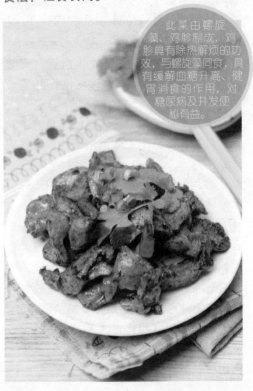

此菜由螺旋藻、鸡胗制成，鸡胗具有除热解烦的功效，与螺旋藻同食，具有缓解血糖升高、健胃消食的作用，对糖尿病及并发便秘有益。

搭配宜忌

螺旋藻＋蛋白粉 【√】 促进营养的吸收和利用。

螺旋藻＋茶 【×】 不利于螺旋藻中铁的吸收。

橄榄油

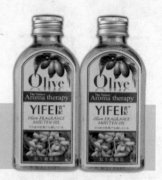

热量：3761 千焦 /100 克食材

含糖量：0 克 /100 克食材

每日宜食量：30 克

对糖尿病的功效

橄榄油含有丰富的油酸，可增加胰岛素的敏感性，降低胰岛素抵抗，改善糖尿病患者的总体代谢。

橄榄油含有单不饱和脂肪酸，可控制血糖水平，对糖尿病有一定辅助治疗作用。

对并发症的益处

橄榄油含有单不饱和脂肪酸、亚油酸、亚麻酸、维生素 A、维生素 E、维生素 K 及酚类抗氧化物质，具有促进消化系统功能、促进血液循环、预防骨质疏松、降低血压、预防癌症等功效，适量食用对有糖尿病引起的骨质疏松、高血压等并发症有一定预防作用。 橄榄油能阻止动脉粥样硬化，调节血脂，降低血黏度，预防血栓形成，减少心血管疾病的发生。

正确吃法

橄榄油适合凉拌，味道鲜美；蔬菜用水煮过后，浇上橄榄油食用，热量低；橄榄油萝卜苗不适合煎炸食物，高温会增加橄榄油的香味，掩盖住食物本身的味道。

橄榄油因其中的果味易挥发，存放时不能与空气接触，忌高温、光照，且不宜存放过久，食用放置时间过久的橄榄油，易产生腹泻、呕吐等中毒症状。

橄榄油——橄榄油凉伴萝卜苗

材料：萝卜苗100克，橄榄油5克，白醋、盐、胡椒粉各适量。

做法：❶萝卜苗洗净，沥干。

❷将萝卜苗放入碗中，加橄榄油、白醋、盐、胡椒粉拌匀即可。

食法：佐餐食用。

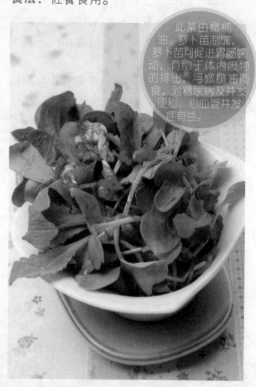

此菜由橄榄油、萝卜苗制成，萝卜苗可促进胃肠蠕动，有助于体内废物的排出，与橄榄油同食，对糖尿病及并发便秘、心血管并发症有益。

搭配宜忌

橄榄油 + 蜂蜜 【√】 二者搭配做护肤品，对糖尿病并发皮肤瘙痒有益。

橄榄油 + 菱角 【×】 易导致消化不良。

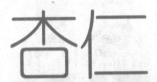

杏仁

热量：2118 千焦 /100 克食材

含糖量：23.9 克 /100 克食材

每日宜食量：5 个

对糖尿病的功效

杏仁富含蛋白质、钙、单不饱和脂肪酸、维生素 E、维生素 C、胡萝卜素等营养物质，有降低胆固醇、调节血糖的作用，适量食用，有助于改善糖尿病患者病情。

对并发症的益处

杏仁中含有大量的苦杏仁苷，可以帮助保护心脏和血管，有助于保持正常的血压水平，对由糖尿病引起的高血压等并发症有益。

杏仁中含有丰富的单不饱和脂肪酸，有益于心脏健康，还能降低胆固醇、降低血脂，有助于改善糖尿病并发症症状。

杏仁富含脂肪油，能提高肠内容物对黏膜的润滑作用，有润肠通便的作用，有效缓解便秘症状。

杏仁还含有丰富的黄酮类和多酚类成分，这种成分不但能够降低人体内胆固醇的含量，还能显著降低心脏病和很多慢性病的发病危险。

正确吃法

杏仁不宜大量食用，杏仁含有毒物质氢氰酸，过量服用可致中毒。所以，食用前必须先在水中浸泡多次，并加热煮沸，以消除其中的有毒物质。

杏仁——杏仁银耳汤

材料： 银耳(干)25 克，杏仁 50 克，玉米(鲜)50 克，豆腐 100 克，盐适量。

做法： ❶银耳温水泡发，洗净，掰成小朵；杏仁去衣；玉米粒洗净；豆腐洗净切片。
❷炒锅放到火上，加入清水适量，用大火烧沸，放入银耳、杏仁、玉米粒，转用小火炖煮 1 小时，加入豆腐、盐，再炖煮半小时即成。

食法： 佐餐食用。

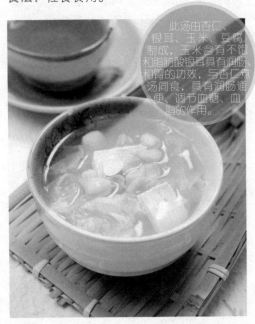

此汤由杏仁、银耳、玉米、豆腐制成，玉米含有不饱和脂肪酸银耳具有润肠和胃的功效，与杏仁煮汤同食，具有润肠通便、调节血糖、血脂的作用。

搭配宜忌

杏仁 + 牛奶【√】具有润肤美容的作用，尤其适合女性糖尿病患者。

杏仁 + 菱角【×】不利于蛋白质的吸收，会降低人体对其营养的吸收和利用率。

杏仁 + 栗子【×】会引起胃痛。

花生

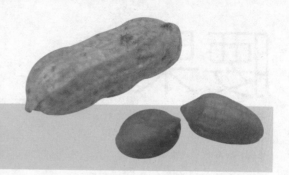

热量: 2427 千焦 /71 克食材

含糖量: 13 克 /100 克食材

每日宜食量: 25 克

对糖尿病的功效

花生果仁中所含的油脂成分花生四烯酸，能增强胰岛素的敏感性、改善胰岛素分泌，降低血糖，经常食用花生，可降低 2 型糖尿病的发病率。

对并发症的益处

花生红衣和果仁中含有大量的天然多酚类物质白藜芦醇，能够降低血小板聚集，预防和治疗动脉粥样硬化、心脑血管疾病等并发症的发生。

花生的含糖量少，且富含多种维生素和矿物质，具有增强记忆、补血止血、润肺消肿、防治肿瘤的功效，对防治糖尿病并发症有一定作用。

正确吃法

食用花生时不宜去皮，因为花生皮含有多种营养物质，能养血补血，还能使人的头发乌黑亮丽。

花生炒熟或油炸后性燥热，不宜多吃，用花生煮汤，具有利尿、润肺的功效。花生油脂含量较多，消化时会消耗胆汁，所以患胆道疾病的人不宜食用。

花生——花生菠菜

材料: 熟花生 50 克，菠菜 250 克，蒜末、盐、香油各适量。

做法: 花生碾碎；菠菜择洗干净，入沸水中焯 30 秒，捞出，沥干水分，切段，放入盘中，调入蒜末、盐、香油，撒上花生碎即可。

食法: 佐餐食用。

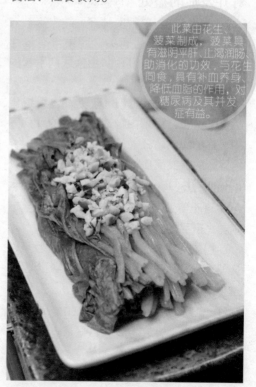

此菜由花生、菠菜制成，菠菜具有滋阴平肝、止渴润肠、助消化的功效，与花生同食，具有补血养身、降低血脂的作用，对糖尿病及其并发症有益。

搭配宜忌

花生 + 芹菜 【√】 降低血压、血脂，对糖尿病并发高血压、高脂血症患者有益。

花生 + 红枣 【√】 润肺化痰、润肠通便、补益脾胃。

花生 + 螃蟹 【×】 易导致腹泻。

腰果

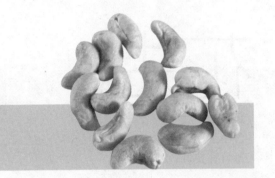

热量：2309 千焦 /100 克食材

含糖量：41.6 克 /100 克食材

每日宜食量：10 粒

对糖尿病的功效

腰果含有锰、锌、镁、硒等元素，能够维持胰腺的正常功能，改善葡萄糖耐量，促进胰岛素合成，调节体内糖分，有助于改善糖尿病患者病情。

对并发症的益处

糖尿病患者易引发神经系统疾病，与维生素 B_1 供给不足有关，腰果含有维生素 B_1，适量食用，可预防由糖尿病引起的神经系统病变。

腰果中的维生素 B_6 可使人体组织代谢正常进行，缓解由糖尿病引起的肾病等并发症的发生；还能预防视网膜病变，改善糖尿病并发症症状。

正确吃法

用腰果做菜前，应将其放在水龙头下冲洗，用手轻轻搓洗，去除杂质。

腰果含丰富油脂，所以不适合肠炎、腹泻、痰多患者食用。肥胖的人应少吃。

腰果——腰果虾仁

材料：熟腰果 10 克，鲜虾仁 150 克，葱花、姜末、料酒、盐、植物油各适量。

做法：❶腰果挑去杂质，洗净；鲜虾仁挑去虾线，洗净，加料酒、盐抓匀，腌渍10 分钟。

❷锅置火上，倒油烧热，加葱花和姜末炒香，倒入虾仁滑熟，放入熟腰果翻炒均匀，调入盐即可。

食法：佐餐食用。

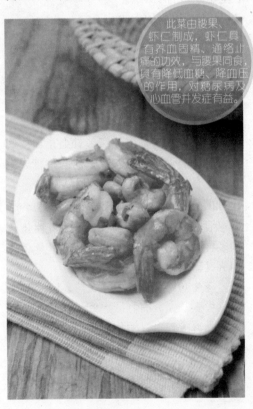

此菜由腰果、虾仁制成，虾仁具有养血固精、通络止痛的功效，与腰果同食，具有降低血糖、降血压的作用，对糖尿病及心血管并发症有益。

搭配宜忌

腰果 + 虾　　【√】　有助于减轻关节疼痛。

腰果 + 白酒　【×】　易导致脂肪在肝脏中蓄积，影响肝脏功能。

核桃

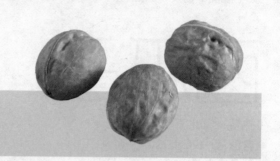

热量：2583 千焦 /43 克食材
含糖量：19.1 克 /100 克食材
每日宜食量：20 克

对糖尿病的功效

核桃含有 ω–3 多不饱和脂肪酸，能够帮助改善胰岛功能，调节血糖，有助于改善 2 型糖尿病早期阶段的胰岛素抵抗状况，减少对葡萄糖的过多吸收。

核桃富含维生素 E 和生育酚，对预防糖尿病有一定作用。

对并发症的益处

核桃可帮助糖尿病患者吸收有益的脂类，同时对抗总胆固醇升高，对心血管疾病有预防作用。

核桃含有磷、铁、胡萝卜素、维生素 B₂ 等多种营养成分，可润肠通便、健脑补肾，对由糖尿病引起的便秘、肾病等并发症有一定改善作用。

正确吃法

核桃含油脂多，吃多了会令人上火、恶心，正在上火、腹泻的人不宜食用。

核桃——花生核桃粥

材料：核桃仁 30 克，花生 20 克，山楂 5 枚，黑芝麻 10 克，大米 100 克。

做法：❶核桃、花生、山楂洗净，核桃切成碎粒；大米淘洗干净。

❷大米、花生、山楂放入锅中，加入适量水，煮至将熟时，放入碎核桃仁、黑芝麻，煮熟即可。

食法：每日早、晚食用。

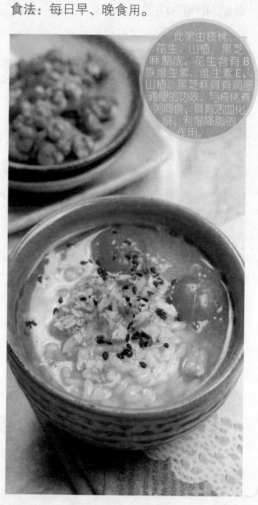

此粥由核桃、花生、山楂、黑芝麻制成，花生含有 B 族维生素、维生素 E，山楂、黑芝麻具有润肠通便的功效，与核桃煮粥同食，具有活血化瘀、利湿降脂的作用。

搭配宜忌

核桃 + 黑芝麻 【√】 增强智力，延缓衰老，迅速补充体力。
核桃 + 芹菜 【√】 明目、养血、润发。
核桃 + 荔枝 【×】 诱发胃热，导致肠胃功能紊乱。

西瓜子

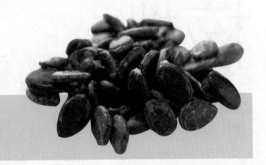

热量： 2287 千焦 /100 克食材
含糖量： 8.6 克 /100 克食材
每日宜食量： 25 克

对糖尿病的功效

西瓜子含有丰富的锌，可增加机体对胰岛素的敏感性，对于糖尿病患者的血糖控制有一定帮助。

西瓜子含有大量的硒，可以起到辅助调节血糖的作用，有助于改善糖尿病患者病情。

对并发症的益处

西瓜子含有丰富的蛋白质、脂肪酸、B 族维生素、维生素 E、钾、铁、硒等营养元素，有清肺化痰、补肾、利尿的作用，对糖尿病并发症有益；西瓜子的维生素 B_1，能够预防糖尿病患者发生周围神经病变。

西瓜子含有不饱和脂肪酸，有降低血压的功效，对由糖尿病引起的高血压、动脉硬化等并发症患者有益。

西瓜子富含油脂，有健胃、通便的作用，对由糖尿病引起的便秘等并发症患者有益。

正确吃法

嗑西瓜子时，可以泡上一杯绿茶，边嗑瓜子边呷一两口茶，既能生津止渴，又有利于西瓜子中蛋白质的吸收；可将西瓜子加水煎服，有一定降压效果。

西瓜子——西瓜子大米粥

材料： 大米 100 克，西瓜子仁 30 克，盐适量。
做法： ❶西瓜子仁洗净；大米淘洗干净，用冷水浸泡半小时，捞出，沥干水分。
❷锅中加入约 1000 毫升冷水，将大米放入，用大火烧沸后加入西瓜子仁，改用小火慢熬至粥成，下入盐调好味，再稍焖片刻即可。
食法： 每日早、晚食用。

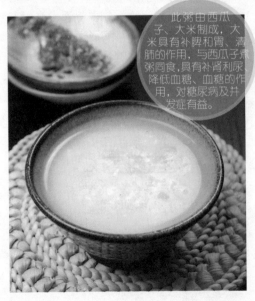

此粥由西瓜子、大米制成，大米具有补脾和胃、清肺的作用，与西瓜子煮粥同食，具有补肾利尿、降低血糖、血糖的作用，对糖尿病及并发症有益。

搭配宜忌

西瓜子 + 花生 【√】 清肺润燥，化痰。对糖尿病患者有益。

西瓜子 + 蕨菜 【×】 易导致腹泻。

南瓜子

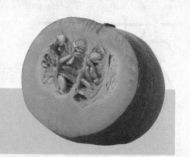

热量：2332 千焦 /100 克食材
含糖量：7.9 克 /100 克食材
每日宜食量：30 克

对糖尿病的功效

南瓜子含有大量的锌，锌参与胰岛素的合成与分泌，能稳定胰岛素的结构和功能，糖尿病患者适量食用南瓜子可以增加机体对胰岛素的敏感性，对改善病情有一定益处。

南瓜子含有维生素 E，可促进胰岛素分泌，有助于调节血糖。

对并发症的益处

南瓜子含有丰富的烟酸，这种物质可以缓解静止性心绞痛，还有降压的功效，对由糖尿病引起的心脏病、高血压等并发症有益。

南瓜子含有不饱和脂肪酸和磷脂，具有很好的补益作用，可使人精力充沛，糖尿病患者适量食用，有助于改善并发症状。

南瓜子中的维生素 E，对视网膜病变、心脏病等有一定预防作用。

正确吃法

南瓜子生吃、熟吃都可以，但不宜吃得过多。

湿热气滞者不宜食用。胃热病人应少吃，否则会感到胃腹胀闷。

南瓜子——南瓜子瘦肉粥

材料： 南瓜子 20 克，猪里脊肉 50 克，薏苡仁 100 克。

做法： ❶猪里脊肉洗净，切丝，用沸水焯烫；薏苡仁淘洗干净，用清水浸泡 3 小时。
❷将薏苡仁放入锅中，加适量清水煮成粥，待粥八成熟时加入猪里脊肉、南瓜子煮熟至烂熟即可。

食法： 作晚餐食用。

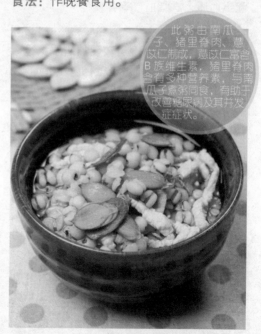

此粥由南瓜子、猪里脊肉、薏苡仁制成，薏苡仁富含B 族维生素，猪里脊肉含有多种营养素，与南瓜子煮粥同食，有助于改善糖尿病及其并发症症状。

搭配宜忌

南瓜子 + 花生 【√】 滋补身体，有助于糖尿病患者增强体质。

南瓜子 + 咖啡 【×】 会影响人体对铁质的吸收。

芝麻

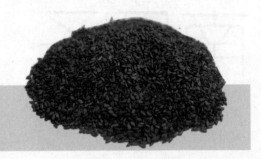

热量：2188 千焦 /100 克食材

含糖量：24 克 /100 克食材

每日宜食量：20 克

对糖尿病的功效

芝麻富含蛋白质、油酸、亚油酸、亚麻酸、B 族维生素、烟酸、卵磷脂、钙、铁、硒等营养素，非常适合糖尿病患者食用。

对并发症的益处

芝麻中的亚油酸能降低血液中胆固醇的含量，避免过多的胆固醇堆积在血管中，有助于预防由糖尿病引起的动脉粥样硬化和高血压、高脂血症等并发症。

正确吃法

芝麻仁外面有一层较硬的蜡质，经碾碎后食用才能使人体吸收到更多的营养，所以整粒的芝麻应加工后再吃。

芝麻——芝麻荞麦饼

材料： 荞麦面粉 400 克，面肥 40 克，芝麻 40 克，鸡蛋清 2 个，小苏打 5 克。

做法： ❶取 300 克荞麦面粉倒入盆内，加面肥和温水，和成面团，用拧干的湿洁布加盖，静止发酵，芝麻拣去杂质，淘洗干净，蛋清放碗内搅匀。

❷发酵面团放在案板上，扒开，放入小苏打水，揉匀揉透，去掉酸味，再扒开，粉刺放入余下荞麦面，边放边揉，使之成为光润面团，擀成大厚圆饼坯，用刀在饼的表面按出浅花纹。

❷平底锅烧热，将饼坯两面刷上蛋清液，粘匀一层芝麻，放入平底锅内，加盖用小火烙，每隔 10 分钟转一下饼，烙至两面金黄色，香味溢出时，即可出锅。

食法： 作主食食用。

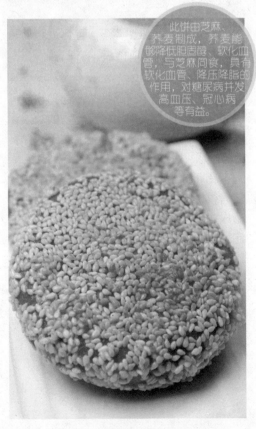

此饼由芝麻、荞麦制成，荞麦能够降低胆固醇、软化血管，与芝麻同食，具有软化血管、降压降脂的作用，对糖尿病并发高血压、冠心病等有益。

搭配宜忌

芝麻 + 海蜇皮 【√】 可润肠通便，对糖尿病并发便秘患者有益。

芝麻 + 栗子 【×】 不容易消化。

忌

猪油

为什么不宜吃猪油?

猪油含有大量的饱和脂肪酸和胆固醇，饱和脂肪酸能促进人体对胆固醇的吸收，使血中胆固醇升高，饱和脂肪酸与胆固醇容易结合并沉淀于血管壁，导致动脉硬化，增加糖尿病并发高血压、冠心病等疾病的患病风险，不宜食用。

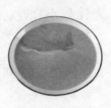

黄油

为什么不宜吃黄油?

①黄油含脂量很高，所以不要过分食用。糖尿病患者尤其应忌食。

②黄油所含饱和脂肪酸占总脂肪量的70.5%，食用易引起动脉血管粥样硬化和血液中酮体含量升高，并发心血管疾病，对糖尿病患者极为不利。

桂圆

为什么不宜吃桂圆?

①桂圆果肉含全糖 12.38%~22.55%，还原糖 3.85%~10.16%，含糖量很高，食用容易引起血糖的迅速升高，不适合糖尿病患

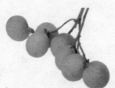

者食用。

②桂圆肉性质温热，易助热上火，加重糖尿病患者阴虚火旺的症状。

奶油

为什么不宜吃奶油?

奶油属于高热量食物，其中脂肪、胆固醇含量都很高，糖尿病患者食用后，容易导致血糖不易控制，并发症发病概率变大。

蜜饯

为什么不宜吃蜜饯?

①蜜饯因为加工中少不了糖渍这一步骤，所以通常含糖量都很高，而且所含的都属于升糖快且高的单糖，故不适宜糖尿病患者食用。

②不少蜜饯中还会添加很多盐分和各种甜味剂、防腐剂和色素等添加剂，对已有肝肾疾病、癌症或具有潜在发生可能的糖尿病患者则更不适宜。

油面筋

为什么不宜吃油面筋?

油面筋含有合成胰岛素必需的丝氨酸、缬氨酸、亮氨酸及锌等元素，但油面筋为油炸品，食用过多易发胖，不利于病情的控制，肥胖型糖尿病患者尤其不宜多吃。

松花蛋

为什么不宜吃松花蛋?

松花蛋中胆固醇含量很高,糖尿病患者食用后会使血中胆固醇含量升高,加重脂质代谢紊乱,容易诱发高血压、冠心病等并发症。松花蛋中含磷量也较高,这会加重糖尿病患者的肾脏负担,故应忌食。

鸡蛋黄

为什么不宜吃鸡蛋黄?

糖尿病患者血糖控制不佳时往往伴有脂质代谢紊乱。鸡蛋黄中的脂肪和胆固醇含量都很高,糖尿病患者食用后血中三酰甘油和胆固醇含量会升高,加重了糖尿病患者的脂质代谢紊乱,故伴有高脂血,尤其是高胆固醇的糖尿病患者不宜食用。

鸭蛋黄

为什么不宜吃鸭蛋黄?

鸭蛋黄中饱和脂肪酸和胆固醇含量非常高,多吃不利于糖尿病病情控制。过多摄入极易使血糖升高。糖尿病患者不宜过多食用鸭蛋黄。

绿豆糕

为什么不宜吃绿豆糕?

绿豆糕含有胡萝卜素及多种矿物质,有止渴、消肿的作用,但糖含量过高,食用后极易引起血糖升高,故糖尿病患者应尽量少吃。

果酱

为什么不宜吃果酱?

❶果酱一般含有较多麦芽糖、蔗糖等,糖尿病患者过多食用,极易导致血糖上升,于病情控制不利。

❷果酱食用过多,容易导致胃酸过多、胃胀等不适。

冰激凌

为什么不宜吃冰激凌?

冰激凌的添加物中一般含有植物奶油,可升高低密度脂蛋白胆固醇,降低高密度脂蛋白胆固醇。食用冰激凌不利于糖尿病患者血糖的控制,还增加了糖尿病患者患冠心病的危险。

年糕

为什么不宜吃年糕?

❶年糕以糯米为主要材料,淀粉含量较高,淀粉在体内会转化为葡萄糖,容易使血糖升高。

❷年糕不易消化,容易发生肠胃功能障碍的糖尿病患者,最好忌食。

第4章
稳定血糖的中药及食疗方案

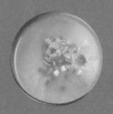 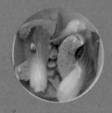 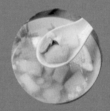

糖尿病的中医名称为消渴症，本章结合中医理论和现代医学，推荐一些对糖尿病及其并发症有益的中药，糖尿病患者根据自身病情适当选用，对缓解病情和养生保健大有益处。

黄芪

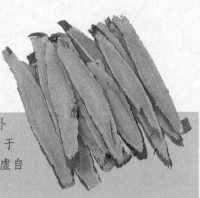

改善糖耐量异常　《本草汇言》上载，"黄芪，补肺健脾，卫实敛汗，驱风运毒之药也……"。适用于脾肺气虚、气滞血瘀型糖尿病患者的中气下陷、表虚自汗、肢体麻木、关节痹痛等症状。

对糖尿病的功效

黄芪可明显降低血糖，促进胰岛素和C-肽的分泌，黄芪中含有黄芪多糖，黄芪多糖是具有较强生物活性的大分子化合物，具有补气、双向调节血糖的作用，能改善糖耐量异常，增强胰岛素敏感性，但不影响胰岛素的分泌。

对并发症的益处

黄芪多糖有改善糖尿病并发肾病患者的临床症状，降低尿蛋白、尿白蛋白排泄率及餐后血糖，改善脂质代谢等作用。

用法用量

煲汤，炖肉，水煎，每次 10~30 克，一次最大剂量不能超过 60 克。

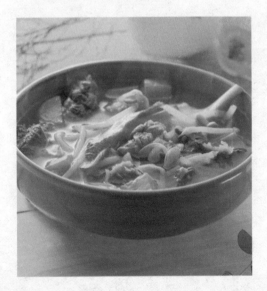

药膳食疗

黄芪豆芽牛肉汤

材料：黄芪 15 克，牛肉 500 克，黄豆芽 150 克，胡萝卜 1 根，盐适量。

做法：❶黄芪冲净；牛肉洗净，切块，氽水后捞起；胡萝卜洗净，切块；黄豆芽择洗干净。

❷锅中加入适量水，将黄芪、牛肉、黄豆芽、胡萝卜放入，大火煮沸后，转小火炖约 50 分钟，加盐调味即成。

食法：佐餐食用。

功效：增加胰岛素的敏感性，降低血糖。

实用偏方

黄芪、山药各 30 克，加水煎服。适用于糖尿病脾肾气阴不足、气虚等症，尤其适用于糖尿病胃肠功能紊乱、糖尿病腹泻等。

食用禁忌

感冒发热、胸腹满闷、食积内停、脾虚便溏者不宜食用。

菊芋

双向调节血糖 菊芋具有清热凉血、消肿的功效，主治肠热出血、跌打损伤、骨折肿痛；其块茎性味甘平，无毒，利水去湿，可防治糖尿病。

对糖尿病的功效

菊芋对血糖具有双向调节作用，一方面可使糖尿病患者血糖降低，一方面又能使低血糖病人血糖升高。研究显示，菊芋中含有一种与人类胰腺里内生胰岛素结构非常近似的物质，当尿中出现尿糖时，食用菊芋可以控制尿糖，有降低血糖作用。当人出现低血糖时，食用菊芋后同样能够得到缓解。

对并发症的益处

菊芋含丰富的菊糖，是大约 30 种果糖结合的多糖类营养素，有进入人体也难

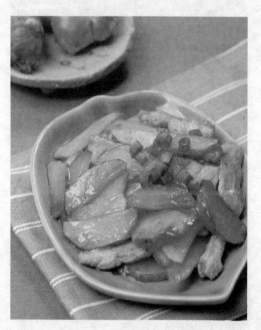

以被吸收的特点。菊糖在体内一部分变成富含果糖的低聚果糖，会成为肠内双歧杆菌等益生菌的食物，能协助解决便秘等问题，帮助调整肠内环境。菊芋可医用，其块茎性味甘平，无毒，利水去湿，可防治糖尿病。

用法用量

煎汤内服，每次 10~15 克；或块根 1 个，生嚼服。

药膳食疗

菊芋炒肉

材料： 菊芋 200 克，瘦猪肉 100 克，葱花、蚝油、鸡精、盐、料酒、植物油各适量。
做法： ❶菊芋清洗干净，切片；瘦猪肉洗净，切片，用料酒、盐拌匀，备用。
❷锅中倒油，烧热，放入葱花翻炒，放入肉片翻炒；放入菊芋炒匀，加料酒、鸡精、蚝油，调入盐即成。
食法： 佐餐食用。
功效： 调节血糖，提高人体免疫力。

实用偏方

菊芋块茎 100 克，洗净切碎，大米 100 克淘洗干净，加适量水同煮成粥，调入食盐、香油后食用。适用于糖尿病及其并发症症状水肿、小便不利者。

食用禁忌

不宜食用过多。

莲子

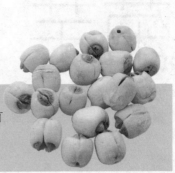

改善2型糖尿病患者的多饮、多尿、乏力症状　莲子菊

芋滋养补虚、降低血压、治疗癌症等功效；莲子心具有清热、固精、安神、强心的功效。

对糖尿病的功效

莲子心中的莲子碱能够调节胰岛 β 细胞分泌胰岛素，控制血糖，并能改善 2 型糖尿病患者的多饮、多尿、乏力等症状。

对并发症的益处

莲子所含的非结晶型生物碱 N-9，具有较强的降血压作用，对糖尿病并发高血压等有一定的改善作用。

莲子心有抗心律不齐、安神助眠的作用，对糖尿病并发失眠患者有益。

用法用量

每次宜食 5~15 克。

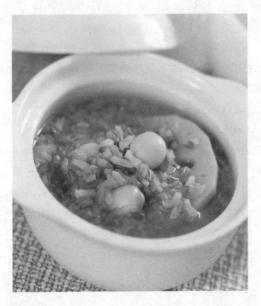

药膳食疗

莲子莲藕粥

原料： 莲子 30 克，莲藕 60 克，红米 40 克，大米 30 克。

做法： ❶红米、大米分别洗净；莲子冲水洗净；莲藕洗净后去皮切片。

❷锅中放入红米、莲藕及适量水，用大火煮开后改用小火慢煮至米软；再放入莲子煮半小时即成。

食法： 作为晚餐食用。

功效： 清热解毒，健脾益胃。

实用偏方

莲子心 5 克。用开始冲泡，当茶饮用。适合肥胖型糖尿病患者。

食用禁忌

莲子性寒，体虚或者脾胃功能弱者不宜食用。

莲子具有收敛作用，大便干燥者不宜食用。

玉竹

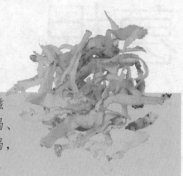

消除胰岛素抵抗 玉竹性平，味甘，具有养胃生津、滋阴润燥、除烦、止渴的功效、主治咽干口渴、内热消渴、头昏眩晕等。《日华子本草》载，玉竹"除烦闷，止渴，润心肺，补五劳七伤，虚损，腰脚疼痛，天行热狂"。

对糖尿病的功效

玉竹中的铃兰苷、山柰酚苷和黏液质等，能养阴润燥，润肠通便，增加胰岛素的敏感性，消除胰岛素抵抗，修复胰岛组织，平衡胰岛功能。

对并发症的益处

玉竹具有强心作用，对糖尿病并发血压、心脏病患者有益。

用法用量

煎汤内服，每次 6~12 克；熬膏、浸酒或入丸、散。

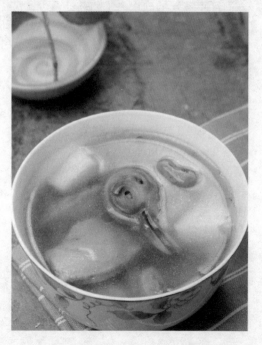

药膳食疗

玉竹山药鸽肉汤

材料： 玉竹 20 克，山药 20 克，白鸽 1 只，葱花、姜末、盐、料酒各适量。

做法： ❶玉竹、山药洗净，玉竹切成小段，山药切成片，成入碗中。

❷白鸽去毛、爪及内脏，洗净，入沸水锅中氽烫，捞出，剖切 10 块，放入炖锅内，加料酒、盐、葱花、姜末、山药、玉竹，上笼蒸 30 分钟，待鸽肉酥烂盛出，加适量盐调味即可。

食法： 佐餐食用。

功效： 敛肺定咳，益肾固精，滋补脾肺，生津止渴。

实用偏方

玉竹 15 克，制成粗末，沸水适量冲泡，加盖焖 5 分钟即可。可养阴润燥，生津止渴，降低血糖。

食用禁忌

胃有痰湿气滞者，症见痰多腹满、恶心呕吐者忌服。

葛根

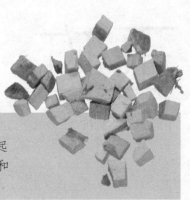

预防心脑血管疾病 《本草纲目》中载："葛，性甘、辛、平、无毒，主治：消渴、身大热、呕吐、诸痹，起阴气，解诸毒。"现代研究表明，对高血压、高血糖和心血管疾病有一定疗效。

对糖尿病的功效

葛根中的葛根素可通过抑制蛋白非酶糖基化反应和醛糖还原酶活性，提高胰岛素敏感性，减轻胰岛素抵抗并清除自由基而产生降糖作用。

对并发症的益处

葛根含有黄酮类物质，具有解热、降血脂、降血压、降血糖的功效，可帮助糖尿病患者预防冠心病等心脑血管疾病。

葛根中的葛根素能扩张外周血管，改善糖尿病患者微血管病变所致的周围神经损伤、视网膜病变和肾功能病变。

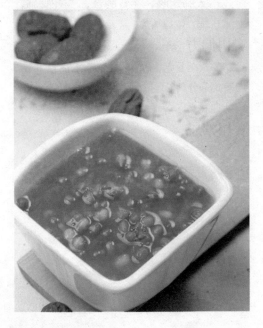

用法用量

煎汤或捣汁，每次 10~15 克；可适量捣敷外用。

药膳食疗

葛根红枣绿豆汤

材料：葛根 30 克，红枣 10 枚，绿豆 50 克。

做法：❶葛根洗净，滤干；红枣用温水浸泡片刻，洗净；绿豆洗净。

❷将葛根、红枣一起倒入砂锅内先煎汤，再加冷水二大碗，用小火煎半小时，离火，滤出汁水，取出红枣，去葛根渣；绿豆倒入有红枣药汁的砂锅内（如药汁量少，可再加适量水），用小火慢炖 40 ~ 60 分钟，离火。

食法：分 2 次，当天吃完。

功效：补养脾胃，清热降火，生津止渴。

实用偏方

葛根 50 克，生地黄 25 克，黄精、枸杞各 15 克，知母 10 克，黄连 10 克，甘草 3 克。水煎后分 2 次温服。有健脾益肾、养阴清热的功效，适用于烦渴、尿频量多、便秘、头晕、目眩，偏于肾阴亏损者。

食用禁忌

葛根性偏凉，服用过多容易伤胃气，胃寒者及夏日表虚汗多者更应慎用。

山药

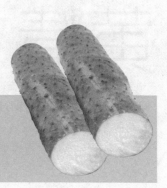

增加胰岛素分泌 山药味甘、性平，具有健脾、补肺、固肾、益精的功效。有助于治疗脾虚、泄泻、消渴、遗精带下、小便频数等病症。

对糖尿病的功效

山药中的山药多糖，具有降低血糖的功效，可增加胰岛素的分泌，改善受损的胰岛 β 细胞功能，有助于缓解糖尿病病情。

对并发症的益处

山药能够供给人体大量的黏液蛋白。这是一种多糖蛋白质，对人体有特殊的保健作用，能预防心血管系统的脂肪沉积，保持血管的弹性，防止动脉粥样硬化过早发生，减少皮下脂肪沉积，避免出现肥胖症等并发症。

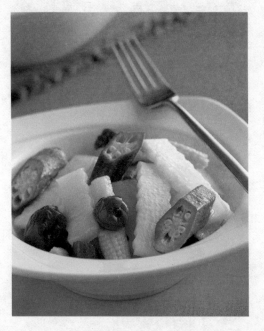

用法用量

水煎服，每次 10~30 克。可做菜食用。

药膳食疗

山药炒玉米笋

材料： 山药 100 克，玉米笋 100 克，胡萝卜 100 克，秋葵 100 克，红枣 10 枚，盐、味精各适量。

做法： ❶山药削皮洗净切片，秋葵、玉米笋洗净斜切，胡萝卜削皮洗净切片，然后将上述材料放入滚水煮熟，捞起备用。
❷起油锅，放入秋葵、玉米笋、胡萝卜拌炒，再加山药片、红枣及调味料拌匀即可。

食法： 佐餐食用。

功效： 健脾益胃，降低血糖。

实用偏方

山药 30 克，天花粉 15 克，黄连 6 克。水煎，取汤温服，每日 1 剂。适用于糖尿病症见善饥、口渴、尿多等。

食用禁忌

感冒期间，急性发热性疾病及消化不良、肠胃积滞者忌用。

黄精

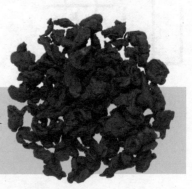

抑制肾上腺素引起的血糖过高 黄精以根茎入药，具有补气养阴、健脾、润肺、益肾的功能。对糖尿病及其并发症有一定改善作用。

对糖尿病的功效

黄精中的多糖成分可预四氧嘧啶对胰腺的损伤，减轻血糖急性升高，对肾上腺素引起的血糖过高有显著的抑制作用。

对并发症的益处

黄精可增加冠状动脉流量，并能降低血脂，减轻冠状动脉粥样硬化程度，有助于预防糖尿病并发心血管疾病。

用法用量

煎汤，干品每次 15~25 克，鲜品每次 50~100 克；可取适量，煎水外用。

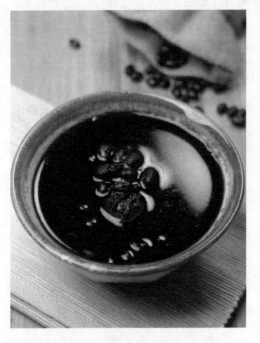

药膳食疗

黄精黑豆汤

材料： 黄精 30 克，黑豆 30 克，蜂蜜 10 克。

做法： 将黄精与黑豆洗净，倒入砂锅内，加水浸泡 10 分钟，再用小火慢炖 2 小时，离火，最后加蜂蜜半匙。

食法： 每日 2 次，每次 1 小碗。

功效： 补中益气，强肾益胃，降血糖，降血压。可在糖尿病恢复期用此汤进行调养。

实用偏方

黄精 15 克，乌梅 10 克，天花粉 12 克，黄芪 30 克，黄连 3 克。水煎服，每日 1 剂。具有益气养阴，清热生津，适用于糖尿病并发冠心病、高血压等。

食用禁忌

黄精使用量不可过大，否则会产生气壅，最好与陈皮这类理气药相配，效果更好。中寒泄泻，痰湿、气滞者忌服。

地黄

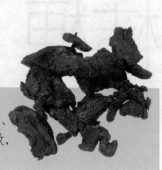

降低血糖，升高血浆胰岛素水平 生地黄、熟地黄对糖尿病均有益处，生地黄具有滋阴清热、凉血补血的功效，主治热病烦渴、内热消渴、吐血、尿血等；熟地黄具有益精填髓、补血滋润的功效，主治眩晕心悸、肝肾阴亏、潮湿盗汗、消渴、便秘等。

对糖尿病的功效

地黄中的多聚糖可根据机体不同糖代谢状态对血糖产生明显的调节作用，在降低血糖的同时，使血浆胰岛素水平明显升高，血浆皮质酮含量下降。

地黄中的地黄少糖，能够增加胰岛素的敏感性，对糖尿病患者的胰岛素抵抗有一定的改善作用。

对并发症的益处

地黄含有多种类物质，可辅助降血糖，防治由糖尿病引起的肾病和视网膜病变等。

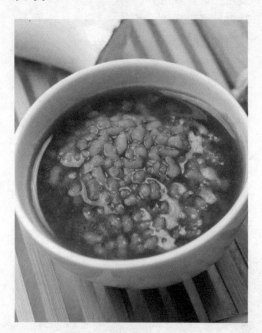

地黄对血压有双向调节作用，有利于稳定血压水平，对预防和辅助治疗糖尿病并发高血压有一定作用。

用法用量

煎汤内服，每次 10~15 克，大剂量可用至 30 克，或浸润后捣汁饮用；可取适量捣敷外用。

药膳食疗

生地酸枣粥

材料： 生地黄 30 克，酸枣仁 20 克，大米 80 克。

做法： 将生地黄、酸枣仁入锅中，加入适量清水，煎 20~30 分钟后，留取药汁，撇去药渣。将煎好的药汁与淘洗干净的大米同入锅中，加入适量清水，熬煮至米粒开花后即可出锅。

食法： 作早餐食用。

功效： 清心安神。适用于伴有心烦失眠等症状的糖尿病患者食用。

实用偏方

生地黄、牡丹皮、泽泻、茯苓各 12 克，山茱萸 10 克，山药、葛根各 15 克，荔枝核 30 克。水煎服，每日 1 剂。温肾阳、益肾气，适用于肾阴亏损型糖尿病。

食用禁忌

地黄性滋腻，湿热、胸闷、胃寒食少者不宜多用。

桔梗

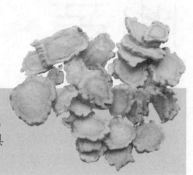

抑制食物性血糖上升 《药性本草》中载，"桔梗能够治下痢，破血，去积气，消积聚，痰涎，主肺热气促嗽逆，除腹中冷痛，主中恶及小儿惊痫"。桔梗具有很好的化痰、止咳、平喘功效。

对糖尿病的功效

桔梗中的皂苷有较显著的降血糖作用，可恢复降低的肝糖原，抑制食物性血糖上升。

对并发症的益处

桔梗含有大量的三萜皂苷，能很好地降低血脂、血糖，保护肝脏，改善肝功能，有助于防治糖尿病并发肝病。

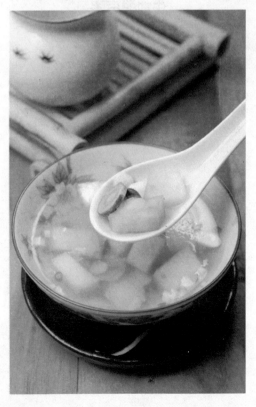

用法用量

煎汤内服，每次 3~10 克，也可取适量外用，烧灰研末敷用。

药膳食疗

桔梗冬瓜汤

材料：桔梗 9 克，冬瓜 150 克，杏仁 10 克，甘草 6 克，蒜末、葱末、盐、酱油、味精各适量。

做法：加适量清水，放入桔梗、杏仁、甘草一并煎煮至熟；加盐、蒜末、葱末调味即可。

食法：佐餐食用。

功效：清热宣肺、止咳。

实用偏方

桔梗 8 克，荆芥 6 克，甘草 4 克，大米 40 克。将桔梗、荆芥、甘草用纱布包好，入水中煎去渣，加大米煮粥早餐食用。用于糖尿病并发扁桃体炎属风热者，具有清热宣肺，利咽止咳的功效。

食用禁忌

桔梗性凉，脾胃虚弱、阴虚久咳、咯血者不宜服用。

人参

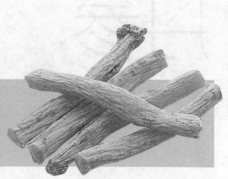

刺激人体释放胰岛素 人参是名贵补药，久服健身延年，在我国药用历史有四千年之久。人参性甘温，具有健脾胃、益气生血、生津止渴的功效。

对糖尿病的功效

人参总皂苷有刺激人体释放胰岛素的作用，且人参多糖、人参多肽、人参茎叶多糖、人参非皂苷部分都有降血糖作用。

人参中含有一种肽类物质，不仅能像胰岛素那样具有降低血糖，控制脂肪分解的作用，还具有调节与糖尿病脂类代谢有关的激素的作用。

对并发症的益处

人参能够改善心脏功能，增加心肌收缩力，对预防糖尿病并发高血压、冠心病、动脉硬化有一定作用。

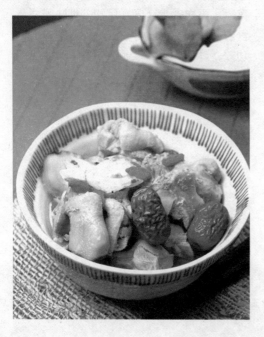

用法用量

煎汤内服，每次3~10克。

药膳食疗

人参炖老鹅

材料： 干人参5克，老鹅1只，枸杞、红枣各适量。

做法： ❶老鹅去内脏，洗净，切小块，入沸水中汆烫，漂净血水，撇去浮沫；人参洗净，泡发后切片。

❷将鹅块放入锅中，加清水烧开，转小火慢炖3~4小时；将人参、红枣、枸杞一同放入锅中，与鹅肉同炖至烂熟，出锅前加盐、味精调味即可。

食法： 佐餐食用。

功效： 生津止渴，益气补虚。

实用偏方

人参1.5克，用铝锅小火炖2小时，滤除药液，每天分2次，空腹服用，用于糖尿病虚热口渴等症。

食用禁忌

人参不宜大量服用，会出现头痛、头晕、皮肤瘙痒、体温升高及出现等不适；食用人参时要去芦头，否则会导致呕吐；煎煮人参不宜用铁质炊具，会降低人参的滋补功效，宜用铝锅煎煮。

丹参

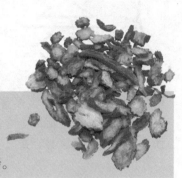

预防和治疗中老年糖尿病患者的严重并发症　丹参有活血祛瘀，养血安神，凉血消肿的功效；用于血瘀所致月经不调、痛经、经闭，产后瘀滞腹痛；冠心病心绞痛，动脉粥样硬化；慢性肝炎、肝硬化，腹腔包块或肿瘤；慢性肺心病，支气管哮喘。

对糖尿病的功效

丹参能拮抗血管紧张素，可预防治疗中老年糖尿病患者的血管和周围神经病变，降低因并发症导致的致死、致残率。

对并发症的益处

丹参能扩张冠状动脉，增加冠脉流量，改善心肌缺血、梗死和心脏功能，调节心率，对糖尿病并发冠心病等有一定作用。

丹参可调节血脂、降低血液黏稠度，对糖尿病并发高脂血症患者有一定益处。

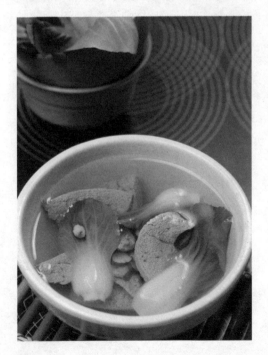

用法用量

煎汤内服，浸酒、泡茶皆可，每次5~15克。

药膳食疗

丹参猪肝汤

材料：丹参15克，猪肝200克，油菜20克，盐适量。

做法：❶丹参洗净；猪肝洗净切片；油菜洗净，切成段。

❷锅中加入适量水，放入丹参煮沸，转小火熬煮15分钟。

❸丹参汤转大火再次煮沸，加猪肝片、油菜段，再次煮沸3分钟后加盐调味即成。

食法：佐餐食用。

功效：降低血糖，改善糖尿病血管并发症症状。

实用偏方

丹参、玉竹、山楂各15克。煎水饮。具有活血化瘀，降血脂的功效。用于冠心病心绞痛，动脉粥样硬化，高脂血症。

食用禁忌

孕妇慎用。

白术

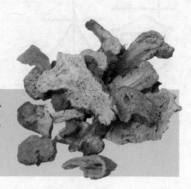

促进人体周围组织对葡萄糖的利用　白术具有健脾益胃、利水渗湿、固表敛汗等功效，适用于脾胃虚弱型糖尿病患者，改善不思饮食、倦怠少气、胎动不安、自汗、虚胀等症状。

对糖尿病的功效

白术能促进人体周围组织对葡萄糖的利用，提高胰岛素受体敏感性、拮抗胰岛素对抗激素，从而起到降低血糖的作用。

对并发症的益处

白术可减轻肝糖原减少以及肝细胞变性坏死，促进肝细胞生长，保护肝脏，对糖尿病并发肝病有益。

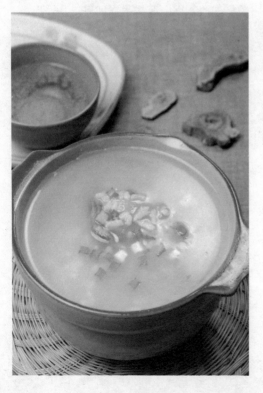

用法用量

煎汤内服，每次 3~15 克。燥热利水宜生用，补气健脾宜炒用。

药膳食疗

白术猪肚粥

材料: 白术 40 克，猪肚 150 克，大米 100 克，葱花、盐各适量。

做法: ❶猪肚洗净，将白术放入猪肚内；大米淘洗干净。

❷砂锅置火上，加适量清水，放入大米、猪肚，煮至猪肚熟烂，米烂成粥，加入盐、葱花调味即成。

食法: 佐餐食用。

功效: 补气，健脾，利水。

实用偏方

白术 30 克，党参 15 克。水煎服。有保护肝脏作用，对早期肝硬化、肝功能长期不正常有一定疗效。

食用禁忌

白术性燥热，阴虚内热、津液亏损者不宜服用。

苍术

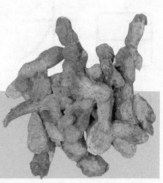

降低血糖 《神农本草经》载，苍术"作煎饵。久服，轻身、延年、不饥。"苍术治湿盛困脾，倦怠嗜卧，脘痞腹胀，食欲缺乏，呕吐，泄泻，痢疾，疟疾，痰饮，水肿，时气感冒，风寒湿痹，足痿，夜盲。

对糖尿病的功效

苍术含有的茅苍术多糖能降低血糖，缓解糖尿病高血糖症状；苍术还能改善糖尿病低血糖症状。

对并发症的益处

苍术所含挥发油有祛风健胃作用，所含苦味也有健胃、促进食欲的作用。苍术还具有降低血压、抗氧化作用，适量服用有助于改善糖尿病并发症症状。

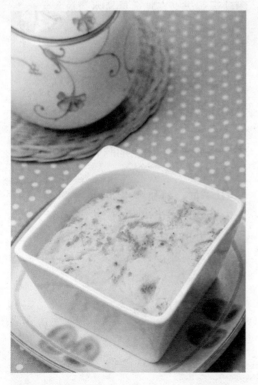

用法用量

水煎内服，每次 3~9 克。

药膳食疗

健胃鸡蛋糕

材料：苍术 10 克，白术 10 克，茯苓 10 克，地锦草 30 克，鸡蛋 2 个，盐适量。

做法：❶将苍术、白术、茯苓、地锦草焙干研末，放于碗中；打入鸡蛋，再加少量淡盐水搅匀成蛋浆。

❷将碗放入锅中蒸成蛋糕即可。

食法：佐餐食用。

功效：利湿清热，健脾和胃。

实用偏方

苍术 10 克，猪肝 100 克。加水煎服，每日 1 剂。养肝明目，对糖尿病并发眼病患者有益。

食用禁忌

阴虚内热、出血者禁服，气虚多汗者慎服。

赤芍

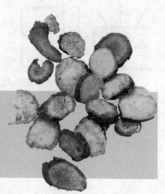

改善糖尿病并发症症状 赤芍能清热凉血，散瘀止痛。用于温毒发斑，吐血衄血，目赤肿痛，肝郁胁痛，经闭痛经，症瘕腹痛，跌扑损伤，痈肿疮疡。有主要改善糖尿病并发症症状。

对糖尿病的功效

赤芍能够增强机体抗病能力，对 2 型糖尿病患者引起并发症具有预防作用。

对并发症的益处

赤芍通过抑制凝血酶和激活纤溶酶原而发挥抗血栓作用。赤芍精对高黏滞血冠心病患者也有改善血液流变性作用，使中、低切速下全血黏度降低，红细胞电泳时间延长，血小板聚集性降低，赤芍对糖尿病并发心血管疾病、肾病有很好的改善作用。

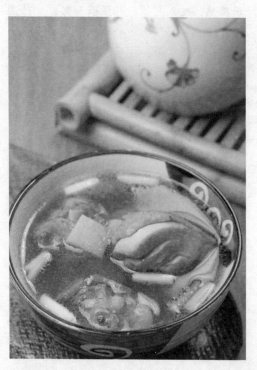

用法用量

煎汤内服，每次 5~15 克。

药膳食疗

八珍母鸡汤

材料： 母鸡 1500 克，当归 15 克，党参 15 克，川芎 10 克，白术 10 克，赤芍 10 克，香附 10 克，乌药 10 克，甘草 5 克，葱段、姜片、盐、料酒各适量。

做法： ❶母鸡宰杀，去毛、去内脏、去血洗净，母鸡放入沸水锅内烫 3 分钟，捞出沥水，切成大块。

❷当归、西党参、川芎、炒白术、赤芍、香附、台乌药、炙甘草洗净，用干净纱布袋装好，扎口备用。

❸药袋、鸡块、姜片、葱段、料酒、精盐放入砂锅内，倒入适量清水，用大火煮沸，撇去浮沫；转用文火煨至鸡肉烂，放入味精，盛入汤碗内即成。

食法： 佐餐食用。

功效： 补虚养身，增强体质。

实用偏方

赤芍 25 克，黄芪 50 克，川芎、当归、鸡内金、苍术各 15 克，桃仁、红花、大黄各 6 克，桑寄生 30 克。适用于糖尿病并发肾病，症见尿蛋白、乏力、面色萎黄等。

食用禁忌

血虚者慎服。

当归

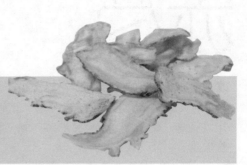

改善糖尿病症状 当归味甘、辛，性温，有补血、活血止痛、润肠的功效，适用于糖尿病之月经不调、闭经、痛经、虚寒腹痛、血瘀作痛、跌打损伤、痈疽以及各种血虚证。

对糖尿病的功效

当归中含有当归多糖，有降低血糖的作用，有助于改善糖尿病患者症状。

对并发症的益处

当归对心肌缺血、心律失常、血脂紊乱、高血压、贫血、疼痛有改善作用，而且还有一定的抗菌抗炎、护肾、保肝、平喘的功效。对糖尿病并发心脏病、肾病、皮肤的感染、血脂紊乱、大小血管及神经的病变等有一定治疗作用。

用法用量

水煎服。每次 5~15 克。

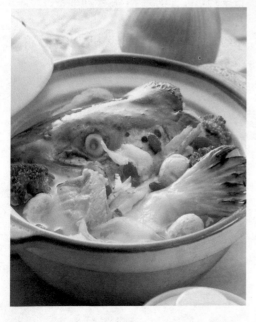

药膳食疗

当归枸杞鱼头汤

材料： 鲑鱼头 1 个，当归 10 克，枸杞 15 克，天麻 10 克，西蓝花 150 克，蘑菇 3 朵，盐适量。

做法： ❶鱼头去鳞、鳃，洗净；西蓝花撕去梗上的硬皮，洗净切小朵；蘑菇洗净，对切为两半。

❷将天麻、当归、枸杞洗净，以 1600 毫升水熬至约剩 1200 毫升水，放入鱼头煮至将熟，加入西蓝花和蘑菇煮熟，加盐调味即成。

食法： 佐餐食用。

功效： 补血活血，润肠通便。

实用偏方

当归、川芎、桃仁、红花、赤芍、鸡血藤、薏苡仁、五灵脂、黄芪、僵蚕、地龙各 10 克。水煎，每日 1 剂，早晚分服。可用于气血两虚的糖尿病末梢神经病变、糖尿病足的治疗。

食用禁忌

慢性腹泻、大便溏薄等人不宜食用；热盛出血者禁服，湿盛中满及大便溏泄者慎服。

枸杞

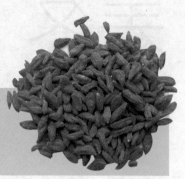

改善胰岛 β 细胞功能，增加胰岛素敏感性 《本草经疏》载："枸杞子润而滋补。兼能退热，而专于补肾，润肺，生津，益气，为肝肾真阴不足、劳乏内热补益之要药。"枸杞具有滋肾、润肺、补肝、明目、益寿等作用。

对糖尿病的功效

枸杞中的枸杞多糖可通过改善胰岛 β 细胞功能及增加胰岛素敏感性，降低血糖水平，并能防止餐后血糖升高，提高糖耐量。

对并发症的益处

枸杞能使肝细胞新生，保护肝脏，还可显著降低血清胆固醇、三酰甘油含量，有利于预防糖尿病并发脂肪肝和高脂血症。

枸杞含有丰富的胡萝卜素，能在体内转化为维生素 A，含有的维生素 B_1、维生素 B_2、钙、铁等有明目作用，对糖尿病并发眼病有益。

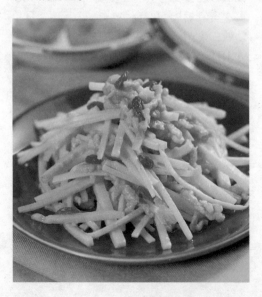

用法用量

煎汤内服，每次 6~15 克。

药膳食疗

春笋枸杞肉丝

材料： 猪瘦肉 150 克，枸杞 15 克，春笋 200 克，料酒、酱油、味精、麻油、盐各适量。

做法： ❶猪瘦肉洗净切丝；春笋剥去壳洗净，先入开水锅中烫熟，捞出后切丝；枸杞用清水漂洗干净。

❷炒锅下油烧热，放肉丝，煸炒片刻。

❸加入笋丝，调入料酒、酱油、盐、味精，再放入枸杞翻炒几下，淋入少许麻油，即可起锅。

食法： 佐餐食用。

功效： 健脾益胃，降糖降脂。

实用偏方

枸杞 15 克，蚕茧 10 克，猪脬 1 个。分别洗净，加水煮熟服食，每日 1 剂。适用于糖尿病症见小便频多、头晕腰酸。

食用禁忌

枸杞温热身体的功效很强，正在感冒发热、身体有炎症、腹泻的人不宜食用。

麦冬

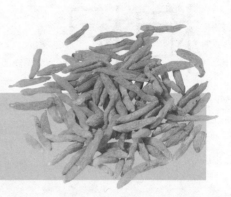

缓解燥热，增加肝糖原 麦冬具有养阴清热、润肺止咳的功效，适宜于阴虚肺燥导致的干咳、咽喉痛、便秘、肺胃热燥、心烦失眠，是老年人阴虚、燥热、津亏的常用药。

对糖尿病的功效

麦冬既可以养阴润肺，缓解血糖升高及环境燥热引起的燥热，又有促进胰岛细胞恢复功能、增加肝糖原，降低血糖的作用。

对并发症的益处

麦冬能增强心肌收缩力，增加冠状脉流量，显著减少心肌细胞的缺氧性损害，对正常心肌细胞有保护作用，有助于预防糖尿病并发急性心肌梗死。

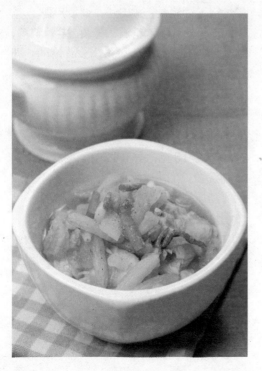

用法用量

煎汤内服，每次 6~12 克。

药膳食疗

二冬炖牡蛎肉

材料： 天冬 15 克，麦冬 15 克，牡蛎肉 200 克，姜片、葱段、精盐、味精、料酒、胡椒粉、植物油各适量。

做法： ❶麦冬润透，去内梗；天冬润透，切薄片；牡蛎肉洗净，切薄片。

❷将麦冬、天冬、牡蛎肉、姜、葱、料酒共入炖锅内，加水 1000 毫升，先用大火煮沸，再用小火炖熟，加入精盐、味精、胡椒粉、鸡油，搅匀即成。

食法： 佐餐食用。作佐餐食用，每日 1 次，每次食牡蛎肉 50 克。

功效： 滋阴清热，养胃润肺。

实用偏方

麦冬 10 克，黄连 5 克，冬瓜子 30 克。水煎服。用于糖尿病症见饮水不止、小便频多等症。

食用禁忌

麦冬性寒，脾胃虚寒泄泻、风寒咳嗽、胃有痰饮湿浊者不宜服用。

砂仁

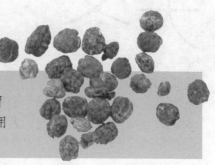

对妊娠糖尿病患者有益 砂仁具有化湿开胃，温脾止泻，理气安胎。用于湿浊中阻，脘痞不饥，脾胃虚寒，呕吐泄泻，妊娠恶阻，胎动不安。尤其适用于妊娠糖尿病。

对糖尿病的功效

砂仁提取物有降低血糖的作用。砂仁对妊娠糖尿病患者极为有益。

对并发症的益处

砂仁含挥发油及皂苷。健胃作用，能促进胃液分泌，排除消化道积气，能有效治疗糖尿病并发胃肠病等并发症。

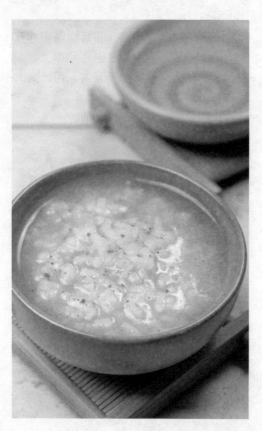

用法用量

水煎服，每次 3~6 克。

药膳食疗

砂仁粥

材料：砂仁 5 克，大米 100 克。

做法：❶大米淘洗干净；砂仁磨成粉状备用。

❷大米加入适量水煮粥，待粥熟时，调入砂仁细末，略煮 5 分钟即可。

食法：每日早晚食用。

功效：具有暖脾胃，助消化，补中气的功效。适用于脾胃虚寒、妊娠呕吐、脘腹胀满、食欲缺乏者。

实用偏方

砂仁 6 克，莲子肉 15 克，薏苡仁 15 克，桔梗 15 克，白扁豆 10 克，白茯苓 15 克，党参 15 克，炙甘草 6 克，白术 15 克，山药 15 克，每日 1 剂，水煎，分两次服。夏季糖尿病患者常会因脾虚湿盛而证见饮食不化、四肢乏力，形体消瘦、面色萎黄，舌淡，苔白腻。

食用禁忌

阴虚血燥，火热内炽者慎服。

天冬

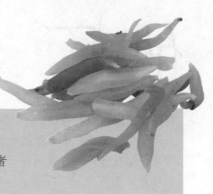

降低血糖 天冬具有滋阴降火等功效。《药性论》载，天冬"主肺气咳逆，喘息促急，除热，通肾气，疗肺痿生痈吐脓，治湿疥，止消渴，去热中风。宜久服"。适用于糖尿病患者症见热病伤阴所致口舌干燥、津少肠燥便秘等病症。

对糖尿病的功效

天冬提取物有降血糖及增强免疫功能的作用，糖尿病患者经常服用，有治疗和缓解病情的作用。

对并发症的益处

天冬含天门冬酰胺、黏液质、多种氨基酸、多糖等成分，具养阴润燥、清肺生津之功效，适宜于肺燥干咳、顿咳痰黏、咽干口渴、肠燥便秘等患者食用。尤其适合糖尿病患者秋季服用。

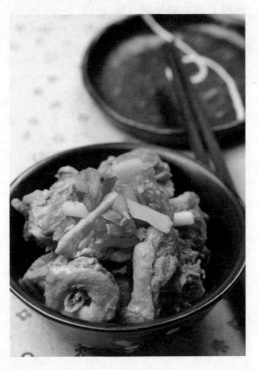

用法用量

水煎服。每次用量为 7~15 克。

药膳食疗

天冬蒸鹅肉

材料: 天冬 30 克，鹅肉 200 克，葱段 10 克，姜片 10 克，精盐、味精、料酒、酱油各适量。

做法: ❶天冬洗净，切薄片；鹅肉洗净，切小方块。

❷将酱油、料酒、精盐、味精调匀，抹在鹅肉上，将葱、姜、天冬盖在鹅肉上，加入上汤 300 毫升，置于蒸笼内，用大火大气蒸 2 小时即成。

食法: 作佐餐食用，每 3 日 1 次。

功效: 生津止渴，健脾和胃。

实用偏方

天冬 30 克，枸杞 15 克，大米 90 克。天冬、枸杞水煎取浓汁，与大米煮粥同食。每日分 2 次服食。具有益肾养阴的作用。适用于肺肾阴虚型糖尿病患者。

食用禁忌

天冬甘寒滋腻之性较强，脾虚泄泻、痰湿内盛者忌用。

知母

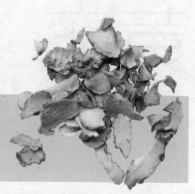

降低血糖 知母性寒味苦而不燥，上能清肺，中能凉胃，下能泻肾火。适用于阴虚型糖尿病的口渴多饮、尿频等症状，也可用于烦渴、肺热咳嗽、阴虚燥咳、痰稠、骨蒸潮热、盗汗、心烦等症。

对糖尿病的功效

知母含有知母皂苷、胆碱、烟酸、泛酸等，能促进脂肪组织对葡萄糖的摄取，使肝糖原下降，而使肌糖原升高，其水溶性提取物也有降糖功效，主要改善糖尿病患者病情。

对并发症的益处

知母在体外对痢疾杆菌、伤寒杆菌、副伤寒杆菌、霍乱弧菌、大肠杆菌、变形杆菌、绿脓杆菌等革兰阴性菌及葡萄球菌、溶血性链球菌、肺炎双球菌、百日咳杆菌等革兰氏阳性菌均有较强抗菌作用，对糖尿病引起的肺结核等并发症有一定益处。

用法用量

水煎服。每次6~15克。

药膳食疗

知母参须茶

材料：知母50克，人参须半束。

做法：将1000毫升水煮沸，加入知母、人参须，煎煮约30分钟即可。

食法：佐餐食用。

功效：补气养身，清热润燥，止咳。

实用偏方

知母、葛根、芦根各15克，天花粉30克，一同放入锅中浸泡10小时，水煎服，每日1料，分早、晚两次服。用于糖尿病口渴、尿浊症。

食用禁忌

肾阳虚、脉搏微弱、有腹泻症状的人不宜多用。

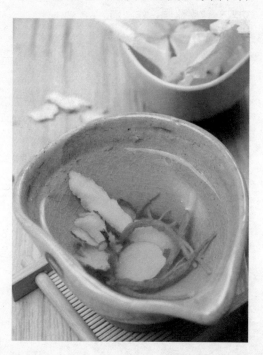

黄连

改善糖尿病患者的凝血异常和血脂紊乱　黄连清热
燥湿，泻火解毒。适用于消渴，湿热痞满，呕吐，泻痢，
黄疸，高热神昏，心火亢盛，心烦不寐，血热吐衄，
目赤吞酸，牙痛，痈肿疔疮；外治湿疹，湿疮，耳道流脓。

对糖尿病的功效

黄连含有小檗碱，有抗血小板凝聚的作用，可调节血脂，有利于改善糖尿病患者的凝血异常和血脂紊乱。

对并发症的益处

黄连具有抗溃疡、抑制胃酸分泌、保护胃黏膜、抑菌的作用，对糖尿病并发肠胃疾病患者有益。

用法用量

内服，每次 2~6 克。

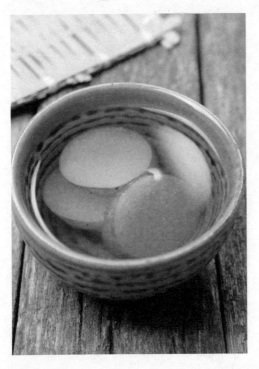

药膳食疗

黄连山药饮

材料： 黄连 10 克，山药 200 克，生姜、盐各适量。

做法： ❶黄连洗净，烘干，切薄片，放入布袋中，扎口备用；山药洗净，除去须、根，连皮切成厚片。

❷砂锅置火上，放入布袋和山药片，加适量水，用大火煮沸后，改小火煨煮 30 分钟，取出药袋即可。

食法： 佐餐食用。

功效： 补虚益脾，燥湿泻火。

实用偏方

黄连 10 克，黄柏、黄芩、丹皮、焦山栀各 20 克。研细末，分 3 天泡汁饮。具有滋阴降火，润燥，消渴的功效，适用于治疗糖尿病及并发症。

食用禁忌

脾胃虚寒、脾虚泄泻、大便溏稀者不宜服用。

石膏

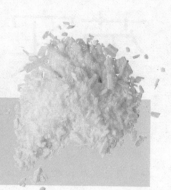

降低血糖 《别录》载，石膏"除时气头痛身热，三焦大热，皮肤热，肠胃中膈热，解肌发汗，止消渴烦逆，腹胀暴气喘息，咽热"。适用于糖尿病患者心烦神昏，谵语发狂，口渴咽干，肺热喘急，中暑自汗，胃火头痛、牙痛，热毒壅盛，发斑发疹，口舌生疮。

对糖尿病的功效

石膏中的铬能协助胰岛素发挥作用，石膏中的锌对血糖的调节和胰岛素的储存起着重要作用，具有降低血糖的作用。

对并发症的益处

石膏具有清热解毒、益胃生津的作用，可清肺热、清胃热等，对糖尿病并发症有一定缓解作用。

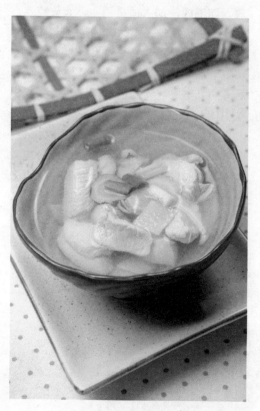

用法用量

煎汤内服，每次15~50克。

药膳食疗

石膏人参鸡肉汤

材料： 生石膏60克，人参2克，鸡脯肉150克，姜片、葱段各适量。

做法： ❶生石膏、人参分别洗净；鸡脯肉切块。

❷将鸡块、生石膏、人参、姜片、葱段放入瓦煲内，加适量清水煲2小时，调入盐即可。

食法： 佐餐食用。

功效： 调节血糖，防治糖尿病。

实用偏方

石膏20克，知母10克，玄参10克，桔梗8克，蜂蜜适量。煎前四药15分钟，去渣取汁，冲入蜂蜜服用。具有清热解毒、降低血糖的作用。

食用禁忌

脾胃虚寒、腹满畏寒者不宜服用。

芡实

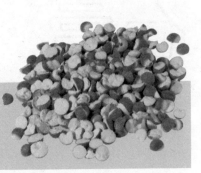

预防糖尿病并发骨质疏松 芡实性味甘涩平,具有固肾涩精、补脾止泄、利水渗湿的功效。可用于治遗精,淋浊,带下,小便不禁,泄泻,痢疾,着痹。《纲目》载,芡实"止渴益肾"。

对糖尿病的功效

芡实含有多种营养物质,具有止渴的作用,有助于缓解糖尿病患者口渴症状;还有助于提高糖尿病患者的抵抗能力。

对并发症的益处

芡实含有大量对人体有益的成分,尤其是钙、磷、铁等矿物质,对由糖尿病引起的骨质疏松有预防作用。

用法用量

煎汤内服,每次 15~25 克。

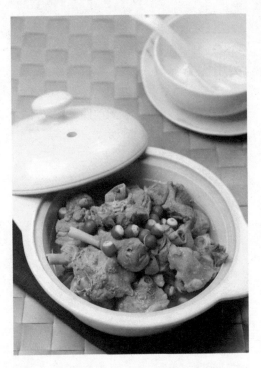

药膳食疗

芡实煮老鸭

材料: 芡实 200 克,鸭子半只(约 500 克),生姜、食盐、黄酒适量。

做法: ❶将鸭子宰杀好,去毛,内脏及爪,洗净,置于沸水锅内氽去血水;芡实去杂洗净;生姜拍破。

❷将老鸭、芡实、山药、生姜、料酒一同放入炖锅内,加入适量清水,大火烧沸,再改用小火炖煮 2 小时,加盐调味即成。

食法: 佐餐食用。

功效: 滋阴养胃,固肾涩精。适用于糖尿病肾病之水肿、尿频量多。

实用偏方

芡实、白扁豆、薏苡仁、大米各 20 克,分别洗净,一同入锅煮粥,作早餐食用,具有暖胃健脾、祛湿解暑的功效,适用于脾胃虚弱型糖尿病患者,尤其适用于糖尿病并发肾病患者,对便溏、泄泻、水肿等症有很好的效果。

食用禁忌

芡实性涩,有较强的收涩作用,便秘、尿赤患者及妇女产后皆不宜食用。

茯苓

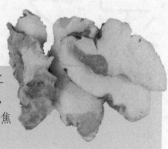

控制餐后血糖的代谢《中华药海》载："茯苓对脾阳不足之消渴尤佳……茯苓味独甘淡，甘则能补，淡能利渗；甘淡属土，用补脾阳，脾脏受益，中气既和，阴精充养，则津液自生，口焦舌干烦渴多食亦解。"

对糖尿病的功效

茯苓中的多糖成分和不溶性膳食纤维，能降低糖尿病患者的空腹血糖浓度，减少胰岛素需要量，控制餐后血糖的代谢，尤其适宜 2 型糖尿病患者服用。

对并发症的益处

茯苓能增强人体免疫功能，还具有一定利尿作用，有利于改善伴有体倦乏力、食少便溏等症状，对糖尿病并发肾病有辅助治疗作用。

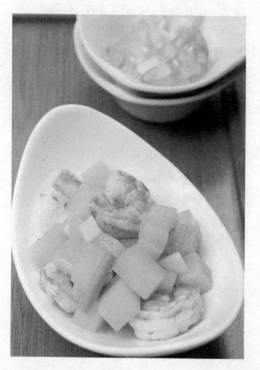

用法用量

煎汤内服，每次 10~15 克。

药膳食疗

茯苓莴笋炒虾仁

材料：茯苓 30 克，莴笋 100 克，虾仁 100 克，姜片、葱段、精盐、味精、料酒、植物油各适量。

做法：❶茯苓研为细末；莴笋去皮洗净，切丁；虾仁洗净，去壳皮。

❷锅中倒油烧热，下姜、葱爆香，加虾仁、料酒，炒变色，放入莴笋、精盐、味精、茯苓，炒熟即成。

食法：佐餐食用。

功效：渗湿利水，益脾和胃，宁心安神。用于糖尿病引起的痰饮咳嗽、水肿胀满、惊悸健忘。

实用偏方

茯苓、山药、熟地、生地、党参、麦冬、五味子、五倍子、生龙骨各 10 克，黄苍术、元参、生黄芪各 30 克。水煎服。适用于糖尿病血瘀证。

食用禁忌

口干舌燥、便秘者不宜多用。

灵芝

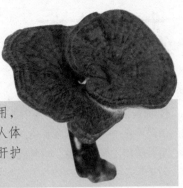

预防糖尿病并发心血管病 灵芝对神经系统有抑制作用，循环系统有降压和加强心脏收缩力的作用，对于增强人体免疫力，调节血糖，控制血压，辅助肿瘤放化疗，保肝护肝，促进睡眠等方面均具有显著疗效。

对糖尿病的功效

灵芝中的水溶性多糖，可减轻2型糖尿病的发病程度，在医生的指导下服用灵芝，可取代胰岛素抑制脂肪酸的释出，改善血糖、尿糖等症状。

对并发症的益处

灵芝可有效扩张冠状动脉，增加冠脉血流量，改善心肌微循环，增强心肌氧和能量的供给，对心肌缺血具有保护作用，对糖尿病并发心血管病有益。

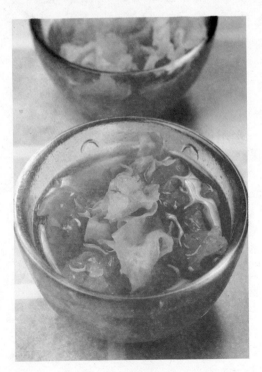

灵芝可明显降低胆固醇、脂蛋白和三酰甘油，对糖尿病并发高脂血症患者有益。灵芝还对动脉粥样斑块具有预防和缓解作用。

用法用量

水煎服，每次6~12克；研末吞服每次1.5~3克。

药膳食疗

灵芝银耳羹

材料：灵芝9克，银耳6克，菊糖适量。

做法：银耳润透，与灵芝、菊糖一起入锅，小火炖3小时，至银耳成稠汁，去除灵芝残渣即可。

食法：分3次服用。

功效：安神，止咳。

实用偏方

灵芝20克，猪胰脏一条，炖2小时后服用，改善糖尿病症状。

食用禁忌

新鲜的灵芝可以直接食用，但保存期很短。市场上散装的灵芝，最好清洗后食用。

川芎

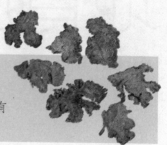

改善微循环，缓解糖尿病并发症症状 《本草汇言》载：
"川芎，上行头目，下调经水，中开郁结，血中气药。"
川芎具有活血行气的功效。现代中药研究显示，川芎具有
改善微循环、抑制血小板聚集、抗血栓、利尿等作用。

对糖尿病的功效

川芎有明显的镇静、止痛作用，有助于缓解糖尿病患者的不适。

对并发症的益处

川芎嗪可以改善微循环，使其口径、流速、流量、毛细血管数等方面有明显改善，尤以动脉最明显，对糖尿病视网膜病变有一定疗效。

川芎还可以使血浆脂质过氧化物降低，可明显改善糖尿病并发心脏病症状。川芎有利尿作用，对糖尿病并发肾病有一定益处。

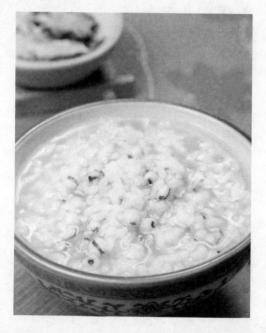

用法用量

煎服，每次3~10克。

药膳食疗

川芎茯苓当归粥

材料：川芎9克，茯苓15克，当归15克，薏苡仁30克，大米60克，蜂蜜适量。

做法：❶薏苡仁、大米分别淘洗干净；川芎、茯苓、当归加水煎，过滤留汁。

❷在药汁中加入薏苡仁、大米，用小火煮粥，粥成后，加蜂蜜即可。

食法：佐餐食用。

功效：活血行气，散风止痛，降低血糖。

实用偏方

川芎、白芷各10克，葱白7根。每日1剂，水煎，分2次服。可温经通络，散寒止痛。对胃痛、偏头痛、风湿痛有很好的治疗作用。

食用禁忌

不宜服用过多。

地骨皮

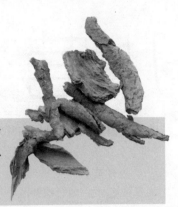

缓解多饮、身体消瘦等症状　《本草术》载，地骨皮"主治虚劳发热，往来寒热，诸见血症、鼻衄、咳嗽血、咳嗽、喘，消瘅、中风，眩晕，腰痛，行痹，脚气，水肿，虚烦，心悸，健忘，小便不通，赤白浊"地骨皮具有清虚热、泻肺火、凉血的功效。

对糖尿病的功效

地骨皮含有生物碱，对胰腺 β 细胞的结构损害有一定的减轻作用。可缓解糖尿病的多饮、身体消瘦等症状。

对并发症的益处

地骨皮具有降低血清胆固醇和三酰甘油、降低血压的功效，对糖尿病并发高血压、高脂血症有很好的疗效。

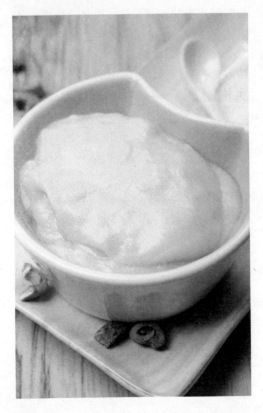

用法用量

煎汤内服，每次 9~15 克。最大剂量不超过 30 克。

药膳食疗

地骨皮糊

材料：地骨皮、桑白皮各 15 克，麦冬 10克，面粉 100 克。

做法：❶地骨皮、桑白皮、麦冬分别洗净，用清水浸泡 20 分钟；面粉加清水调成面糊。❷砂锅置火上，放入地骨皮、桑白皮、麦冬及浸泡这三味药的水大火烧沸，转小火煎 20 分钟，去渣取汁，与面粉糊一同熬煮成稀糊即成。

食法：适量食用。

功效：清肺，生津，止渴。

实用偏方

地骨皮 30 克，桃胶 15 克。水煎服，每日 1 剂。清热降糖，益气活血。

食用禁忌

地骨皮忌用铁器煎煮，否则会降低其药效。虚劳火旺且脾胃薄弱、食少泄泻者宜减量服用。

何首乌

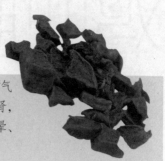

降低血糖，改善糖尿病并发症症状 《本草纲目》载，何首乌"气温苦涩，苦则补肾，温补肝，能收敛精气，所以养血益肝，固精益肾，健筋骨，乌髭发，为滋补良药"。适用于精血不足型糖尿病的头晕、目眩、须发早白、腰酸足软、遗精、崩漏、带下不止等症。

对糖尿病的功效

何首乌含有蒽醌类物质，具有降低胆固醇，降低血糖的作用。

对并发症的益处

何首乌能降低血清总胆固醇和三酰甘油的含量，同时还能减少动脉粥样斑块的形成。

经常服用何首乌对糖尿病并发高脂血症、动脉硬化患者非常有益。

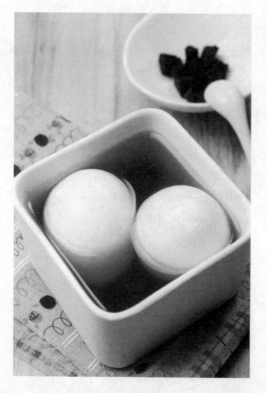

用法用量

水煎服，每次 10~30 克。

药膳食疗

何首乌蛋

材料：何首乌 60 克，鸡蛋 2 个。

做法：何首乌先用冷水浸泡 15 分钟，与洗净的鸡蛋入锅，加适量清水，以中火煮沸，蛋熟后取出，再次放入煮 3 分钟即可。

食法：佐餐食用。

功效：补肾养血。

实用偏方

何首乌、火麻仁、黑芝麻各 10 克。焙黄研末，每日 1 剂，分 3 次服完。适用于老年糖尿病患者并发便秘等症。

食用禁忌

服用何首乌同时，注意忌食猪羊肉血、铁剂、萝卜、葱、蒜等。大便稀薄或腹泻者不宜服用。

鸡血藤

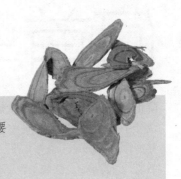

改善糖尿病并发症状 鸡血藤具有补血行血、活血化瘀、舒筋通络等功效。《纲目拾遗》载，鸡血藤"活血，暖腰膝，已风瘫"。适用于血虚、血瘀型糖尿病的月经不调、经行不畅、痛经、闭经及关节酸痛、风湿痹痛等病症。

对糖尿病的功效

鸡血藤有补血、活血、通络的作用，对血虚、血瘀型糖尿病患者有益。

对并发症的益处

鸡血藤有降低血压的作用，对糖尿病并发高血压等并发症有一定益处。鸡血藤还对主动脉及头臂动脉病变，有一定的抑制作用。

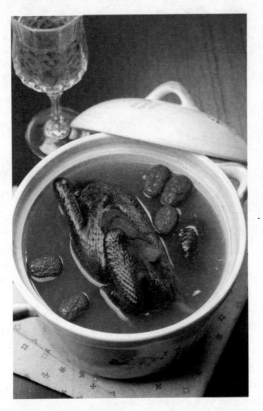

用法用量

水煎服。每次用量为 10~15 克，最大剂量不能超过 60 克。

药膳食疗

鸡血藤乌鸡汤

材料：鸡血藤 40 克，红枣 40 克，乌鸡 350 克，姜片、盐各适量。

做法：①鸡血藤洗净，斩碎；红枣洗净，去核；乌鸡刮洗干净，斩件。

②将乌鸡放入滚水中煲 3 分钟，取出，过冷水。

③锅中放入姜片，下入乌鸡，继续用中火煲 2 小时，加细盐调味，即可。

食法：适量食用。

功效：清肺，生津，止渴。

实用偏方

鸡血藤 10 克，木瓜 30 克。水煎，浸泡足部。有助于缓解糖尿病足症状。

食用禁忌

阴虚火亢者慎用。

墨旱莲

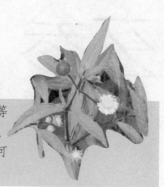

改善糖尿病并发症症状 墨旱莲具有滋阴补肾、凉血止血等功效。适用于肝肾阴虚、阴虚血热型糖尿病之头晕、目眩、须发早白、吐血、衄血、尿血、便血、崩漏等症状；也可用于缓解外伤出血。

对糖尿病的功效

墨旱莲含有皂苷、挥发油、鞣质、维生素 A、旱莲草素等成分，有助于缓解病情。

对并发症的益处

墨旱莲能够调节基质金属蛋白酶系统失衡，具有补益肝肾的作用，对由糖尿病引起的肾病患者有益，有助于改善糖尿病并发症症状。

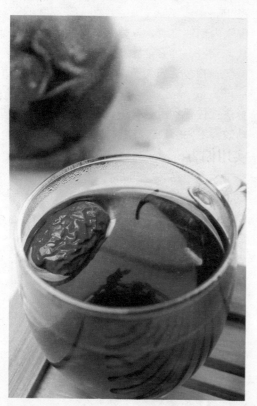

用法用量

水煎服。每次 6~30 克。

药膳食疗

墨旱莲红枣汤

材料：墨旱莲 50 克，红枣 8 枚。

做法： ❶红枣去核，洗净；墨旱莲洗净。

❷旱莲草、红枣加清水 1000 毫升煎至 500 毫升。

食法：适量饮用。

功效：补肝肾，滋阴补血，止血。

实用偏方

墨旱莲、五味子、菟丝子、柏子仁各 10 克，女贞子、枸杞各 20 克，置砂锅内加水煎 20 分钟，取汁服用，每日 1 剂，可连服 5 ~ 7 日。适用于肝肾虚引起的头晕、眼花、失眠、多梦、须发早白、腰膝酸软等症。

食用禁忌

脾肾虚寒者忌服。

玄参

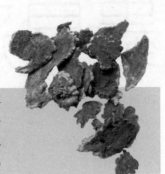

降血糖、降血压 玄参既能清热凉血，又能养阴润燥。《本草纲目》载："玄参，滋阴降火，解斑毒，利咽喉，通小便血滞。"适用于糖尿病之烦渴、发斑、骨蒸劳热、失眠、自汗、盗汗、便秘、咽喉肿痛、痈疽、吐血、鼻出血等症。

对糖尿病的功效

玄参含有玄参素、生物碱、植物固醇、脂肪酸等化学成分，有很好的降低血糖的作用，有助于改善糖尿病症状。

对并发症的益处

玄参具有升高白细胞，增加冠状动脉血流量，增加心肌营养，抗心肌缺血，抗缺氧，降低血压、血糖，抗真菌等作用，对糖尿病并发高血压、心血管病有益。

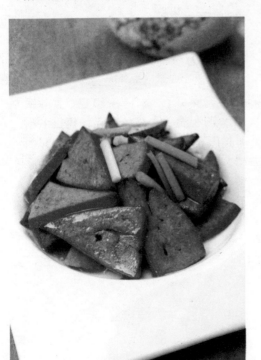

用法用量

水煎服。每次 10~15 克。

药膳食疗

玄参炖猪肝

材料：玄参 15 克，猪肝 500 克，湿淀粉、酱油、料酒、葱段、姜片、盐、味精。

做法：❶猪肝洗净；玄参片洗净，用纱布包好，与猪肝同煮 1 小时，取出猪肝切片备用。

❷锅内倒油烧沸，入姜片、葱段煸炒，再放入猪肝，加酱油、料酒少许，加入猪肝原汤，用湿淀粉勾芡，加入盐、味精调味即可。

食法：佐餐食用。

功效：滋阴补血，养肝明目。

实用偏方

玄参、陈皮、当归各 12 克，黄连 15 克，甘草 6 克。水煎服，每日 1 剂。具有益气养血、宁心安神的功效，适用于治疗糖尿病并发冠心病。

食用禁忌

脾胃虚寒、食欲缺乏、大便稀薄或脾胃有湿者忌用。

女贞子

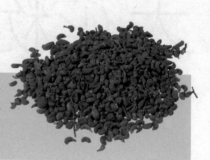

降低血糖，改善糖耐量 女贞子具有补益肝肾、清虚热、明目的功效。对头昏目眩、腰膝酸软、遗精、耳鸣、骨蒸潮热、目暗不明等有一定作用。适用于肝肾不足型糖尿病。

对糖尿病的功效

女贞子三萜酸能明显降低血糖和三酰甘油，改善糖耐量，对糖尿病有预防和治疗作用。

对并发症的益处

女贞子能补益肝肾，清虚热，明目，主要是补肾阴。女贞子还有降低血脂、抗氧化能力，对糖尿病并发眼病、肝病、肾病有一定作用。

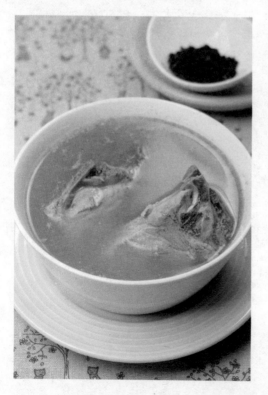

用法用量

水煎内服，每次 10~15 克。

药膳食疗

女贞子脊骨汤

材料： 女贞子 20 克，杜仲 15 克，猪脊骨 250 克，盐、味精各适量。

做法： ❶猪脊骨洗净，放炖盘中，加适量清水；女贞子、杜仲用纱布包好扎口。
❷药包放炖盘中同煮约 1 个小时；去药包，用盐、味精适量调味即可。

食法： 佐餐食用。

功效： 滋阴补肾，适用于老年人糖尿病并发关节炎患者。

实用偏方

女贞子、石斛、枸杞各 15 克，菊花 10 克。煎汤饮。养阴清热，明目，补养肝肾。用于糖尿病患者症见肝肾阴虚，目昏眼花，视力减退。

食用禁忌

脾胃虚寒泄泻及阳虚者忌服。

天花粉

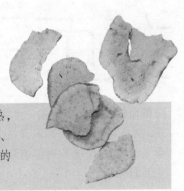

降低血糖 《本经》载，天花粉"主消渴，身热，烦满，大热，补虚安神，续绝伤"。天花粉性寒、味甘苦，可入肺经、胃经，具有清热生津、消肿排脓的功效，是治疗糖尿病的要药。

对糖尿病的功效

天花粉多糖，有明显的免疫调节作用，能增强免疫活性，具有显著的抗肿瘤和细胞毒活性，天花粉还具有明显的降血糖作用，对糖尿病有治疗作用。

对并发症的益处

天花粉能清肺润燥，用于肺热燥咳，甚或咯血等症，对糖尿病并发肺结核有一定治疗作用。

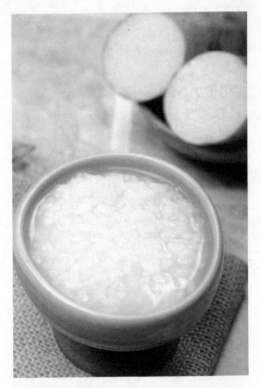

用法用量

煎汤内服，9~15克；或入丸、散。

药膳食疗

天花粉山药粥

材料： 天花粉15克，山药10克，粳米30克，蜂蜜10克。

做法： ❶天花粉、山药洗净，滤干，打碎，备用；大米淘洗干净。
❷将天花粉、山药一起倒入锅内，加冷水三大碗，大火烧开，煮20分钟，离火，再加蜂蜜，拌匀即成。

食法： 作早餐食用。

功效： 健脾益肾，补虚安中，清热降火，生津止渴。

实用偏方

天花粉20克，黄连10克，山药20克，共为细末，用生地汁、藕汁、人乳汁、姜汁、蜂蜜水调和在一起，冲服药末，每次3～5克，每天3次。具有清热润肺、生津止渴的功效。适用于糖尿病症见烦渴多饮，口干舌燥，尿频尿多，舌边尖红，苔薄黄，脉洪数。

食用禁忌

脾胃虚寒，大便滑泄及孕妇忌用。

西洋参

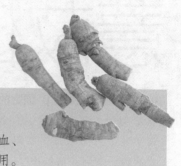

双向调节血糖 西洋参味微甘、苦，性寒，入心、肺、肾经，可滋阴补气、清热生津。适用于伴有热证的糖尿病患者的气虚、阴伤、烦倦、口渴、阴虚火旺、咳喘、痰血、津液不足、口舌干燥等；亦适宜气阴两伤型糖尿病患者服用。

对糖尿病的功效

西洋参中的西洋参皂苷对人体血糖有理想的调节作用，可以降低过高的血糖水平，升高低血糖，具有双向性。

对并发症的益处

西洋参中的西洋参皂苷还具有降低血脂的功效，能够促进血液循环，有助于改善糖尿病并发症症状。

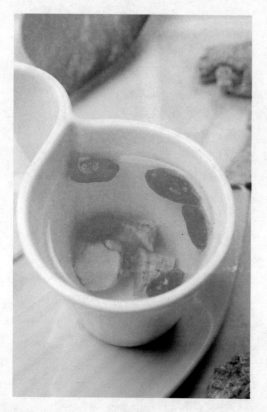

用法用量

每次用量为 3~6 克，宜另煎，再与其他药汤和服。

药膳食疗

参杞茶

材料：西洋参片 6 克，枸杞 15 克。

做法：西洋参片、枸杞分别洗净，放入炖杯内，加清水 200 毫升，大火煮沸，改小火煎 40 分钟即成。

食法：佐餐食用。分次饮服，当日饮完。

功效：补肾益气，生津止渴。

实用偏方

西洋参 10 克，三七 10 克，灵芝 20 克。共研细末，每日 1 剂，每日早晚各服 1 次。适用于糖尿病并发冠心病。

食用禁忌

西洋参性偏寒冷，脾胃虚寒或夹有寒湿、腹部冷痛、泄泻的人不宜服用。

薏苡仁

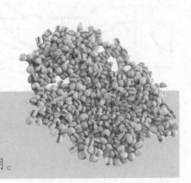

抑制自由基对胰腺 β 细胞的损伤 薏苡仁有增强人体免疫功能、抗菌抗癌、利水、健脾除痹、清热排脓的功效。可用来治疗水肿、脚气、脾虚泄泻，也可用于肺痈、肠痈等病的治疗。对糖尿病并发症有缓解作用。

对糖尿病的功效

薏苡仁中的薏苡仁多糖有显著降糖的功效，可抑制自由基对胰腺 β 细胞膜的损伤及肾上腺素引起的糖异生。

对并发症的益处

薏苡仁能增强肾功能，有清热利尿的作用，可以改善糖尿病并发肾病尿少、水肿等症状。

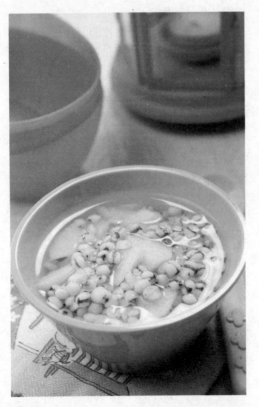

用法用量

每日 50~100 克（熟重）。

药膳食疗

冬瓜薏苡仁煲老鸭

材料： 冬瓜 200 克，老鸭 1 只，薏苡仁 20 克，红枣 10 枚，盐、胡椒粉、香油、姜各适量。

做法： ❶冬瓜洗净，切块；鸭洗净剁块；姜去皮，洗净切片；红枣泡发，洗净备用。❷锅上火，油烧热，爆香姜片；另锅加入适量清水，待水沸，下鸭煮至没有血水。❸将鸭转入砂钵内，放入姜片、红枣、薏苡仁烧开后，用小火煲约 60 分钟，放入冬瓜，再煲至冬瓜熟软，调入盐、胡椒粉，淋入少许香油拌匀即可。

食法： 佐餐食用。

功效： 健脾利湿。

实用偏方

薏苡仁 30 克，白果 20 克。煮粥同食，具有健脾除湿、清热排脓的作用，适用于糖尿病引起的脾虚泄泻、痰喘咳嗽、小便涩痛、水肿等症。

食用禁忌

薏苡仁有化湿滑利的效果，孕妇食用可能会引起流产等，妊娠糖尿病的孕妇不宜食用；遗精、遗尿患者也不宜食用。

桑白皮

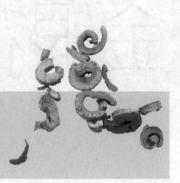

降低血糖 桑白皮甘寒、入肺经，有泻肺平喘、利水消肿的功效。用于肺热咳嗽、面目水肿、小便不利等症。《药性论》载，桑白皮"治肺气喘满，水气浮肿，主伤绝，利水道，消水气，虚劳客热，头痛，内补不足"。

对糖尿病的功效

桑白皮的水提取物有降血糖作用，从提取物分离的一种聚糖，在很低剂量时即可产生明显的降血糖作用。

对并发症的益处

桑白皮有很好的利尿作用，对糖尿病并发肾脏疾病有一定治疗作用。

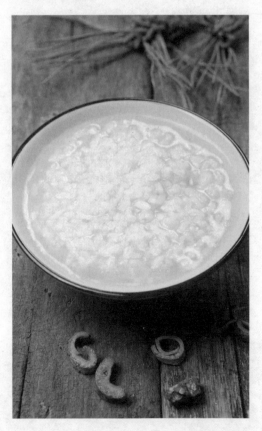

用法用量

煎汤内服，每次 9~15 克；或入散剂；可取适量外用，捣汁涂或煎水洗。

药膳食疗

桑白皮粥

材料：桑白皮 15 克，大米 50 克。

做法：❶大米淘洗干净；桑白皮加水熬汁，去渣备用。

❷将桑白皮煎汁和大米一同煮粥，至粥稠即成。

食法：佐餐食用。

功效：清热润肺，利水消肿，调节血糖。

实用偏方

兔肉 160 克，桑白皮 14 克，盐、香油各适量。桑白皮和兔肉煮熟后加入适量的盐和香油调味即成。有补中益气、利水消肿的功效，对患有糖尿病的中老年人尤其适用。

食用禁忌

无禁忌。

金银花

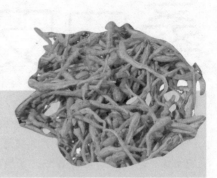

改善机体的胰岛素抵抗 金银花微苦，清香，辛，寒。归肺，胃，心，大肠经。具有抑菌、抗病毒、抗炎、解热、调节免疫等作用。

对糖尿病的功效

金银花中的绿原酸，能修复损伤的胰岛 β 细胞，还能改善机体的胰岛素抵抗，激活受体，增强受体对胰岛素的敏感性。

对并发症的益处

金银花能减少肠内胆固醇吸收，降低血浆中胆固醇含量，对糖尿病并发症有一定改善作用。

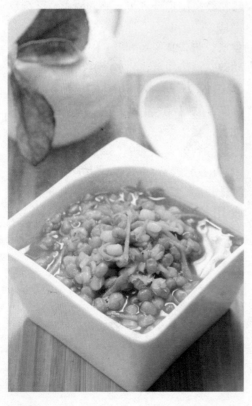

用法用量

煎汤内服，每日 10~20 克；适量捣敷外用。

药膳食疗

金银花绿豆汤

材料：金银花 10 克，绿豆 50 克。

做法：❶绿豆洗净，用清水浸泡 6 小时；金银花洗净。

❷砂锅注入温水后置于火上，放入绿豆、金银花，煮至绿豆熟透，凉至温热即可。

食法：佐餐食用。

功效：清热解毒，消暑益气。

实用偏方

金银花 10 克，生芦根 5 克，水煎服，每日 1 剂。具有解暑热、助消化的功效。

食用禁忌

脾胃虚寒、胃痛畏寒、有腹泻倾向者忌用。

治疗糖尿病常用药对速查表

	药对名称	药对功效	适应证	用法用量	应用禁忌
补气类药对	白术＋茯苓	健脾渗湿、益气生血、宁心安神	脾虚挟湿的糖尿病尤其糖尿病自主神经病变、胃轻瘫、腹泻等症	白术10～15克，茯苓10～15克	气虚下陷、虚寒精滑者不可服用
	人参＋黄芪	补气助阳、补元气、生精血之功效，且可以阴阳兼顾，彻里彻外，通补无泻	糖尿病之气阴两虚，如糖尿病并发心脏病、心功能不全、心律失常、自主神经紊乱、腹泻、汗出异常等症	人参6～10克，黄芪10～30克	气滞湿阻、食积内停、疮痈初起、阴虚内热、腹胀等，不可用
	山药＋莲子	补脾健胃、益气养心、补肾固涩、止泄泻	糖尿病自主神经功能紊乱之脾虚泄泻、饮食不佳等症	山药15～30克，莲子6～15克	胃肠结热、大便干燥者忌服
	黄芪＋生地	健脾补肾、利水消肿、滋阴清热、益气生津	糖尿病之气阴两虚症、阴阳俱虚症。此药对为降糖类药方的基本构成，是治疗糖尿病及其并发症的良药	黄芪10～30克，生地黄10～30克	表实邪盛、内有实热、阴虚阳亢、湿盛中满、气滞湿阻、食积内停等均不可用
	黄芪＋白术	健脾补中、补肺益气	糖尿病患者之久病体弱、抵抗力下降时的气虚证；糖尿病及其自主神经病变、胃轻瘫、腹泻	黄芪9～30克，白术9～15克	胸脘湿、滞气阻、痞满、无气虚证者忌服
	人参＋白术	培补脾胃元气，健脾除湿，共益后天以开化源	糖尿病自主神经功能紊乱、胃轻瘫、腹泻之脘腹胀满、腹泻便溏、舌淡、脉沉细等症	人参6～10克，白术6～15克	阴虚燥渴、气滞胀闷者勿用

	药对名称	药对功效	适应证	用法用量	应用禁忌
养阴类药对	葛根 + 天花粉	养阴清热、生津止渴	糖尿病患者阴虚内热、热结较甚、热伤津液、口渴多饮、便干尿赤、舌红苔少津液等症	葛根15~30克，天花粉15~30克	脾虚湿盛、腹泻便溏、里寒证者不宜服用
	麦冬 + 天冬	滋阴润燥、清肺、心、胃、肾之虚热	糖尿病阴虚证之咽干口渴、多食易饥、干咳、心烦等症；糖尿病合并支气管炎、肺部感染、肺结核等的干咳少痰、心烦不安等症	天冬10~15克，麦冬10~15克	无严格禁忌证
	玄参 + 苍术	建中宫、止漏浊、降低血糖	糖尿病脾肾不足、湿热阻滞、血糖增高等症症	苍术10~15克，玄参15~30克	无严格禁忌证
	玄参 + 生地	清热凉血、养阴生津	糖尿病阴虚津亏、内热伤阴、燥热伤阴、阴虚火旺以及糖尿病足热毒壅盛等症	生地10~30克，玄参10~30克	脾胃虚寒、食少便溏者不宜服用
	玄参 + 葛根	滋阴清热、生津止渴	糖尿病患者阴虚内热、热伤津液、口渴欲饮等症	葛根15~30克，玄参15~30克	脾胃湿阻及脾虚便溏者不宜服用
	玉竹 + 黄精	补脾益肾、滋阴润肺、养阴润燥、生津止渴	糖尿病合并呼吸系统疾病的咳嗽、气喘诸症；糖尿病合并消化系统疾病的胃胀食少、倦怠食少、纳后不消、腰酸腿软等症	黄精10~20克，（鲜者30~60克）玉竹10~15克	无严格禁证

药对名称	药对功效	适应证	用法用量	应用禁忌
	黄连＋知母	清热、滋阴泻火、解毒	糖尿病胃热阴虚、胃肠结热、胃火亢盛致口渴多饮、消谷善饥等症	知母6~9克，黄连3~6克	脾胃虚寒者不宜服用
	金银花＋黄芪	补不助热，清不伤正，托毒清解	糖尿病足之顽固性皮肤溃疡、坏疽等患者	金银花9~20克，黄芪9~30克	表实邪感、气滞湿阻、食积内停、阴虚阳亢、溃后热毒尚盛等证均不宜服用
清热类药对	桑白皮＋地骨皮	可使肺火清而逆气降，肾热清而虚火宁	糖尿病肺之肾阴虚、肺热津伤、咽干口渴、咳嗽等症；糖尿病合并肺系疾证之肺火邪热、咳喘上逆等症	桑白皮9~30克，地骨皮9~30克	肺虚无火者、外感风寒咳嗽者、脾胃虚寒者不宜服用
	生地黄＋黄连	滋肾阴、益精血、泻心火、解热毒	糖尿病之肾水不足、心火自旺、烦渴多饮、扰神津伤、心烦口干、舌红苔黄症	生地黄15~30克，黄连6~12克	糖尿病阳虚中寒者不宜服用
	知母＋石膏	清中有润，润中有散，可使清热止渴除烦之效用大大增强	糖尿病之口干舌燥、口渴多饮、多食易饥、大便偏干者；糖尿病合并多种感染性疾病、发热汗出、烦渴	知母6~10克，石膏20~30克	脾胃虚寒证不宜服用
	知母＋天花粉	清热泻火、润燥生津	糖尿病肺胃阴虚、热盛伤津之口渴多饮、多尿等症	知母6~12克，天花粉10~15克	脾胃虚寒、大便滑泄者以及孕妇不宜服用

	药对名称	药对功效	适应证	用法用量	应用禁忌
活血化瘀类药对	当归＋川芎	活血祛瘀、养血和血	糖尿病心脏病心肌缺血等症	川芎6~10克，当归3~12克	无严格禁忌证
	当归＋赤芍	清热凉血、补血活血、化瘀止痛	糖尿病便秘者、糖尿病性心脏病心绞痛、糖尿病足肢体麻木、疼痛以及女性糖尿病合并闭经者	当归10克，赤芍10~30克	血寒经闭、湿盛中满、便溏者不宜服用
	丹参＋黄芪	补益脾肺元气、活血化瘀	糖尿病及糖尿病并发冠心病心绞痛、糖尿病脑血管病变、糖尿病肾病、糖尿病周围血管神经病变等之气虚血瘀者	丹参10~30克，黄芪15~30克	内有实热、肝阳上亢、气火上冲、湿热气滞者不宜服用
	丹参＋赤芍	活血通经、祛瘀止痛	糖尿病并发心脏病、糖尿病足、糖尿病合并疮疡等之血瘀、血瘀挟热等症	赤芍6~12克，丹参5~15克	血寒经闭者不宜服用
	葛根＋丹参	活血化瘀、祛瘀生新、降低血糖	尿病之舌质黯、有瘀点、瘀斑、舌下静脉瘀滞等症	葛根10~30克，丹参10~30克	无严格禁忌证
	葛根＋黄芪	益气升清、通脉止眩	糖尿病合并高血压、冠心病和脑血管病变的患者	葛根15~30克，黄芪15~30克	表虚多汗、麻疹已透、表实邪盛、气滞湿阻、食积内停者不宜服用

第5章
常见并发症饮食疗法

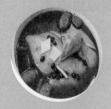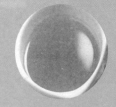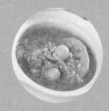

　　糖尿病由于并发症的不同，对饮食的要求也不同，糖尿病患者要根据并发症的不同，合理调整饮食结构，达到标本兼治的目的。

糖尿病并发高血压

　　糖尿病并发高血压，发病率高、发病早，且随着患者年龄的增长呈增加的趋势。糖尿病并发高血压的主要危险是加速了动脉粥样硬化，这是糖尿病患者因冠心病致死的重要因素；糖尿病并发高血压日久还易导致眼底病变、脑血管病变及糖尿病性肾病等。

饮食原则

　　糖尿病并发高血压患者的饮食以清淡为主。

　　日常饮食保证钾、钙、维生素 C 的摄取量；选用多纤维素、低饱和脂肪酸、低胆固醇的食物；控制钠盐的摄取量，每日不超过 6 克；少吃或不吃腌制食物；禁用浓茶、浓咖啡、烈性酒类。

宜忌速查

宜：含钙高的食物，如豆类及豆制品、核桃、花生、牛奶、鱼等；含维生素 C 的新鲜果蔬，如菠菜、猕猴桃、苹果等；有降血压作用的食物，如大蒜、胡萝卜、芹菜、荠菜、红薯、海带等。

忌：含盐量高的食物，如咸肉、咸鱼、咸菜、松花蛋、香肠、方便面等；动物性油脂及胆固醇含量高的食物，如肥肉、蛋黄、螃蟹、鱿鱼、鸭蛋、羊腿、糖果、巧克力等。

单方验方

　　葛根 10~30 克，加水煎服，每日 1 剂。用于伴有头痛、头晕、颈项不适的糖尿病并发高血压者。

对症食疗

豌豆豆腐粥

材料：豌豆 50 克，胡萝卜 30 克，豆腐 300 克，大米 100 克，盐适量。

做法：❶大米淘洗干净；胡萝卜、豌豆分别洗净。

❷胡萝卜、豆腐分别切丁，放入沸水中稍焯。

❸将豌豆、胡萝卜丁、豆腐丁、大米放入锅中，加适量水煮粥，至豌豆、胡萝卜丁煮烂，加盐调味即成。

营养功效：常喝此粥能增加营养，对糖尿病并发高血压等病症有一定的疗效。

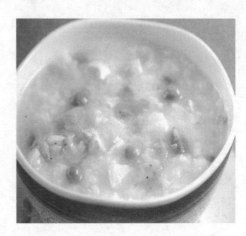

糖尿病并发冠心病

　　冠心病是糖尿病的主要并发症之一，糖尿病性冠心病在早期无任何症状，随着病情进一步发展，冠状动脉供血不足甚至中断，可能出现心绞痛、心肌梗死等。糖尿病合并冠心病时往往病情较重，进程较快，尤以女性较多，死亡率较高。

饮食原则

糖尿病并发冠心病患者应多食高纤维素食物，因摄入高纤维食物后可改善大便习惯，增加排便量，使粪便中胆固醇及时排出，从而起到降低血清胆固醇含量的作用。不宜饮食过多过饱，切勿暴饮暴食。尤其忌食辛辣、刺激性的食物。还要注意戒烟戒酒。

宜忌速查

宜：含有抗氧化物质的食物，如脱脂牛奶、豆及豆制品、芝麻、山药等；高纤维素的食物，如豌豆等；具有软坚散结的食物，如海带、海蜇、淡菜、紫菜等；低盐食物和植物油，如豆油、麻油等。

忌：高糖食物，尤其是单糖食物，因单糖在体内可转化为脂肪而存积；如土豆、糖果、甜点、奶油等；高胆固醇、高脂肪的食物，如猪油、牛油、羊油、鸡油、黄油、奶油、动物脑及肝脏、蛋黄、巧克力、鱿鱼、贝类（蚌、螺、蛏、蚬、蟹黄等）、鱼子等。

单方验方

葛根 12 克，山楂 20 克，槐花 10 克。水煎代茶饮。

用于伴有高血压、高脂血症的糖尿病性冠心病患者。

对症食疗

巴戟黑豆鸡汤

材料：巴戟天 15 克，黑豆 100 克，鸡腿 150 克，胡椒粒、盐各适量。

做法：❶将鸡腿剁块，放入沸水中汆烫，捞起洗净。

❷将黑豆淘净，和鸡腿、巴戟天、胡椒粒一起放入锅中，加水至盖过材料。

❸以大火煮开，转小火续炖 40 分钟，加盐调味即成。

营养功效：常饮此汤可降低胆固醇水平，降低冠心病的发病率。

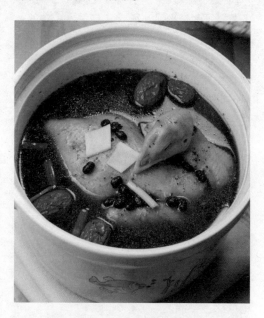

糖尿病并发肾病

糖尿病并发肾脏疾病是糖尿病的严重并发症之一，是糖尿病患者最重要的致死因素之一。

饮食原则

合理而有效的饮食疗法既有助于减轻肾脏的负担，又有益于糖尿病的控制，还能减少药物用量。

糖尿病并发肾病患者要多食用具有降压作用、降血脂作用的蔬菜，如芹菜等。限制食用对肾脏有刺激作用的食物如辣椒、芥末；限制膳食中饱和脂肪酸的含量。

提倡低盐或者无盐饮食。

不要盲目限制饮水，要根据水肿、血压等变化情况，再确定水的摄入量。

宜忌速查

宜：食用具有补益精血作用的食物，如鸡蛋、牛奶、红枣、芹菜、大白菜、草莓、西红柿、苹果、葡萄、猕猴桃等；多食用富含多不饱和脂肪酸的食物，如燕麦、金枪鱼、核桃、花生、芝麻、榛子、三文鱼、鳕鱼等。

忌：忌食高钠过咸的食物，如油饼、蘑菇、紫菜、榨菜、茴香、麻酱、冬菜、虾米、薯片、腌肉、咸菜、咸鱼等；忌食油腻、辛辣、刺激性食物，如肥肉、烤鸭、辣椒、胡椒、芥末、洋葱、大蒜等；忌食生冷性寒的食物，如西瓜、苦瓜、竹笋、凉拌菜、冰激凌、冷饮等。适量食用豆类及豆制品，如大豆、黄豆、蚕豆、赤豆、绿豆、豆腐、豆腐干、面筋、烤麸等食物。过量食用此类食物可增加尿蛋白质的排泄，加重肾功能损。

单方验方

生地黄、玄参、丹参、黄精各30克，太子参、麦冬、牛膝各15克，山茱萸、川芎、桃仁、大黄、枳实、菊花、泽泻各10克。水煎服，每日1剂。用于肝肾气阴两虚型糖尿病性肾病。

对症食疗

姜丝鲈鱼汤

原料： 鲈鱼1条，姜10克，盐适量。

做法： ❶鲈鱼去鳞、鳃，去内脏，洗净，切成3段。

❷姜洗净，切丝。

❸锅中加适量水煮沸，将鱼块、姜丝放入煮沸，转中火煮3分钟，待鱼肉熟嫩，加盐调味即可。

营养功效： 有补肝肾、化痰止咳之效，对糖尿病及并发肾病患者有很好的改善作用。

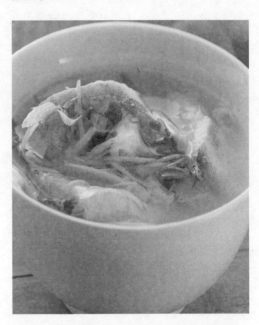

糖尿病并发高脂血症

糖尿病导致的脂质代谢异常是动脉粥样硬化、冠心病、脑血管病发生的主因之一。糖尿病性高脂血症严重时，还可能会产生脂质性视网膜炎。

饮食原则

糖尿病并发高脂血症患者饮食要清淡，限制动物脂肪摄入量，适当增加植物油摄入量。

一般要使每天食物中脂肪提供的热量保持在总热量的30%左右。每天摄入油脂总量不宜超过75克；少吃油炸食品，少吃煎、炒食品，而多吃煮、蒸和凉拌食品。

膳食中蛋白质应占 16%~25%，充足的蛋白质供给可避免身体虚弱，并且有利于血脂改善。

应进行低糖类膳食，每日供给量以 100~200 克为宜，但不能低于 50 克，否则易出现酮症酸中毒。

多吃一些富含纤维素的膳食，例如粗粮、蔬菜等，以有利于降低血脂和增加饱腹感。

宜忌速查

宜：多食用含有丰富的不饱和脂肪酸和膳食纤维、降低胆固醇和血脂的食物，如牛奶、豆制品、绿豆、花生、生姜、燕麦、玉米、芹菜、海带、淡菜、大蒜、洋葱、红枣、青椒、西红柿、大白菜、菠菜、橄榄、豌豆苗、兔肉、酸奶等；多食用富含维生素、矿物质的新鲜水果，如山楂、柚子、苹果等；多选用植物油，如花生油、麻油、玉米油、大豆油等。

忌：忌食高胆固醇、高脂肪的食物，如动物脂肪、内脏、禽蛋、黄油等，以减少胆固醇和饱和脂肪酸的摄入；忌烟、酒。

单方验方

丹参、菊花、山楂各 10 克，每日 1 剂，水煎代茶饮，有活血祛瘀降脂的功效，用于糖尿病高脂血症血瘀型。

对症食疗

植物四宝

材料：冬笋 80 克，蘑菇 80 克，胡萝卜 60 克，青萝卜 60 克，盐、味精、淀粉各适量。

做法：❶冬笋去壳取肉，洗净切菱形块；蘑菇洗净切片；胡萝卜和青萝卜也洗净切成菱形块；所有原料在开水锅中煮一下，再用凉水浸泡。

❷锅置火上，放油烧热，倒入冬笋炒一会，再将其余三种原料倒入炒 5 分钟后，加开水，用小火烧至萝卜烂透，加入调味料再烧至入味，用淀粉勾芡，再淋入熟油即成。

营养功效：能够降低胆固醇，起到降低血脂的作用，还能补充膳食纤维和维生素。

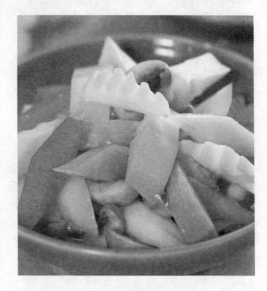

糖尿病并发骨质疏松

糖尿病患者发生骨质疏松症时，常有腰背、髋部疼痛或持续性肌肉钝痛，严重者在稍遇外力时极易发生骨折，骨折后可能带来一系列并发症，给患者日常生活带来极大的不便，甚至会危及生命。

饮食原则

糖尿病并发骨质疏松患者，增加摄入尤其是摄入含钙丰富的食物，将是预防、延缓和治疗骨质疏松症的关键。从饮食中补充钙显得尤为重要，经常食用牛奶和其他奶制品，富含钙质的蔬菜、豆类等。不过，有些蔬菜虽然富含钙，但也含有草酸，会在一定程度上阻止钙的吸收，如竹笋、茭白等。

宜忌速查

宜：含钙高的食物，如豆类及豆制品、核桃、花生、牛奶、小米、猪排骨、脆骨、鱼等；含维生素 C 的新鲜果蔬，如小白菜、芹菜、猕猴桃、苹果等；富含维生素 D 的食物，如沙丁鱼、鸡蛋、木耳、紫菜、瘦肉等。

忌：忌食过甜、过咸的食物，如冰糖、白糖、巧克力、薯片、腌菜、咸鱼等，会影响钙质的吸收；忌食辛辣、刺激性食物，如辣椒、辣酱、花椒、芥末、胡椒等；忌食含磷量高的食物，如燕麦、口蘑、螃蟹、蚌肉等；忌浓茶、酒、碳酸饮料、咖啡以及含咖啡因较多的饮品。

单方验方

桑葚 20 克，大米 70 克。煮粥同食每日一剂。用于肝肾阴虚型糖尿病并发骨质疏松。

对症食疗
木瓜排骨汤

材料：木瓜 1000 克，排骨 300 克，生姜、盐、味精各适量。

做法：❶将木瓜削皮去核，洗净切件；排骨洗净，剁块；姜洗净切片。

❷木瓜、排骨、姜片同放入锅里，加清水适量，用大火煮沸后，改用小火煲 2 个小时。

❸待熟后，调入盐、味精即可。

营养功效：要获得最佳口味，必须先用油炒排骨，这样做出来的汤香浓四溢，色泽金黄。排骨含钙量高，木瓜含有维生素 C，能促进钙的吸收，此汤对糖尿病并发骨质疏松极为有益。

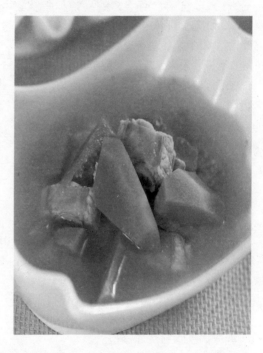

糖尿病并发肺结核

糖尿病并发肺结核是糖尿病的特殊感染，多见于中、老年糖尿病患者，发病急骤、进展迅速，病情不易控制。因为糖尿病并发肺结核是进行性消耗性疾病，患者有体重减轻、食欲缺乏等表现。

饮食原则

糖尿病并发肺结核患者宜选择高蛋白、富含维生素及具有润肺祛痰等功能的食物。

维生素 A 能提高机体的抵抗力，B 族维生素和维生素 C 参与体内代谢，还有增进食欲、健全肺部和血管等组织的作用。维生素D可帮助钙质吸收，而钙质是结核病灶钙化所不可缺少的物质。

因此，钙质和维生素的供应量必须要很充足，含钙丰富的食物，含维生素丰富的食物，如新鲜的蔬菜、香菇、粗杂粮，等等。

宜忌速查

宜：糖尿病并发肺结核患者宜选择高蛋白、富含维生素及具有润肺祛痰等功能的食物。维生素A能提高机体的抵抗力，B族维生素和维生素C参与体内代谢，还有增进食欲、健全肺部和血管等组织的作用。维生素D可帮助钙质吸收，而钙质是结核病灶钙化所不可缺少的物质。因此，钙质和维生素的供应量必须充足，含钙丰富的食物，含维生素丰富的食物，如新鲜的蔬菜、香菇、粗杂粮等。

忌：忌食一切辛辣刺激动火燥液之品，如胡椒、辣椒、生姜、洋葱、韭菜、烟酒之类。忌油炸、油腻食物，如烤串、油炸排骨等；忌食菠菜、菠萝、茶、豆浆、人参、狗肉、鹅肉、樱桃、砂仁、茴香、生姜、荔枝、龙眼肉、羊肉等。

一定要注意所摄取食物勿与结核药物同用。

例如肺结核病人服用抗结核药物后即喝牛奶会降低药物的吸收率；食无鳞鱼或不新鲜的鱼容易过敏；食茄子容易产生颜面潮红、皮肤瘙痒、烦躁、全身红斑、胸闷等过敏反应。

单方验方

桔梗9克，当归9克，川贝9克，甘草6克，生地黄15克，熟地黄15克，麦冬15克，百合18克，玄参12克，白芍

12克。水煎服，每日1剂，1个月为1个疗程。

具有滋补肺肾、清热化痰、润肺止咳止血的功效。

用于糖尿病并发肺结核。

对症食疗

枸杞鱼片粥

材料：枸杞5克，鲷鱼30克，白饭100克，香菇丝10克，笋丝10克，高汤5克，盐、味精少许。

做法：❶鲷鱼洗净，切薄片；枸杞泡温水备用。

❷将香菇丝、高汤、笋丝、白饭放入煮锅，熬成粥状。

❸加入枸杞、鲷鱼片，用小火煮熟后即可食用。

营养功效：常喝此粥能滋阴补肾、益气安神，对糖尿病及其并发肺结核有较好疗效。

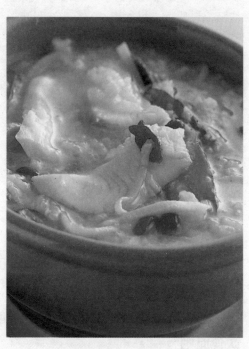

糖尿病并发支气管炎

支气管炎分为慢性支气管炎和急性支气管炎，是糖尿病常见的并发症之一。

饮食原则

糖尿病并发支气管炎患者饮食要清淡，宜多选择中性食物，鼓励患者多饮水以助祛痰润肺；多食富含维生素C、B族维生素的食物，以提高患者的免疫能力。忌食油腻、肥肉食品，少吃助火生痰、耗津伤液的食物。

宜忌速查

宜：宜食蛋白质含量高的饮食，如大豆、牛奶、鸡蛋、瘦肉等；宜食温热暖性食物以及健脾益肺、补肾理气化痰食物，如燕窝、猪肺、花生、山药、百合、银耳、桃子、柚子、海枣、白果等。

忌：忌食辣椒、姜、葱、蒜、油炸食物和肥肉以及糖果、奶油等辛辣、油腻或过咸、过甜食物；忌食生冷瓜果、冰激凌等；忌食羊肉、狗肉、公鸡肉、麻雀、荔枝等温补食品。

单方验方

桔梗9克，鲜龙葵30克，甘草3克。加水煎，每日1剂，分2次服。尤其适宜老年糖尿病患者的慢性支气管炎。

对症食疗

冬瓜鱼片汤

材料：冬瓜150克，鲷鱼100克，酸枣仁15克，黄连5克，知母5克，盐、嫩姜丝各适量。

做法：❶鲷鱼洗净切片；冬瓜去皮洗净，切片；将酸枣仁、黄连、知母一同放入棉布袋。❷将鲷鱼、冬瓜、嫩姜丝与棉布袋放入中锅，加适量清水，以中火煮沸。❸取出棉布袋，加入盐调味后关火即可。

营养功效：此汤营养丰富，且口味清淡，适合糖尿病并发支气管炎患者食用。

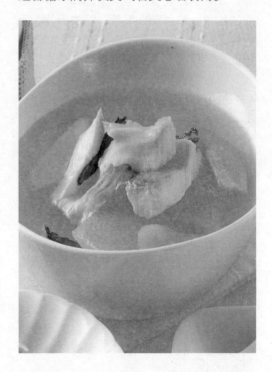

糖尿病并发便秘

糖尿病患者由高血糖导致肠道神经功能紊乱容易引起排便困难。

饮食原则

糖尿病并发便秘患者要增加膳食纤维的摄入，每日吃一顿粗粮，多吃蔬菜、海藻、魔芋等食物；多饮水，晨起空腹1杯淡盐水，对防治便秘会非常有效；多吃些富含维生素 B₁ 的食物如粗粮、麦麸、豆类、瘦肉等；适当食用能产气食物，如红薯、莴笋、萝卜等，刺激肠道蠕动，以利于排便；不用或减少用刺激性食物。

宜忌速查

宜：主食糙米、麦类为主；多食含膳食纤维多的蔬菜和水果，如菠菜、蕹菜、胡萝卜、香蕉、柑橘等；多食植物油，如芝麻油、菜油等可润肠通便；多食具润肠通便作用的食物，如银耳、白萝卜、洋葱、蜂蜜、芝麻、核桃等。清晨宜空腹饮温盐开水、淡盐汤、菜汤、豆浆、果汁等。

忌：忌食辛辣、刺激性强的食物，如酒、咖啡、浓茶、辣椒、生姜、大蒜、韭菜、狗肉、羊肉、鸡肉、香菜等；忌食糯米、莲子、栗子、芡实、高粱、豇豆、茴香、花椒、肉桂、草豆蔻、炒蚕豆等。

单方验方

黄芪 20 克，白术 15 克，炙升麻 10 克，当归 20 克，党参 20 克，桑葚子 20 克，女贞子 15 克，柴胡 20 克，黑芝麻 20 克，甘草 20 克，生地 20 克。水煎服，每日 1 剂。用于改善糖尿病并发便秘症状。

对症食疗

什锦蔬菜汤

材料：白萝卜 100 克、西红柿 120 克、玉米笋 50 克、绿豆芽 10 克、紫苏 5 克、白术 5 克、盐适量。

做法：❶将紫苏、白术与清水 400 毫升置入锅中，以小火煮沸，滤取药汁备用。❷白萝卜去皮洗净，刨丝；西红柿去蒂洗净，切片；玉米笋洗净切片；绿豆芽择洗净。❸药汁放入锅中，加入全部蔬菜煮沸，加盐调味即可。

营养功效：此汤具有润肠通便的功效，对糖尿病并发便秘有很好的效果。

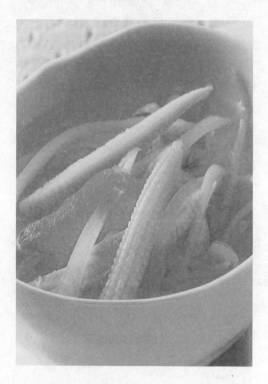

糖尿病并发尿路感染

尿路感染是比较常见的感染，糖尿病并发尿路感染的发病率高达 16%~35%。一旦出现尿路感染，很可能加重病情，甚至最终导致肾功能损害。

饮食原则

糖尿病并发尿路感染患者应多吃清热解毒、排尿利湿的食物，如绿豆、红豆等。大量饮水，大量排尿有利于减少细菌在尿路停留繁殖的机会。不应食用生热助火生痰、对尿路有刺激作用的食物，如胡椒、狗肉、羊肉及油腻食物，以免加重炎症反应。可适量饮用米醋，以调整尿液的酸碱度，抑制细菌繁殖。

宜忌速查

宜：宜食具有清热解毒、利尿通淋作用的食物，如芹菜、苋菜、白茅根、马齿菜、金针菜、玉米须、冬瓜、猕猴桃、草莓、菊花脑、马兰头、茼蒿、荸荠、茭白、枸杞、薏苡仁、金银花等；宜食富含水分的新鲜蔬菜和水果，如青菜、西瓜、生梨、草莓、鲜藕等。

忌：忌食能够引起胀气的食物，如牛奶、豆浆等；忌食海腥发物，如猪头肉、鸡肉、蘑菇、带鱼、虾、螃蟹、竹笋等；忌食酸性食物，如猪肉、牛肉、鸡肉、蛋类、鲤鱼、牡蛎、面粉、大米、花生、大麦、啤酒等；忌辛辣、刺激性食物，如葱、蒜、姜、胡椒、辣椒、芥末、韭菜等；忌食油腻、煎烤油炸类、高糖、高脂肪等助长湿热的食物，如烤鸭、油条、炸糕、烤肉、奶油蛋糕等；忌烟、酒。

单方验方

茯苓（去皮）、泽泻、丹皮各9克，熟地黄、黄柏、知母各24克，山茱萸、干山药12克。水煎服，每日1剂，日服2次。用肾阴不足型糖尿病并发尿路感染。

对症食疗

冬瓜桂笋素肉汤

材料：冬瓜100克，桂竹笋100克，素肉块35克，黄柏10克，知母10克，盐、香油各适量。

做法：❶素肉块放入清水中浸泡至软化，取出挤干水分备用；冬瓜、笋洗净切块。❷将黄柏、知母一同放入棉布袋与清水600毫升置入锅中，以小火煮沸。❸再加入素肉块、冬瓜、桂竹笋混合煮沸，约2分钟后关火，加入盐、香油，取出棉布袋，即可饮汤吃菜。

营养功效：此汤营养美味，具有利尿的功效，适合糖尿病并发尿路感染患者食用。

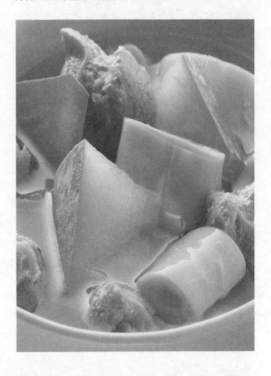

糖尿病并发脂肪肝

脂肪肝是糖尿病患者常见并发症，约有50％的糖尿病患者并发脂肪肝。2型糖尿病患者并发脂肪肝危害极大，如不及时治疗，可进一步发展为脂肪性肝炎、肝纤维化，肝硬化和死亡的风险都大大增加。

饮食原则

糖尿病性脂肪肝患者必须严格禁酒和纠正营养不良，尽可能减少饮食中糖和饱和脂肪酸的摄入，并适当增加必需脂肪酸的摄入，总脂肪摄入以不超过总热量的15%~20%为宜。宜食富含甲硫氨基酸丰富的食物，可促进体内磷脂合成，协助肝细胞内脂肪的转变。

宜忌速查

宜：宜食具有降低血清胆固醇作用的食物，如玉米、燕麦、海带、苹果等；宜食对肝脏没有毒性的药食兼食物，如山楂、何首乌、无花果、丹参等；宜食低脂肪、低糖、高热量的食物以及含有充足维生素的食物，如去脂牛奶、蒸蛋白、豆腐、豆腐干、瘦肉、鸡肉、虾等；含有甲硫氨基酸丰富的食物，如小米、莜麦面、芝麻、油菜、菠菜、菜花、虾皮、干贝、淡菜等。

忌：忌食高糖、高胆固醇食物，如土豆、芋头、粉丝、芡粉、动物脑髓、鱼子、动物内脏、蛋黄等。较甜的水果也不宜食用过多；忌食过咸食物，食盐摄入量每日以6克为宜；忌辛辣、刺激性食物，如葱、姜、蒜、辣椒、胡椒、芥末、咖喱等；忌烟、酒。

单方验方

白术10克，当归10克，茯苓10克，柴胡10克，枳壳6克，白芍15克，甘草6克，泽泻15克。水煎服，每日1剂。具有疏肝解郁、行气和中的功效。用于气滞型糖尿病并发脂肪肝。

对症食疗

西红柿肉片

材料：猪肉300克，西红柿1个，冬笋25克，豌豆15克，鸡蛋液20克，盐、水淀粉、葱花、姜末、植物油各适量。

做法：❶冬笋洗净切成梳状片；西红柿洗净切块；猪肉洗净切片，加盐、鸡蛋液、淀粉浆拌均匀；净锅上火，倒入油烧热，下入浆好的肉片滑散，捞出沥油。

❷锅内留油，用葱花、姜末炝锅，下西红柿块，添汤，加盐，待汤沸用水淀粉勾芡，至呈浓稠状，下豌豆、冬笋及肉片，翻炒均匀即成。

营养功效：补充优质蛋白，降低血脂，对糖尿病并发脂肪肝患者有益。

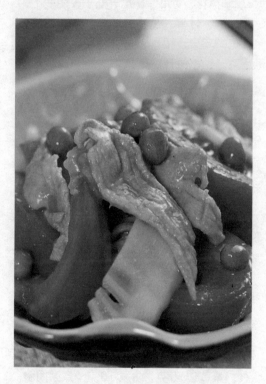

糖尿病并发痛风

痛风是由于嘌呤代谢紊乱导致血尿酸增加而引起组织损伤的全身性疾病，高尿酸血症是痛风的病根，痛风主要表现为反复发作的关节疼痛，以第一跖趾关节受累最为多见。痛风可发展为慢性关节炎，甚至可能引起尿酸盐在肾脏沉积，最终发展为肾衰竭。糖尿病并发痛风目前在医学上无法治愈，只能通过长期坚持正确的饮食和药物治疗。

饮食原则

糖尿病并发痛风患者宜多食低嘌呤的食物，如杂粮、蛋类、奶类、水果、蔬菜；宜多食富含活性酶的食物，如雌性红萝卜，具有分解嘌呤的作用。少食过咸的食物，食盐量每天应该限制在2~5克；少饮汤，如肉汤、鱼汤、鸡汤、火锅汤等。汤中含有大量嘌呤成分，饮后不但不能稀释尿酸，反而导致尿酸增高。

宜忌速查

宜：宜多食碱性食物，如大白菜、芹菜、菜花、黄瓜、南瓜、茄子、胡萝卜、西红柿、竹笋、莴苣、洋葱、杏、柑橘、香蕉、苹果、樱桃、葡萄、海藻等；多饮蔬菜汁、水果汁、矿泉水、牛奶、豆浆及各种少糖或无糖饮品。

忌：忌食高脂肪、高胆固醇、高糖的食物，如蜂蜜、肥肉等；忌食高嘌呤的食物，如猪肉、羊肉、牛肉和动物肝、肾等内脏，鸭、鹅、火鸡、鲤鱼、比目鱼、沙丁鱼、鹧鸪、鸽肉、贝类、蛤、螃蟹、豆腐、豆干、黄豆、菠菜、龙须菜、嫩扁豆、青蚕豆、鲜豌豆、香菇、冬菇、鱼、蚧等；忌食辛辣、刺激性的食物，如茴香、辣椒、咖喱、胡椒、花椒、葱、姜、蒜等；忌食酸性食物，如杨梅、乌梅、蛋黄、甜点、白糖、火腿、培根、面包、小麦等；忌饮酒、浓茶、浓咖啡等。

单方验方

薏苡仁50克，防风10克。煮粥同食。

每日1次。用于防治痛风的作用。

对症食疗

玉米炒蛋

材料：玉米粒150克，鸡蛋2个，青豆20克，胡萝卜半根，葱1根，盐、水淀粉各适量。

做法：❶胡萝卜洗净切粒，与玉米粒、青豆同入沸水中煮熟，捞出沥干水分；鸡蛋放入碗中打散，并加入盐和水淀粉调匀；火腿切粒；葱洗净，葱白切段，葱叶切末。❷锅内注油，倒入蛋液，见其凝固时盛出；锅内再放油炒葱白，接着放玉米粒、胡萝卜粒、青豆和火腿粒，炒香时再放蛋块，并加盐调味，炒匀盛出时撒入葱花即成。

营养功效：玉米、鸡蛋、胡萝卜都属于低嘌呤食物，适合痛风患者食用。

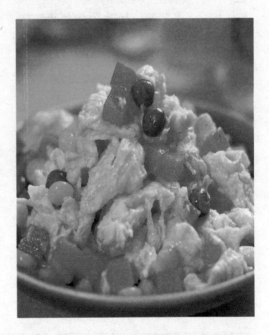

糖尿病并发眼病

眼病是糖尿病最为常见的慢性并发症之一，它能使患者视力减退，最终导致失明。失明率是正常人的25倍。世界上引起双目失明最重要的原因就是糖尿病眼病，最常见而且对视力影响最大的是糖尿病视网膜病变和白内障两种。

饮食原则

糖尿病并发眼病患者应多食用含硒食物，硒能催化并消除对眼睛有害的自由基物质，从而保护眼睛的细胞膜。多食用含胡萝卜素的食物，胡萝卜素能够在体内转化为维生素 A，而维生素 A 具有维持眼睛在暗处的视觉能力；多食用含铬的食物，铬不足会影响胰岛素调节功能，使屈光度增加而导致近视。少食含人造脂肪、人造黄油、动物脂肪的食物以及油炸食物，如奶油蛋糕、肥猪肉、油条等，这些食物会加速氧化反应，使人容易患白内障。

宜忌速查

宜：多食富含大量维生素 A 和胡萝卜素的食物，如胡萝卜、菠菜、马齿苋、韭菜花、海带等，多食用富含维生素 B₁ 的食物，如粗粮、大枣、豆类、瘦猪肉等；多食富含维生素 C、维生素 E 的新鲜蔬菜和水果，如大枣、芹菜、白菜、草莓、柑橘、西红柿、苹果、西瓜、猕猴桃、花生油等；多食富含硒的食物，如芦笋、蘑菇、谷物、大蒜、杏仁、鱼、虾等；多食含铬的食物，如牛肉、粗面粉、糙米、葡萄、蘑菇、香菇、银耳、黑木耳等。

忌：忌食含胆固醇高的食物，如蛋黄、鳝鱼、动物内脏等；忌食辛辣、刺激性食物，如辣椒、胡椒、芥末等；忌食香燥伤阴、性热助火的食物，如芥菜、莴苣、胡椒等；忌食过咸食物和发物，如咸肉、咸鱼、腌菜、皮蛋等；忌烟、白酒。

单方验方

枸杞 60 克，红茶 30 克。水煎服，代茶饮。具有养肝明目、滋肾润肺的功效。用于糖尿病并发眼病、肾病。

对症食疗

海带蛤蜊排骨汤

材料：海带结 100 克、蛤蜊 150 克、排骨 120 克、胡萝卜半根，姜、盐各适量。

做法：❶蛤蜊泡在淡盐水中，待其吐沙后，洗净，沥水；排骨入沸水中汆烫去血水，捞出冲净；海带结洗净；胡萝卜削皮，洗净切块；姜洗净，切片。

❷将排骨、姜、胡萝卜先入锅中，加 1000 毫升水煮沸，转小火炖约 30 分钟，再下海带结续炖 15 分钟。

❸待排骨熟烂，转大火，倒入蛤蜊，待蛤蜊开口，酌加盐调味即可。

营养功效：排骨营养丰富，蛤蜊、海带、胡萝卜可补充维生素 A，食用此汤对糖尿病并发眼病有益。

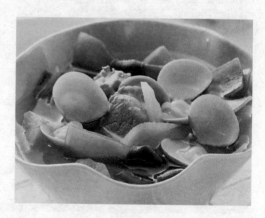

糖尿病并发脑血管病

糖尿病并发脑血管病是由于供应大脑的血管阻塞或血管破裂等因素导致大脑得不到氧气及其他营养物质的供应，致使大脑功能减弱进而丧失，可引起各种中枢的功能丧失，最后导致死亡。糖尿病合并脑血管病变中常见脑梗死、脑血栓。

饮食原则

患者注意不要暴饮暴食，饮食应清淡、易消化、少盐为主。必须要戒烟、戒酒，尽量摄入低脂肪、低盐、低胆固醇和高蛋白质、高维生素含量的食品。

宜忌速查

宜：宜食高蛋白质的食物，如蛋清、瘦肉、鱼类和豆类及豆制品等；宜每日饮鲜牛奶（去奶皮）及酸牛奶各一杯，以降低血脂及胆固醇的含量；宜食含维生素C、钾、镁、碘的食物，如新鲜蔬菜瓜果、海带、紫菜、虾米等；宜食植物油，如豆油、茶油、芝麻油、花生油等。

忌：慎食动物脂肪，如猪油、牛油、奶油等；慎食高胆固醇的食物，如蛋黄、鱼子、动物内脏、肥肉等；忌一切肥甘、滋腻厚味的食物，如肥肉、狗肉、羊肉、油条、炸鸡排等；忌咖啡、浓茶、可可、葱、蒜、姜、韭菜、花椒、辣椒等刺激、兴奋、燥热食物。

单方验方

鸡血藤、当归、葛根、地龙、牛膝各15克，黄芪30克，桂枝10克，水蛭5克，甘草6克，川芎、丹参各10克。每日1剂，水煎，分2次温服。用于糖尿病并发脑血管疾病证属痰瘀闭阻。

对症食疗

白萝卜泥拌豆腐

材料：嫩豆腐1块，银鱼50克，萝卜1段，葱、酱油各适量。

做法：❶萝卜削皮洗净，磨成泥，稍微挤干水分。

❷葱洗净切细。

❸豆腐盛盘，上铺萝卜泥、银鱼，撒上葱花，淋上酱油即成。

营养功效：此菜有清肝健胃、止咳化痰、促进消化、补强解毒作用，对由糖尿病引起的肝病有一定改善作用。

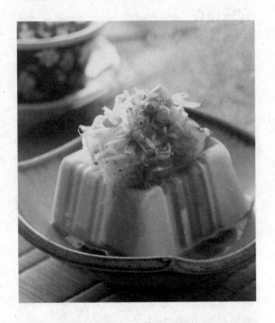

糖尿病并发皮肤瘙痒

糖尿病患者可引起广泛的皮肤瘙痒，多见于老年患者。糖尿病患者的皮肤一旦发生感染，治愈缓慢，病程往往会拖延很久。

饮食原则

糖尿病并发皮肤瘙痒患者应多食用富含维生素 B₂、维生素 B₆ 的食物，可增强皮肤的韧性和抗细菌的能力；多食用富含

维生素 A 的食物，可促进机体新陈代谢，防止皮肤干燥和毛囊角化；多食用含锰元素的食物，以促进蛋白质在体内的吸收和利用率。不宜食用甜腻、辛辣、刺激性食物、

海产品等，以免血管周围释放活性物质，使皮肤产生剧痒，加重原有病症。

宜忌速查

宜：宜食凉性及膳食纤维含量高的水果和蔬菜，如西瓜、生菜、黄瓜、冬瓜、菠菜、芹菜等；含有维生素 B_2、维生素 B_6 的食物，如红枣、苹果、黄豆、豌豆、桃子、荔枝、山楂、芝麻、核桃、苦瓜等；宜食富含维生素 A 的食物，如胡萝卜、油菜、杏等；宜食富含锰元素的食物，如黄豆、红薯、菜花、白菜、白萝卜、西红柿、葵花子、花生等。

忌：忌食甜腻、辛辣、刺激性食物以及海产品，如巧克力、草莓、辣椒、大蒜、芥末、鱼、虾、咸肉、腊肠、腌菜等；忌食具有温燥助热作用、不易消化的食物，如油炸禽类、狗肉、羊肉、烤肉等；忌酒、浓茶、咖啡、碳酸饮料。

单方验方

生地黄、熟地黄、天冬、麦冬、当归、赤芍、白芍、防风、苦参各 10 克，鸡血藤、蒺藜各 15 克，黄芪 12 克。每日 1 剂，水煎，分 2 次服用。具有养血润肤、疏风止痒的功效，用于糖尿病血虚型皮肤瘙痒。

对症食疗

双冬菜心

材料： 上海青 400 克，冬菇、冬笋肉各 50 克，盐、味精、老抽、淀粉、麻油各适量。

做法： ❶上海青洗净，入沸水中焯烫；锅中加少许油烧热，放入上海青翻炒，调入盐、味精，炒熟盛出，摆盘成圆形。
❷冬菇、冬笋洗净，入沸水中焯烫，捞出沥干，调入老抽、盐、味精焖 5 分钟，用淀粉勾芡，调入麻油，盛出放在摆有上海青的碟中间即可。

营养功效： 补充多种维生素，增强皮肤的韧性和抗细菌的能力，对糖尿病并发皮肤瘙痒患者有益。

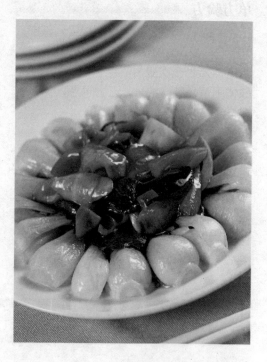

糖尿病并发糖尿病足

糖尿病足是临床最常见的糖尿病慢性并发症之一，糖尿病足危害非常大，它是糖尿病患者致残、致死和活动能力丧失的主要原因。

饮食原则

糖尿病足患者可补充微量元素锌，糖尿病坏疽病人均有缺锌，使人体细胞不能发挥正常功能，伤口愈合延迟。补锌可提高人体免疫功能，增强组织修复能力。糖尿病足的饮食绝对禁忌甜食、糖。

糖尿病足患者一定要注意忌烟、酒，以免加重病情。

宜忌速查

宜：多食含锌食物，如牡蛎、动物肝脏、瘦肉、蛋类、花生、核桃等；多食新鲜蔬菜，如冬瓜、绿豆、马兰头等。

忌：忌食糖，包括各种糖果、果酱、蜜饯、甜点心、冰激凌、粉丝、藕粉、土豆、胡萝卜等；忌食含糖量高的食物；忌食葱、姜、蒜等辛辣刺激食物。

单方验方

当归、茯苓、法半夏、枳实、陈皮、党参、白术、大腹皮各10克。每日1剂，水煎，分2~3次服用。用于糖尿病足症见肢体困重，胸闷纳呆，乏力倦怠，伴有头晕目眩、腹胀便溏。

对症食疗

香菇菜包

材料：泡发香菇30克，青菜1棵，豆腐干30克，面团200克，葱15克，姜10克，盐5克，味精2克，香油15克。

做法：❶香菇洗净切末；青菜焯烫，捞出剁碎；豆腐干切碎；葱切花；姜切末；所有材料放入碗里，调入香油、盐、味精拌匀成馅料。

❷面团揉匀，搓成长条，下成小剂子，按扁，擀成面皮；将拌好的馅料放入面皮中间，左手托住面皮，右手捏住面皮边缘，旋转一周，捏成生坯，醒发1小时后，入锅蒸熟即可。

营养功效：补充B族维生素，预防和改善糖尿病足。

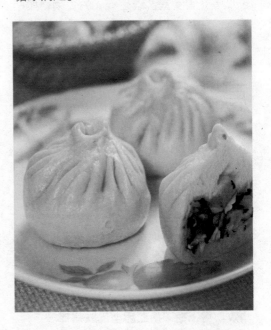

糖尿病并发症答疑解惑

问：糖尿病患者是否容易患上抑郁症？

答：调查显示，糖尿病患者患上抑郁症的概率是健康人群的3倍，有一半以上的糖尿病患者患有不同程度的抑郁症。

对于抑郁症的治疗，也要降糖药物和心理治疗两者结合。其中心理治疗主要是通过糖尿病教育，帮助患者建立对糖尿病的正确认识，帮助其摆脱悲观情绪，缓解压力，树立战胜疾病的信心。

问：糖尿病患者为什么要严格控制血压？

答：对于患高血压并发症的糖尿病患者来说，控制血压与控制血糖同等重要。尤其对于并发肾病或眼病的糖尿病患者来说，高血压会促进糖尿病肾病和糖尿病视网膜病变的发生与发展，因此血压控制是保肾护眼的重中之重。此外，高血压能显著增加糖尿病患者死亡率。

问：发生低血糖时应如何急救？

答：关于急救有两种情况，一种是患者是轻度低血糖，意识清醒且能吞咽，可选择吃甜食的方法进行自我急救，如喝一杯浓糖水或果汁，吃点饼干、蛋糕、巧克力等。如果患者意识不清或出现昏迷状态，无自主吞咽能力时，患者的家人要将患者侧卧，使其呼吸道保持通畅，立即送医院抢救，千万不要给患者喂食或者饮水，否则容易引起窒息，发生生命危险。

问：如何预防酮症酸中毒？

答：预防酮症酸中毒，应严格控制血糖，不可擅自减药、停药。生活要有规律，进餐定时定量，戒烟戒酒，忌暴饮暴食、过度熬夜。防止受凉感冒，防止脱水。

问：如何预防高渗性昏迷？

答：糖尿病患者可以提高对糖尿病的警惕性，经常进行检测，及早发现病清；保证每日充足的水分摄入，防止脱水和血液浓缩；防止各种感染及应激情况，一旦出现要积极处理；老年糖尿病患者要慎用利尿剂和升高血糖的药物；老年糖尿病患者有了感冒、尿路感染等小病时，要及时治疗，以免诱发高渗性昏迷；糖尿病症状一旦加重或者出现恶心、呕吐等消化道症状，应立即就诊检查，及时治疗。

问：怎样预防乳酸性酸中毒？

答：患有严重肝肾损害、心肺功能不全及休克的糖尿病患者和老年糖尿病患者要禁用苯乙双胍类降糖药物；糖尿病患者还应尽量戒烟戒酒。以减少乳酸性酸中毒的发病概率。

问：糖尿病患者为何要严格纠正血脂异常？

答：糖尿病患者合并血脂异常非常多见，其发生率是非糖尿病患者的 2 倍。血脂异常不仅可以引起和加重动脉粥样硬化，增加心血管疾病的发生率，还会引起和加重胰岛 β 细胞的损害，甚至会引起更多其他疾病，常见的有甲状腺功能减退症、肾病综合征、慢性肾衰竭、阻塞性肝病等。因此，控制血脂是控制好糖尿病及其慢性并发症的重要一环。

问：糖尿病患者为何容易感染？

答：据统计，糖尿病合并感染的发生率为 32.7%~90.5%。糖尿病患者容易感染的原因主要是高血糖环境利于细菌、病菌等微生物的生长繁殖，并且长期高血糖削弱了患者的免疫力。

糖尿病患者容易并发血管和神经病变，造成神经感觉减退及血液循环障碍，导致局部组织防御能力降低，所以容易感染且不容易痊愈。

问：糖尿病患者为什么要戒烟？

答：对吸烟的糖尿病患者，必须把戒烟作为糖尿病并发症防治的组成部分。吸烟能显著加重胰岛素抵抗，升高血糖，使血管内皮功能失调，加速冠心病和糖尿病肾病的发展。因此糖尿病患者应戒烟。

问：糖尿病患者为什么要控制体重？

答：由于肥胖可加重任何原因引致死亡的危险性，在2型糖尿病可改变的危险因素中以肥胖最为重要。一年内减肥5~10千克会产生极大的益处，即死亡率下降25%。因此，轻中度肥胖可通过自我改善生活方式进行减肥；有相关疾病的中度肥胖应在肥胖专病门诊接受治疗；重度肥胖患者应评估是否适合手术治疗。总之，对肥胖型糖尿病患者而言，减肥才能降糖、降压。

问：糖尿病患者为什么要调整血糖水平？

答：需要在一天当中的不同时刻去看看我们的血糖是什么状况，这样我们就会知道自己之前所作的努力是否有了结果，是否需要改变一些措施，等等。

第6章
糖尿病患者必需的营养素

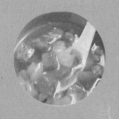 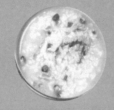 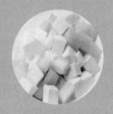

蛋白质、碳水化合物、脂肪三大营养素及膳食纤维、维生素、矿物质是人体不可缺少的物质，糖尿病患者通过合理调配饮食，既能保证营养素的摄取，又能控制血糖的稳定，起到事半功倍的效果。

蛋白质：提高抗病能力

● 蛋白质对人体的益处

蛋白质分为动物性蛋白质和植物性蛋白质两种，动物性蛋白质是指肉类、蛋类、鱼类或这些食物的加工食品中所含的蛋白质，植物性蛋白质是指豆类及其加工食品中所含的蛋白质。

蛋白质对人体非常重要，是人体内酶、激素、抗体的重要原料，酶对人体的新陈代谢活动起催化作用；胰岛素、生长激素、肾上腺素等激素对人体生长发育起重要作用；血液中的抗体能够抵抗外来细菌、病毒的侵害。

蛋白质还具有运输营养物质的作用，铁、维生素 E 等就是以蛋白质为载体进入人体的。当蛋白质缺乏时，很多营养素的吸收和运转将下降。

● 蛋白质对糖尿病患者的益处

蛋白质是人体细胞、各组织的重要组成成分，对人体生长发育、组织的修复，细胞更新等，起着极为重要的作用。蛋白质能够合成胰岛素等对糖尿病有密切关系的物质。如果没有充足的蛋白质，各种酶、激素、抗体不能合成，会导致人体功能及代谢紊乱。

糖尿病患者摄入蛋白质不足时，就会出现消瘦、贫血和衰弱，抗病能力下降，极易并发各种感染性疾病。

蛋白质的摄入并不是越多越好，高蛋白饮食可加重肾小球病变，糖尿病并发肾病患者，应注意选用优质蛋白食物。

● 食用参考

糖尿病患者对蛋白质的需要与正常人相当或稍高，应视情况而定。糖尿病患者通过蛋白质提供的热量应占到一天总热量的 12%~20%。

一般糖尿病患者每日每千克体重应摄入蛋白质 1 克，病情较重者，可将每日摄入的蛋白质增至每千克体重 1.2~1.5 克。如果患者体重为 60 千克，每日需摄取 60 克蛋白质，病情较重者，每日需摄取 70~90 克蛋白质。

儿童糖尿病患者应考虑其生长发育，每千克体重应为 2~3 克；妊娠 4 个月后的糖尿病孕妇患者每日摄入的蛋白质应比普通糖尿病患者增加 15~25 克。

日常饮食中，选择蛋白质食物要注意其脂肪的含量。多摄取优质蛋白，如牛乳、豆类、低脂肪肉类等。

● 食材推荐

食材	黑豆	黄豆	西瓜子	绿豆	兔肉	鸡肉	鲫鱼	鸭肉
蛋白质含量	36%	35%	32.7%	21.6%	19.7%	19.3%	17.1%	15.5%

脂肪：保护内脏

● 脂肪对人体的益处

脂肪是人体结构的重要材料，是机体的能量仓库，脂肪组织在体内起到保护和固定内脏器官的作用，当受到外力冲击时，脂肪起缓冲作用。

脂肪为人体提供热量和必需脂肪酸，必需脂肪酸是细胞的重要成分，缺乏时可影响细胞的更新，脂肪还能促进脂溶性维生素的吸收利用，如维生素 A、维生素 D、维生素 E 等。如果肠道中作为食物的脂肪太少甚至没有，会影响这些维生素的吸收，导致维生素缺乏。皮下脂肪可以滋润皮肤，并防止体温的过度耗散，起到保暖作用。

● 脂肪对糖尿病患者的益处

脂肪分为饱和脂肪酸和不饱和脂肪酸，不饱和脂肪酸又分为多元不饱和脂肪酸和单不饱和脂肪酸，含单不饱和脂肪酸的食物具有降低胆固醇的作用，糖尿病患者为了预防和治疗并发症，必须合理食用脂肪。

脂肪还可以改善食物的味道，使人增加饱腹感，从而减少食量。

● 食用参考

糖尿病患者一般脂肪的每日摄入量应占总热量的 20%~30%，尤其肥胖型糖尿病患者更应该限制脂肪的摄入量，每日脂肪摄入量超过 100 克者为高脂肪饮食，低于 50 克者为低脂肪饮食。对于糖尿病患者来说，脂肪要少吃，但并不是越少越好。若按千克体重计算，不宜超过 1 克 / 千克。高脂饮食能够妨碍糖的利用，其代谢本身还可产生酮体，易诱发和加重酸中毒。糖尿病患者为防止动脉硬化等并发症的发生，最好选用植物油。

● 食材推荐

食材	橄榄油	鸭肉	鸡肉	三文鱼	牛肉	兔肉	牡蛎
脂肪含量	99.9%	19.7%	9.4%	7.8%	4.2%	2.2%	2.1%

碳水化合物：快速提供能量

● 碳水化合物对人体的益处

碳水化合物能为人体提供所需热量，是人体不可缺少的物质。

碳水化合物又称为糖类，可分为单糖、双糖和多糖。

当人体出现低血糖反应时，只要及时补充一些含碳水化合物多的食物，可以很快升高血糖，缓解不适。

正因为碳水化合物有快速升高血糖的作用，糖尿病患者要控制每餐碳水化合物的摄入量，避免餐后血糖升高过快。

● 碳水化合物对糖尿病患者的益处

适宜糖尿病患者食用的碳水化合物主要为多糖，多以淀粉的形式存在。淀粉需要经过一定的消化才能转化为单糖，其消化吸收过程较单糖和双糖缓慢，血糖升高过程所需的时间也延长，尤其适合 1 型糖尿病患者胰岛素释放缓慢的状态，可以避免突然的高血糖及后发的低血糖反应。

食物中还有一种多糖叫食物纤维。研究发现经常吃含较多食物纤维膳食的糖尿病患者，空腹血糖或糖耐量曲线均低于少吃含食物纤维膳食的病人。

食物纤维可刺激胰岛素的释放，促进胆固醇从体内较快排出；食物纤维的亲水性可使粪便软化，便于排空，能预防便秘、痔疮及结肠癌；有的食物纤维如燕麦麸，能降低淀粉酶的活性，从而延缓糖的吸收速度；食物纤维对糖尿病的并发症，如动脉粥样硬化性病变引起的缺血性心脏病、肠功能紊乱、高脂血症等，有一定作用。

● 食用参考

糖尿病患者不应过分控制碳水化合物的摄入量，若不吃主食或进食量少，葡萄糖来源缺乏，对病情极为不利。如形体消瘦，抗病能力下降，容易感染，还易导致高脂血症等各种并发症，给治疗带来困难。我们每天所需的热量有 50%~55% 由碳水化合物提供。糖尿病患者的碳水化合物供给量应控制在每日 200~350 克为宜。

● 食材推荐

食材	小米	荞麦	黑米	莜麦	燕麦	红豆	绿豆
碳水化合物含量	75.1%	73%	72.2%	67.8%	61.6%	63.4%	62%
食材	绿茶	黄豆	黑豆	玉米	苹果	草莓	西瓜
碳水化合物含量	50.3%	34.2%	33.6%	22.8%	13.5%	7.1%	5.8%

维生素：预防并发症

● 维生素对人体的益处

B 族维生素对糖类和脂肪的分解有帮助，维生素 C 具有预防感染的作用，维生素 E 具有抗氧化作用，能够强化心血管功能。

● 维生素对糖尿病患者的益处

糖尿病患者经常处于高血糖状态，糖代谢过程要消耗掉维生素 B_1，维生素 B_1 不足可引起周围神经功能障碍，甚至发生急性出血性脑灰质炎。

维生素 B_2 可以帮助糖类分解与代谢，维生素 B_2 缺乏会影响糖类的代谢与分解，进而影响血糖的控制。维生素 B_6 能够缓解由糖尿病引起的肾脏病变，还能预防糖尿病并发视网膜病变、减少血中糖化血红蛋白，改善糖耐量。

维生素 C 有预防糖尿病并发血管病变的作用,并能预防糖尿病患者并发感染性疾病。
维生素 E 具有抗氧化作用,能够预防糖尿病并发血管并发症。
维生素 A 对眼部有益,有助于预防和改善糖尿病患者眼部病变。

● 食用参考

糖尿病患者应适当补充维生素,建议每日维生素 B_1 摄取量为 1.2 毫克;维生素 B_2 摄取量为 1.2 毫克;维生素 B_6 摄取量为 1.5 毫克;维生素 A 摄取量为 0.55 毫克;维生素 C 摄取量为 60 毫克;维生素 E 摄取量为 11 毫克。

● 食材推荐

食材（百克）	黄豆	小米	腰果	食材（百克）	芥蓝	猕猴桃	苦瓜
维生素 B_1（毫克）	0.41	0.33	0.27	维生素 C（毫克）	76	62	56
食材（百克）	黄豆	香菇	食材（百克）	核桃	黄豆	杏仁	西瓜
维生素 B_6（毫克）	0.54	0.46	0.45	维生素 E（毫克）	41.17	18.9	18.53
食材（百克）	牛奶	鸡蛋	香菇	食材（百克）	绿茶	鲤鱼	胡萝卜
维生素 B_2（毫克）	0.14	0.11	0.08	维生素 A（毫克）	967	25	0.69

膳食纤维：降低餐后血糖

● 膳食纤维对人体的益处

膳食纤维是一种糖,但很难被胃肠道的酶消化分解,膳食纤维分为可溶性膳食纤维和不溶性膳食纤维两类,进食含膳食纤维较多的食物,需长时间咀嚼,可以延缓胃的排空,使人具有饱腹感,减少食物的摄入量。

● 膳食纤维对糖尿病患者的益处

膳食纤维在肠道内可形成网络状,阻碍食物与消化液的接触,减慢肠道对葡萄糖的吸收,起到降低血糖的作用,同时保留水分,软化粪便,起到通便的作用,有助于改善糖尿病并发便秘症状,膳食纤维还能延缓脂类物质的吸收,降低胆固醇。

可溶性膳食纤维能延缓餐后血糖上升,并能提高胰岛素的敏感性。

● 食用参考

膳食纤维虽然对糖尿病患者有益,却不能多吃,摄入过多的膳食纤维反而增加肠道胃负担,老年糖尿病患者尤其应该谨慎。人体膳食纤维的每日需求量为 20~35 克。糖尿病患者应结合自己的病情,适当食用。

● 食材推荐

食材	黄豆	黑豆	红豆	荞麦	绿豆	燕麦	玉米	小米
膳食纤维含量	15.5%	10.2%	7.7%	6.5%	6.4%	5.3%	2.9%	1.6%
食材	芹菜	苹果	卷心菜	李子	无花果	海带	红薯	南瓜
膳食纤维含量	1.4%	1.2%	1%	0.9%	0.9%	0.9%	0.8%	0.8%

矿物质：具有胰岛素样的降糖效应

● 矿物质对人体的益处

许多疾病与矿物质的平衡失调有关，要想身体健康，必须保持体内各种元素的平衡。

钙能调节神经兴奋性、控制肌肉收缩、帮助血液凝集、构成骨骼与牙齿、维持规律性心跳、协助体内铁的代谢。是人体不可缺少的微量元素。

镁是细胞代谢不可缺少的元素，在糖的代谢过程中，镁促进胰岛素分泌使葡萄糖进入细胞中，体内若缺乏镁，会降低胰岛素吸收葡萄糖的效果。

锌能维持免疫功能，促进生长，促进性器官的发育，参与皮肤、毛发、指甲、口腔等位置的修补作用，参与蛋白质的合成与修补，帮助伤口的愈合。硒元素在人体中具有保护组织、细胞膜的作用，防止被氧化破坏，能够抗癌，消除已形成的过氧化物。

钾可以调节细胞内适宜的渗透压和体液的酸碱平衡，参与细胞内糖和蛋白质的代谢。有助于维持神经健康、心跳规律正常，可以预防中风，并协助肌肉正常收缩。

猛元素能促进胰岛素的作用、为许多酶素组成的成分、维持正常血液凝固的机制、维系骨骼及结缔组织的发展、促进中枢神经的正常运。

● 维生素对糖尿病患者的益处

当糖尿病患者血糖升高时，身体会需要胰岛素进行调节，此时，钙就需要启动功能，传达讯息给胰岛素 β 细胞，让它分泌胰岛素。因此，若身体缺乏钙，中间的联结出问题，胰岛素的分泌就会失常，血糖值就容易上升，还容易引发骨质疏松等并发症。

镁能够稳定体内葡萄糖吸收效果，控制血糖。

锌是胰脏制造胰岛素的必要元素，当身体缺乏锌，胰岛素制造量会失常，甚至无法制造，进而影响血糖值，引发糖尿病。

硒具有类似胰岛素的作用，可以促进葡萄糖的运转，以降低血糖。但摄取过少或过多都对糖尿病的病情不利，要特别注意。

人体在摄入高钠而导致高血压时，钾具有降血压作用。人体钾缺乏可引起心跳不规律和加速、心电图异常、肌肉衰弱和烦躁，最后导致心跳停止。一般而言，身体健康的人，会自动将多余的钾排出体外。但糖尿病并发肾病患者则要特别留意，避免摄取过量的钾。

锰是糖尿病患者不可缺少的元素，当体内缺少锰时，会引起脂肪酸代谢异常，导致血糖升高。

● 食用参考

糖尿病患者适当补充矿物质，能够达到更好的辅助治疗的作用。

钙的每日适宜摄入量为 1000 毫克，当钙摄取量过多时，会影响镁的吸收；镁的每日摄入量建议为 315~360 毫克；硒的每日摄入量建议为 0.05 毫克；锌的每日摄入量宜为 13.5 毫克；锰的每日摄入量建议为 2.5 毫克。

缺钾的糖尿病患者应适当补充，以免发生低钾血症，糖尿病并发肾病患者不宜食用含钾量高的食物。

● 食材推荐

食材（百克）	虾皮	海带	绿茶	海参	紫菜	黑豆	黄豆
钙含量（毫克）	991	348	325	285	264	224	199
食材（百克）	燕麦	牛奶	南瓜子	银耳	西瓜子	豇豆	牛肉
钙含量（毫克）	186	104	28	36	28	27	23
食材（百克）	西瓜子	荞麦	莲子	黄豆	绿茶	口蘑	海参
镁含量（毫克）	448	258	242	199	196	167	149
食材（百克）	黑米	红豆	海带	绿豆	苋菜	小米	紫菜
镁含量（毫克）	147	138	129	125	119	107	105
食材（百克）	牡蛎	口蘑	香菇	南瓜子	西瓜子	牛肉	绿茶
锌含量（毫克）	9.39	9.04	8.57	7.12	6.76	4.76	4.34
食材（百克）	黑豆	鸡腿菇	黑米	荞麦	燕麦	虾	大白菜
锌含量（毫克）	4.18	3.95	3.8	3.62	2.59	2.38	0.49
食材（百克）	红茶	黄鳝	杏仁	鲫鱼	海带	紫菜	黑豆
硒含量（微克）	56	34.56	15.65	14.31	9.54	7.22	6.79
食材（百克）	牛肉	香菇	黄豆	绿豆	黑木耳	黑米	大蒜
硒含量（微克）	6.45	6.42	6.16	4.28	3.72	3.2	3.09
食材（百克）	紫菜	银耳	红豆	绿豆	三文鱼	醋	兔肉
钾含量（毫克）	1796	1588	860	787	688	351	284

（续表）

食材（百克）	海带	山药	莴笋	生菜	西红柿	洋葱	苹果
钾含量（毫克）	222	213	212	170	163	147	119
食材（百克）	紫菜	黄鳝	荞麦	竹笋	豇豆	菠萝	魔芋
锰含量（毫克）	4.32	2.22	2.04	1.14	1.07	1.04	0.88
食材（百克）	芥蓝	草莓	大蒜	香菇	西蓝花	胡萝卜	南瓜
锰含量（毫克）	0.53	0.49	0.29	0.25	0.24	0.24	0.08

第 7 章
糖尿病患者日常饮食安排

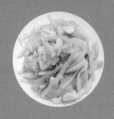 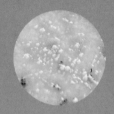 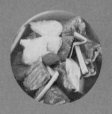

战胜糖尿病是一项长期而艰巨的任务，糖尿病患者要将每日饮食安排精细化，稳扎稳打，步步为营。

每天应吃多少食物

● 个人体重情况

每一身高段都有一个标准体重范围，低于这个标准，属于体重不足或偏瘦；高于这个标准，属超重或肥胖。体重不足说明营养摄入不够充分，会导致机体出现营养缺乏症状；体重超标说明营养摄入过多，也会导致机体某些组织因营养过剩而出现病变。通过控制总热量摄入可以使体重逐渐趋向标准化，这对糖尿病患者控制病情和保持身体健康是很有益的。

常用的体重计算方法有以下几种：

（1）简便计算

标准体重（千克）＝身高（厘米）－ 105

（2）精细计算

标准体重（千克）=[身高（厘米）－ 100]×0.9（男性）

标准体重（千克）=[身高（厘米）－ 100]×0.85（女性）

（3）科学计算

身体质量指数计算法：

身体质量指数（BMI）＝体重（千克）÷［身高（米）］^{2}

根据科学计算法，将得出的身体质量指数（BMI）与下表进行比较。

BMI 评定标准表

等级	BMI 值
肥胖 1 级	>40
肥胖 2 级	30~40
肥胖 3 级	25~29.9
正常值	19~24.9
体重偏轻	18~19
消瘦	<18

根据简便计算法与精细计算法，实际体重在标准体重的 ±10% 范围内，属于正常；低于 10% 为偏瘦，高于 10% 为超重；低于 20% 为消瘦，高于 20% 为肥胖。

个人所需总热量

不同活动，体力消耗不同，需要的热量补充也相应不同，所以日常活动量是计算热量摄入的一个重要依据。

一般来说，诸如办公室工作、下棋、打牌等娱乐活动属于轻体力活动，周末大扫除、游泳、跳舞等娱乐活动属于中等体力活动，从事搬运、装卸工作和半个小时以上的较激烈的球类运动等属于重体力活动。

知道自己的体重类型和具体某一日所进行的活动强度类型后，就可以对照下表来查找一下自己该天每千克体重需要多少热量了。

成人糖尿病所需热量标准表　单位：千焦　千克体重				
体型	卧床	轻体力	中等体力	重体力
超重或肥胖	62	82~103	124	144
正常	62~82	124	144	165
消瘦	82~103	144	165	185~206

● 三大营养素每日所需量

要计算出碳水化合物、脂肪、蛋白质的摄取量，首先要知道其热量比例：

碳水化合物摄取量占总热量的63%（容许范围为60% ~ 65%）；

蛋白质摄取量占总热量的12%（容许范围10% ~ 14%）；

脂肪摄取量占总热量的25%（容许范围20% ~ 30%）。

接着，要知道每克营养素所产生的热量：

1 克碳水化合物产生 16 千焦热量；

1 克蛋白质产生 16 千焦热量；

1 克脂肪产生 37 千焦热量。

根据热量比例与每克营养素所产生的热量，算出各类营养素摄取量。

以"一位女士，身高160厘米，体重60千克，平时从事轻体力劳动，每天消耗6798千焦热量"为例。

碳水化合物所需的克数为：$6798 \times 63\% \div 16 \approx 268$；

蛋白质所需的克数为：$6798 \times 12\% \div 16 \approx 51$；

脂肪所需的克数为：$6798 \times 25\% \div 37 \approx 46$。

营养素热量的比例分配，没有绝对值，只要在容许范围内都是可以接受的。注意糖类、蛋白质和脂肪三种营养素的比例加起来应该为100%。

一日三餐的能量怎样分配

糖尿病患者每餐的能量也有严格的限制，要根据每餐总的能量分配三餐能量，做到定时、定量、定餐。糖尿病患者提倡少食多餐，每日可分 3~6 餐，这样就可以有效地控制血糖，并且每餐的间隔较短，不容易出现低血糖现象。

● 确定三餐的分配比例

糖尿病患者可以按照自己的饮食习惯，将早餐、午餐、晚餐按照 1/3、1/3、1/3 的比例来分配，或者按照 1/5、2/5、2/5 的比例进行分配。如果有加餐，就要将加餐的能量从上一餐的能量总数中减去。要避免因为吃过多的食物给胰腺带来负担，而导致血糖升高。

● 确定主食量

主食即富含碳水化合物的食物，如大米、面粉、玉米等，是全天食物中热量的主要来源。主食吃得过多或过少都会影响血糖的控制。

糖尿病患者可根据个人每日所需的热量来指导主食的进餐量。

每日所需热量（千焦）	每日主食量（克）
4944	150
5356	175
5768	200
6170	225
6592	250
7004	275
7416	300
7828	325
8240	350
8652	400

● 确定副食量

糖尿病患者不光要限制主食量，还要对副食有所限制，以免全天摄入量过多，对血糖控制不利。

副食种类	每日建议副食量
豆类及其制品	50~100 克
瘦肉	100~150 克
蛋类	1 个鸡蛋或 2 个鸡蛋清
奶及奶制品	500 克
蔬菜	250 克
水果	200 克
油脂	不超过 25 克

总之，糖尿病患者的一日三餐的总能量要严格限制在规定范围之内。

了解常见食物的热量

● 常见食品热量表

五谷类、豆类的热量表

食品名称	热量（千焦）/可食部分（克）	食品名称	热量（千焦）/可食部分（克）
油炸土豆片	2521/100	白薯干	2521/100
黑芝麻	2188/100	土豆粉	1388/100
白芝麻	2130/100	粉条	1388/100
油面筋	2019/100	地瓜粉	1284/100
方便面	1945/100	玉米（白）	1384/100
油饼	1644/100	玉米（黄）	1380/100
油条	1590/100	粉丝	1380/100
莜麦面	1586/100	黑米	1372/100
燕麦片	1512/100	煎饼	1372/100
小米	1475/100	大麦	1265/100
薏米	1471/100	荞麦粉	1252/100
籼米（标一）	1446/100	烧饼（糖）	1244/100
高粱米	1446/100	切面（富强粉）	1174/100
富强粉	1442/100	切面（标准粉）	1154/100
通心粉	1442/100	烙饼	1051/100
大黄米（黍）	1438/100	馒头（蒸，标准粉）	960/100
江米	1434/100	麸皮	906/100
粳米（标二）	1434/100	花卷	894/100
挂面（富强粉）	1430/100	馒头（蒸，富强粉）	857/100
机米	1430/100	水面筋	577/100
玉米糁	1430/100	烤麸	499/100
米粉（干，细）	1426/100	米饭（蒸，粳米）	482/100

（续表）

食品名称	热量（千焦）/可食部分（克）	食品名称	热量（千焦）/可食部分（克）
香大米	1426/100	米饭（蒸，籼米）	470/100
籼米（标二）	1421/100	面条（煮，富强粉）	449/100
挂面（标准粉）	1417/100	鲜玉米	437/46
标准粉	1417/100	白薯（白心）	428/86
血糯米	1413/100	白薯（红心）	408/90
粳米（标一）	1413/100	粉皮	264/100
黄米	1409/100	小米粥	190/100
玉米面（白）	1401/100	米粥（粳米）	190/100
玉米面（黄）	1401/100	豆沙	1001/100
素虾（炸）	2373/100	红豆馅	989/100
腐竹皮	2015/100	素火腿	869/100
腐竹	1891/100	桂林腐乳	840/100
豆浆粉	1739/100	豆腐丝	828/100
黄豆粉	1722/100	素鸡	791/100
豆腐皮	1685/100	素什锦	713/100
油炸豆瓣	1669/100	素大肠	630/100
油炸豆花	1648/100	薰干	630/100
黑豆	1570/100	酱豆腐	622/100
黄豆	1479/100	香干	606/100
蚕豆（干，去皮）	1409/93	豆腐干	577/100
卤干	1384/100	上海南乳	569/100
虎皮芸豆	1376/100	菜干	560/100
绿豆面	1360/100	腐乳（白）	548/100
绿豆	1302/100	臭豆腐	536/100
杂豆	1302/100	北豆腐	404/100
红芸豆	1294/100	酸豆乳	276/100
豌豆（干）	1290/100	南豆腐	235/100
红豆	1273/100	豆奶	124/100

蔬菜类的热量表

食品名称	热量（千焦）/可食部分（克）	食品名称	热量（千焦）/可食部分（克）
干姜	1125/95	茄子（绿皮）	103/90
蕨菜（脱水）	1029/100	苋菜（青）	103/74
竹笋（黑笋，干）	878/76	雪里蕻	99/94
辣椒（红尖，干）	873/88	小葱	99/73
黄花菜	820/98	菠菜	99/89
竹笋（白笋，干）	808/64	菜花	99/82
紫皮大蒜	560/89	茴香	99/86
大蒜	519/85	小叶芥菜	99/88
毛豆	507/53	茭白	95/74
豌豆	433/42	油菜	95/87
蚕豆	428/31	辣椒（青，尖）	95/84
慈姑	387/89	南瓜	91/85
西红柿酱（罐头）	334/100	柿子椒	91/82
芋头	325/84	卷心菜	91/86
土豆	313/94	韭黄	91/88
甜菜	309/90	油豆角	91/99
藕	288/88	毛竹笋	87/67
苜蓿	247/100	心里美萝卜	87/88
荸荠	243/78	蒜黄	87/97
山药	231/83	茼蒿	87/82
香椿	194/76	西红柿罐头（整）	87/100
枸杞菜	181/49	茄子	87/93
黄豆芽	181/100	丝瓜	82/83
胡萝卜（黄）	177/97	空心菜	82/76
玉兰片	177/100	萝卜樱（小，红）	82/93
鲜姜	169/95	木耳菜	82/76

（续表）

食品名称	热量（千焦）/可食部分（克）	食品名称	热量（千焦）/可食部分（克）
洋葱	161/90	白萝卜	82/95
胡萝卜（红）	152/96	油菜薹	82/93
扁豆	152/91	竹笋（春笋）	82/66
蒜苗	152/82	芹菜	82/67
羊角豆	152/88	芥蓝	78/78
榆钱	148/100	小水萝卜	78/66
苦菜	144/100	竹笋	78/63
刀豆	144/92	西红柿	78/97
芥菜头	136/83	长茄子	78/96
西蓝花（绿菜花）	136/83	苦瓜	78/81
辣椒（红小）	132/80	菜瓜	74/88
香菜	128/81	西葫芦	74/73
苋菜（紫）	128/73	芦笋	74/90
芹菜叶	128/100	莴笋叶	74/89
青萝卜	128/95	绿豆芽	74/100
苤蓝	124/78	西洋菜（豆瓣菜）	70/73
大葱（鲜）	124/82	黄瓜	62/92
冬寒菜	124/58	小白菜	62/81
豆角	124/96	牛俐生菜	62/81
白豆角	124/97	大白菜（青白口）	62/83
青蒜	124/84	大白菜（酸菜）	58/100
豇豆	119/97	大白菜（小白口）	58/85
豇豆（长）	119/98	大叶芥菜（盖菜）	58/71
豌豆苗	119/98	旱芹	58/66
红菜苔	119/52	萝卜缨（白）	58/100
四季豆	115/96	莴笋	58/62
荷兰豆	111/88	葫芦	58/87
蓟菜	111/88	水芹	54/60

水果类的热量表

食品名称	热量（千焦）/可食部分（克）	食品名称	热量（千焦）/可食部分（克）
松子仁	2876/100	猕猴桃	231/83
松子（生）	2637/32	黄元帅苹果	227/80
核桃（干）	2583/43	金橘	227/100
松子（炒）	2550/31	京白梨	222/79
葵花子（炒）	2538/52	国光苹果	222/78
葵花子仁	2497/100	桃（黄桃）	222/93
山核桃（干）	2476/24	海棠罐头	218/100
葵花子（生）	2460/50	倭锦苹果	206/86
榛子（炒）	2447/21	鸭广梨	206/76
花生（炒）	2427/71	葡萄（巨峰）	206/84
花生仁（炒）	2394/100	葡萄（玫瑰香）	206/86
南瓜子（炒）	2365/68	桑葚	202/100
西瓜子（炒）	2361/43	青香蕉苹果	202/80
南瓜子仁	2332/100	红香蕉苹果	202/87
花生仁（生）	2320/100	黄香蕉苹果	202/88
西瓜子仁	2287/100	橄榄	202/80
榛子（干）	2233/27	莱阳梨	202/80
杏仁	2118/100	苹果梨	198/94
白果	1463/100	紫酥梨	194/59
栗子（干）	1421/73	冬果梨罐头	194/100
莲子（干）	1417/100	橙子	194/74
葡萄干	1405/100	巴梨	190/79
苹果脯	1384/100	祝光苹果	190/86
杏脯	1355/100	桃（旱久保）	190/89
核桃（鲜）	1347/43	樱桃	190/80
金丝小枣	1327/81	红富士苹果	185/85

（续表）

食品名称	热量（千焦）/ 可食部分（克）	食品名称	热量（千焦）/ 可食部分（克）
果丹皮	1323/100	伏苹果	185/86
无核蜜枣	1318/100	福橘	185/67
桃脯	1277/100	红玉苹果	177/84
西瓜脯	1257/100	酥梨	177/72
大枣（干）	1640/88	鸭梨	177/82
花生（生）	1640/53	芦柑	177/77
杏酱	1178/100	葡萄（紫）	177/88
海棠脯	1178/100	桃（五月鲜）	173/93
苹果酱	1141/100	蜜橘	173/76
桂圆干	1125/37	菠萝	169/68
桃酱	1125/100	雪花梨	169/86
草莓酱	1108/100	番石榴	169/97
干枣	1088/80	桃（久保）	169/94
柿饼	1030/97	蜜桃	169/88
椰子	952/33	柚子（文旦）	169/69
乌枣	939/59	四川红橘	165/78
黑枣	939/98	苹果罐头	161/100
密云小枣	882/92	枇杷	161/62
莲子（糖水）	828/100	小叶橘	157/81
沙枣	824/41	冬果梨	152/87
栗子（鲜）	762/80	杏子罐头	152/100
红果（干）	626/100	杏	148/91
酒枣	597/91	李子	148/91
鲜枣	503/87	柠檬	144/66
芭蕉	449/68	李子杏	144/92
红果	391/76	哈密瓜	140/71
香蕉	375/59	西瓜（京欣一号）	140/59
人参果	330/88	糖水梨罐头	136/100

（续表）

食品名称	热量（千焦）/可食部分（克）	食品名称	热量（千焦）/可食部分（克）
桂圆（鲜）	288/50	红肖梨	124/87
荔枝（鲜）	288/73	杨桃	119/88
甘蔗汁	264/100	杨梅	115/82
玛瑙石榴	260/57	库尔勒梨	115/91
青皮石榴	251/55	柠檬汁	107/100
无花果	243/100	香瓜	107/78
红元帅苹果	243/84	西瓜（郑州三号）	103/59

肉类的热量表

食品名称	热量（千焦）/可食部分（克）	食品名称	热量（千焦）/可食部分（克）
猪肉（肥）	3362/100	牛舌	808/100
羊肉干（绵羊）	2423/100	鸡翅	799/69
腊肠	2406/100	猪大肠	787/100
猪肉（血脖）	2373/90	猪耳	783/100
猪肉（肋条肉）	2340/96	猪肉（腿）	783/100
牛肉干	2266/100	瓦罐鸡汤（肉）	783/100
酱汁肉	2262/96	卤猪杂	766/100
鸭皮	2217/100	腊肉	746/100
香肠	2093/100	鸡腿	746/69
母麻鸭	1899/75	羊蹄筋（生）	729/100
牛肉松	1833/100	鸡心	709/100
鸡肉松	1813/100	煨牛肉（罐头）	684/100
北京烤鸭	1796/80	酱驴肉	659/100
广东香肠	1784/100	猪蹄筋	643/100
北京填鸭	1747/75	猪肉（里脊）	639/100
瓦罐鸡汤（汤）	1681/100	牛蹄筋	622/100

（续表）

食品名称	热量（千焦）/可食部分（克）	食品名称	热量（千焦）/可食部分（克）
猪肉松	1631/100	鸭掌	618/59
猪肉（肥，瘦）	1627/100	牛蹄筋（熟）	606/100
肉鸡	1605/74	沙鸡	606/41
咸肉	1586/100	鸭翅	602/67
公麻鸭	1483/63	鸭心	589/100
猪肉（软五花）	1438/85	火鸡肝	589/100
猪肉（硬五花）	1397/79	猪肉（瘦）	589/100
猪肉（前蹄膀）	1397/67	羊脑	585/100
宫爆肉丁（罐头）	1384/100	牛肝	573/100
猪肉（后臀尖）	1364/97	乌鸦肉	560/100
茶肠	1355/100	羊肝	552/100
猪肉（后蹄膀）	1318/73	鸡胸脯肉	548/100
金华火腿	1310/100	猪脑	540/100
猪肘棒（熟）	1294/72	猪肝	531/99
盐水鸭（熟）	1285/81	鹅肝	531/100
蒜肠	1224/100	喜鹊肉	527/100
小泥肠	1215/100	鸭肝	527/100
羊肉（冻，山羊）	1207/100	土鸡	511/58
猪肉香肠罐头	1195/100	马肉	503/100
烧鹅	1191/73	鸡肝（肉鸡）	499/100
羊肉（冻，绵羊）	1174/100	鸡肝	499/100
风干肠	1166/100	猪心	490/97
小红肠	1154/100	羊肉（瘦）	486/90
叉烧肉	1149/100	鸡胗	486/100
肯德基炸鸡	1149/70	方腿	482/100
蛋清肠	1145/100	狗肉	478/80
猪排骨	1145/72	驴肉（瘦）	478/100
大肉肠	1121/100	羊心	466/100

（续表）

食品名称	热量（千焦）/可食部分（克）	食品名称	热量（千焦）/可食部分（克）
酱鸭	1096/80	鹌鹑	453/58
猪蹄	1096/60	猪肚	453/96
猪大排	1088/68	羊肉（胸脯）	449/81
午餐肠	1075/100	羊肉（颈）	449/74
红果肠	1071/100	牛肉（瘦）	437/100
猪蹄（熟）	1071/43	火鸡胸脯肉	424/100
母鸡（一年内鸡）	1055/66	羊肉（后腿）	420/77
鸡爪	1046/60	兔肉	420/100
驴肉（熟）	1034/100	牛肉（前腱）	412/95
酱鸭（罐头）	1022/93	鹅肫	412/100
猪肘棒	1022/67	牛肉（后腿）	404/100
腊羊肉	1014/100	猪腰子	396/93
酱牛肉	1014/100	牛肉（前腿）	391/100
鹅	1009/63	牛肺	387/100
鸭舌	1009/61	羊肉（脊背）	387/100
烤鸡	989/73	牛肉（后腱）	383/94
鸭肉	371/50	鸭肫	379/93
羊肉串（电烤）	964/100	火鸡肫	375/100
猪口条	960/94	火鸡腿	371/100
午餐肉	943/100	羊肾	371/100
小肚	927/100	鸭胸脯肉	371/100
羊舌	927/100	羊肚	358/100
羊肉串（炸）	894/100	野兔肉	346/100
羊肉（熟）	886/100	猪肺	346/97
扒鸡	886/66	牛肚	297/100
火腿肠	873/100	羊大肠	288/100
卤煮鸡	873/70	猪小肠	268/100
猪肝（卤煮）	836/100	鸭血（白鸭）	239/100

蛋类的热量表

食品名称	热量（千焦）/可食部分（克）	食品名称	热量（千焦）/可食部分（克）
蛋黄粉	2653/100	松花蛋（鸭）	705/90
鸡蛋粉	2245/100	鹌鹑蛋	659/86
鸭蛋黄	1557/100	鸡蛋（红皮）	643/88
鸡蛋黄	1351/100	鹌鹑蛋（五香罐头）	626/89
鹅蛋黄	1335/100	鸡蛋（白皮）	569/87
鹅蛋	808/87	鸡蛋白	247/100
咸鸭蛋	783/88	鹅蛋白	198/100
鸭蛋	742/87	鸭蛋白	194/100
松花蛋（鸡）	733/83		

奶类的热量表

食品名称	热量（千焦）/可食部分（克）	食品名称	热量（千焦）/可食部分（克）
黄油	3675/100	炼乳（罐头，甜）	1368/100
奶油	2966/100	奶酪	1351/100
黄油渣	2468/100	奶豆腐（鲜）	1257/100
牛奶粉（母乳化奶粉）	2102/100	酸奶	297/100
羊奶粉（全脂）	2052/100	果料酸奶	276/100
牛奶粉（强化维生素）	1994/100	母乳	268/100
牛奶粉（全脂）	1969/100	酸奶（中脂）	264/100
奶片	1945/100	酸奶（高蛋白）	255/100
牛奶粉（全脂速溶）	1920/100	羊奶（鲜）	243/100
奶皮子	1895/100	脱脂酸奶	235/100
牛奶粉（婴儿奶粉）	1825/100	牛奶	222/100
奶疙瘩	1755/100	牛奶（强化VA，VD）	210/100

水产类的热量表

食品名称	热量（千焦）/可食部分（克）	食品名称	热量（千焦）/可食部分（克）
鲮鱼（罐头）	1644/100	金线鱼	412/40
淡菜（干）	1463/100	狗母鱼	412/67
蛏干	1401/100	鲈鱼	412/58
鲍鱼（干）	1327/100	鳙鱼（胖头鱼）	412/61
鱿鱼（干）	1290/98	小黄花鱼	408/63
鱼片干	1248/100	虹鳟鱼	408/57
墨鱼（干）	1182/82	罗非鱼	404/55
干贝	1088/100	蛤蜊（毛蛤蜊）	400/25
海参	1079/93	泥鳅	396/60
鱼子酱（大麻哈）	1038/100	大黄鱼	396/66
海鲫鱼	849/60	鲮鱼	391/57
丁香鱼（干）	808/100	海蟹	391/55
海米	803/100	梭子蟹	391/49
堤鱼	787/64	鳌虾	383/31
河鳗	746/84	对虾	383/61
腭针鱼	742/75	龙虾	371/46
香海螺	672/59	黄鳝（鳝鱼）	367/67
快鱼	655/71	沙丁鱼	363/67
鲐鱼	639/66	明太鱼	363/45
虾皮	630/100	石斑鱼	350/57
白姑鱼	618/67	明虾	350/57
胡子鲇	602/50	河虾	346/86
大马哈鱼	589/72	乌贼	346/97
平鱼	585/70	麦穗鱼	346/63
尖嘴白	564/80	鲍鱼	346/65
鳊鱼（武昌鱼）	556/59	面包鱼	342/52

（续表）

食品名称	热量（千焦）/可食部分（克）	食品名称	热量（千焦）/可食部分（克）
章鱼	214/100	墨鱼	338/69
口头鱼	552/56	琵琶虾	334/32
黄姑鱼	548/63	淡菜（鲜）	330/49
带鱼	523/76	海虾	325/51
黄鳍鱼	511/52	鲜贝	317/100
鲚鱼（小凤尾鱼）	511/90	非洲黑鲫鱼	317/53
边鱼	511/70	鱿鱼（水浸）	309/98
沙梭鱼	503/72	基围虾	416/60
海鳗	503/67	海蜇头	305/100
鲅鱼	503/80	牡蛎	301/100
银鱼	490/100	蚶子	293/27
红螺	490/55	海参（鲜）	293/100
鳜鱼	482/61	蚌肉	293/63
青鱼	478/63	海蛎肉	272/100
赤眼鳟（金目鱼）	470/59	乌鱼蛋	272/73
梅童鱼	466/63	蟹肉	255/100
草鱼	461/58	鲜赤贝	251/34
鲨鱼	453/56	黄鳝（鳝丝）	251/88
鲤鱼	449/54	鲜扇贝	247/35
鲫鱼	445/54	田螺	247/26
比目鱼	441/72	蛤蜊（沙蛤）	231/50
鲷鱼（加吉鱼）	437/65	河蚬	194/35
鲚鱼（大凤尾鱼）	437/79	蛤蜊（花蛤）	185/46
片口鱼	433/68	蛏子	165/57
河蟹	424/42	河蚌	148/23
鲇鱼	420/65	海蜇皮	136/100
鲢鱼	420/61	海参（水浸）	99/100

了解食物的交换份法

● 一个交换单位内的各类食物

善用食物交换份，既能控制热量摄取量，又能保证摄取足够而均衡的营养。首先将食物分成谷类、蔬菜类、水果类、肉类等不同种类，然后确定一个交换单位，这个交换单位包含的热量大约是 371 千焦，计算出各类食物在这个交换单位内的大致重量，然后以此作为依据，就可以在糖尿病患者每天应该摄入的总热量范围内自由交换了。

一个交换单位内的各类食物		
谷类	每份 25 克	热量约 371 千焦
奶类	每份 160 克	热量约 371 千焦
肉类	每份 50 克	热量约 371 千焦
蛋类	每份 60 克（约 1 个中等大小的鸡蛋）	热量约 371 千焦
油脂类	每份 10 克	热量约 371 千焦
蔬菜类	每份 500 克	热量约 371 千焦
水果类	每份 200 克（约 1 个中等大小水果）	热量约 371 千焦
干豆类	每份 25 克	热量约 371 千焦

● 同类食物间的等值交换

谷类食物等值交换表 （含热量约 371 千焦）			
食品	克数	食品	克数
各类米	25	各类面粉	25
油炸面点	25	非油炸面点	35
魔芋	35	马铃薯	100
鲜玉米棒	200	湿粉皮	150
各种挂面	25	饼干	25

肉类、水产类食物等值交换表（含热量约 371 千焦）			
食品	克数	食品	克数
兔肉	100	带鱼	100
鸡肉	50	鸭肉	50
瘦猪肉	50	肥瘦猪肉	25
草鱼、鲤鱼	80	鳝鱼、鲫鱼	80

奶类食物等值交换表（含热量约371千焦）

食品	克数	食品	克数
牛奶	160	羊奶	160
奶粉	20	脱脂奶粉	25
无糖酸奶	130	奶酪	25

蔬菜类食物等值交换表（含热量约371千焦）

食品	克数	食品	克数
各类叶菜	500	冬瓜、苦瓜	500
南瓜、菜花	350	山药、藕	150
茭白、冬笋	400	百合、芋头	100
绿豆芽、鲜蘑菇	500	胡萝卜	200
白萝卜、青椒	400	毛豆	70

豆类食物等值交换表（含热量约371千焦）

食品	克数	食品	克数
大豆	25	腐竹	20
豆浆	400	豆腐丝	50
北豆腐	100	南豆腐	150
青豆、黑豆	25	豌豆、芸豆、绿豆	40
红豆	29	素什锦	52

蛋类食物等值交换表（含热量约371千焦）

食品	克数	食品	克数
带壳鹌鹑蛋	150	带壳鹅蛋	46
带壳鸡蛋	60	带壳鸭蛋	60

油脂类食物等值交换表（含热量约371千焦）

食品	克数	食品	克数
花生油	10	玉米油	10
大豆油	10	黄油	10
葵花子	25	西瓜子	40
核桃、杏仁	25	花生米	25

水果类食物等值交换表（含热量约 371 千焦）

食品	克数	食品	克数
梨、桃、苹果	200	柿子、香蕉	150
西瓜	500	草莓	300
葡萄	200	李子、杏	200
猕猴桃	200	柑橘类	200

● 不同热量食谱推荐

4944~5356 千焦热量食谱　　一周食谱

周一	早餐	牛奶 250 毫升，加燕麦片 25 克，馒头 35（熟重），熟火腿 20 克，小咸菜 5 克
	午餐	拌荞麦面条 105 克，瘦肉丝炒扁豆（肉丝 25 克、扁豆 100 克、植物油 2 克），西红柿炒鸡蛋（鸡蛋 1 个、西红柿 150 克、植物油 2 克）
	加餐	生黄瓜 100 克
	晚餐	炒三丝（肉丝 25 克、魔芋 100 克、青椒 20 克、胡萝卜 20 克、植物油 3 克），木耳炒菠菜（干木耳 10 克、菠菜 150 克、植物 油 2 克），玉米面发糕（面粉 25 克），大米粥（大米 25 克）
周二	早餐	豆浆 200 克，拌肉丁馒头（面粉 50 克、瘦肉 25 克、胡萝卜 25 克、洋葱 10 克、甜面酱 3 克、香油 1 克），拌杂菜（卷心菜 100 克、茼蒿 25 克、胡萝卜 25 克、香油 2 克）
	午餐	红豆米饭（大米 60 克、红豆 15 克），排骨炖冬瓜（排骨 100 克、冬瓜 150 克、植物油 2 克）
	晚餐	莜麦面条（莜麦挂面 75 克），葱爆肉（大葱 50 克、瘦猪肉 50 克、植物油 2 克），拌莴笋丝（莴笋 150 克、香油 2 克）
周三	早餐	麻酱卷（面粉 50 克、麻酱 5 克），蒸鸡蛋羹（鸡蛋 1 个、植物油 2 克）
	加餐	西红柿 100 克
	午餐	米饭（大米 75 克），豆豉鲮鱼（鲮鱼块 100 克、淡豆豉 5 克、植物油 2 克），蒜香空心菜（空心菜 250 克、植物油 2 克）
	晚餐	发糕（面粉 50 克、玉米面 25 克），白菜鸡片（大白菜 50 克、鸡胸脯肉 50 克、植物油 2 克），炝扁豆丝（白扁豆 150 克、植物油 2 克）
周四	早餐	豆浆 250 克，油条 75 克
	午餐	贴饼子（玉米面 100 克、黄豆面 10 克），小白菜汆丸子（猪瘦肉 100 克、小白菜 150 克、植物油 2 克）
	加餐	馅饼 2 个（面粉 100 克、韭菜 100 克、植物油 2 克），银耳鸭汤（银耳 10 克、鸭肉 25 克、植物油 2 克）
	晚餐	猕猴桃 80 克

（续表）

周五	早餐	牛奶 15 克，小包子（面粉 50 克、羊肉 25 克、萝卜 100 克、植物油 3 克）
	午餐	荞麦饭（大米 60 克、荞麦米 15 克），清蒸丸子（瘦牛肉 75 克、香菇 25 克、胡萝卜 256 克、虾皮 5 克、植物油 2 克），素炒韭菜（韭菜 200 克、植物油 3 克）
	晚餐	馒头（面粉 75 克）， 肉炒香芹豆腐干（瘦猪肉 25 克、香芹 100 克、豆腐干 25 克、植物油 3 克）
周六	早餐	牛奶 250 毫升，咸面包 75 克，鸡蛋 50 克
	午餐	水饺（面粉 75 克、肉末 25 克、植物油 3 克），芹菜炒香干（芹菜 150 克、香干 25 克、植物油 2 克），醋熘卷心菜（卷心菜 100 克、胡萝卜 20 克、植物油 2 克）
	加餐	生西红柿 100 克
	晚餐	盐水青蛙 40 克，菠菜炒木耳（木耳干重 10 克、菠菜 150 克、植物油 2 克），拌白萝卜（白萝卜 100 克、香油 2 克），馒头 35 克，疙瘩汤（面粉 50 克、加油菜 20 克、植物油 2 克）
周日	早餐	牛奶煮燕麦片（牛奶 250 克、燕麦片 25 克），无糖面包 35 克，拌菜花（菜花 100 克、香油 3 克）
	午餐	二米饭（大米 60 克、小米 15 克），青椒肉丝（瘦猪肉 25 克、青椒 150 克、植物油 3 克），虾仁西葫芦（鲜虾仁 50 克、西葫芦 100 克、植物油 3 克）
	晚餐	馒头（面粉 75 克）， 肉片焖茄子（瘦猪肉 50 克、茄子 150 苋、植物油 3 克），三丝小炒（水发海带 50 克、洋葱 50 克、胡萝卜 50 克、植物油 3 克）

5768~6180 千焦热量食谱　　　　　一周食谱（一）

周一	早餐	花卷 70 克，豆浆 200 克，鸭蛋 1 个，西红柿 100 克
	午餐	米饭 200 克，肉炒卷心菜（卷心菜 100 克、瘦猪肉 25 克、植物油 5 克），小白菜汤（小白菜 150 克、植物油 5 克）
	晚餐	丝糕 115 克，鸡丝炒青椒（青椒 150 克、鸡脯肉 80 克、植物油 5 克），素炒菠菜（菠菜 100 克、植物油 5 克）
周二	早餐	烙饼 50 克，豆浆 300 克，煮鸡蛋 1 个，拌白菜心（大白菜心 100 克、香油 2 克）
	午餐	花卷 75 克，葱烧鱿鱼（葱 30 克、鲜鱿鱼 300 克、植物油 5 克），菠菜汤（菠菜 150 克、植物油 3 克）
	晚餐	米饭 50 克，玉米面粥 25 克，清蒸鱼（草鱼肉 80 克、植物油 3 克），清炒茼蒿（茼蒿 250 克、植物油 3 克）
周三	早餐	馒头（面粉 75 克），豆浆 250 克，茶鸡蛋 1 个
	午餐	米饭（大米 75 克），炒芥蓝（芥蓝 200 克、植物油 4 克），卤鸡翅（鸡翅 50 克、植物油 4 克）
	加餐	橘子 100 克
	晚餐	玉米碴粥（大米 30、玉米碴 45 克），烧双笋（春笋 50 克、莴笋 50 克、植物油 4 克），兔肉烧土豆（土豆 150 克、兔肉 100 克、植物油 4 克）

（续表）

周四	早餐	花卷（面粉 75 克），豆浆 220 克，炒杂菜（胡萝卜 50 克、水发木耳 10 克、洋葱 50 克、植物油 2 克）
	午餐	米饭（大米 75 克），清蒸鱼（鲤鱼 50 克、香油 1 克），炒西蓝花（西蓝花 150 克、植物油 2 克），咸鸭蛋 1 个（带壳 70 克）
	晚餐	过水面（挂面 75 克），醋烹豆芽（绿豆芽 200 克、植物油 2 克），豆腐干炒鸡丁（鸡肉 50 克、豆腐干 25 克、花生米 20 克、植物油 2 克）
	加餐	杏 100 克
周五	早餐	馒头（面粉 25 克），绿豆粥（绿豆 10 克、大米 25 克），牛奶 220 克，鸡蛋炒蒜薹（蒜薹 100 克、鸡蛋 1 个、植物油 2 克）
	午餐	米饭（大米 75 克），清炒木耳菜（木耳菜 200 克、植物油 2 克），紫菜火腿汤（火腿 20 克、紫菜 10 克、香油 2 克）
	晚餐	米饭（大米 75 克），炒南瓜丝（南瓜 150 克、植物油 2 克），鸭肉煲（鸭肉 60 克、笋干 20 克、芋头 50 克、植物油 2 克）
	加餐	西瓜 100 克
周六	早餐	馒头（面粉 50 克），大米粥（大米 25 克），牛奶 220 克，火腿拌黄瓜（黄瓜 100 克、火腿 20 克、香油 3 克）
	午餐	米饭（大米 75 克），韭菜炒春笋（韭菜 50 克、春笋 150 克、植物油 3 克），紫菜虾皮汤（紫菜 5 苋、虾皮 10 克、香油 3 克）
	晚餐	米饭（大米 75 克），炒芹菜（芹菜 150 克、白萝卜 50 克、植物油 3 克），蘑菇豆腐汤（鲜蘑菇 50 克、南豆腐 100 克、植物油 3 克）
	加餐	苹果 100 克
周日	早餐	馒头 75 克，牛奶 250 克，煮鹌鹑蛋 3 个，白菜心拌虾皮（大白菜心 1oo 克、虾皮 5 克、香油 3 克）
	午餐	热汤面（生面条 105 克、肉末 25 克、西红柿 100 克、鸡蛋 25 克、香油 3 克），茼蒿炒肉（茼蒿 100 克、瘦肉 25 克、植物油 5 克）
	晚餐	烙饼 75 克，薏米粥（大米、薏米共 25 克），红烧鸡翅（鸡翅 70 克、干香菇 5 克、植物油 4 克），海带烧冬瓜（冬瓜 200 克、水发海带丝 100 克、植物油 5 克）

一周食谱（二）

周一	早餐	鲜豆浆 250 克，米饭（大米 25 克），咸鸭蛋 1 个
	午餐	馒头（面粉 75 克），冬瓜肉丸汤（冬瓜 150 克、猪瘦肉 100 克、植物油 3 克），蒜泥海带（水发海带 100 克、香油 2 克），炒菠菜（菠菜 100 克、鸡蛋 1 个、植物油 3 克）
	晚餐	红豆饭（大米 50 克、红豆 25 克），肉炒洋葱（洋葱 75 克、猪瘦肉 50 克、植物油 3 克），拌豆芽（绿豆芽 100 克、香油 2 克），瓜片汤（黄瓜 75 克、紫菜 2 克、香油 2 克）

（续表）

周二	早餐	鲜牛奶 250 克，苏打饼干 25 克，茶鸡蛋 1 个，黄瓜拌豆腐丝（黄瓜 50 克、豆腐丝 25 克、香油 2 克）
	午餐	米饭（大米 75 克），芥蓝炒肉（芥蓝 125 克、猪瘦肉 50 克、植物油 3 克），大白菜烧香菇（大白菜 150 克、香菇 15 克、植物油 3 克），虾皮紫菜汤（虾皮 5 克、紫菜 2 克、香油 2 克）
	晚餐	花卷（面粉 75 克），雪里蕻烧豆腐（雪里蕻 50 克、豆腐 100 克、猪瘦肉 25 克、植物油 3 克），素炒茼蒿（茼蒿 150 克、香油 2 克）
周三	早餐	奶香燕麦粥（牛奶 250 克、燕麦片 25 克），咸面包 35 克，拌苋菜（苋菜 100 克、香油 3 克）
	午餐	荞麦饭（大米 75 克、荞麦 25 克），肉丝炒萝卜（白萝卜 150 克、瘦猪肉 25 克、植物油 4 克），虾仁油菜汤（油菜 100 克、鲜虾仁 50 克、香油 3 克）
	晚餐	烧饼（面粉 75 克），熘豆腐（豆腐 100 克、植物油 4 克），炒素什锦（卷心菜 100 克、洋葱 50 克、胡萝卜 50 克、植物油 4 克）
周四	早餐	鲜牛奶 250 克，花卷（面粉 25 克），拌白菜心（大白菜心 100 克，香油 2 克），煮鸡蛋 1 个
	午餐	米饭（大米 75 克），红烧鸡块（带骨鸡肉 100 克、植物油 3 克），素炒菠菜（菠菜 200 克、植物油 3 克），西红柿紫菜汤（西红柿 50 克、紫菜 2 克、香油 2 克）
	晚餐	馒头（面粉 75 克），青椒炒肉（青椒 150 克、猪瘦肉 50 克、植物油 3 克），炝豆腐丝芹菜（芹菜 100 克、豆腐丝 5o 克、香油 2 克）
周五	早餐	豆腐脑 300 克，馒头（面粉 50 克），洋葱拌豆芽（绿豆芽 100 克、洋葱 25 克、香油 2 克）
	午餐	紫米饭（大米 75 克、紫米 25 克），清炖平鱼（平鱼 100 克、植物油 4 克），炒茴香菜（茴菜 250 克、植物油 4 克）
	晚餐	花卷（面粉 75 克），菜花烧鸡片（菜花 150 克、鸡脯肉 50 克、植物油 4 克），鱼香莴笋（莴笋 150 克、植物油 4 克）
周六	早餐	麻酱烧饼（面粉 50 克、麻酱 5 克），蒸蛋羹（鸡蛋 1 个、香油 2 克），黄瓜 150 克
	午餐	二米饭（大米 75 克、小米 25 克），清蒸草鱼（草鱼中段 100 克、植物油 4 克），蒜香茼蒿（茼蒿菜 100 克、植物油 4 克）
	晚餐	发糕（面粉 50 克、玉米面 25 克），芹菜熘鸡片（芹菜、鸡脯肉各 50 克、植物油 4 克），炝扁豆丝（白扁豆 150 克、香油 4 克）
周日	早餐	豆浆 200 克，素包子（面粉 50 克、鸡蛋 1 个、韭菜 100 克、植物油 5 克），西红柿 100 克
	加餐	无糖酸奶 100 克
	午餐	燕麦饭（大米 75 克、燕麦片 25 克），肉烧空心菜（空心菜 100 党、瘦肉 75 克、植物油 4 克），丝瓜烧鲜蘑（去皮丝瓜 100 克、鲜蘑 100 克、植物油 5 克）
	晚餐	花卷（面粉 75 克），盐水虾（海虾 75 克），清炒油菜（油菜 250 克、植物油 4 克）

6392~7004 千焦热量食谱　　一周食谱（一）

周一	**早餐**	豆腐脑（300克），杂面馒头（面粉25克、玉米面25克），拌萝卜香菜丝（萝卜100克、香菜5克、香油2克）
	午餐	米饭（大米50克），两面发糕（紫米面25克、面粉25克），排骨炖海带（排骨50克、水发海带100克），素炒小白菜（小白菜200克、植物油8克）
	晚餐	米饭（大米25克），杂面窝头（面粉25克、玉米面25克），菠菜鸡蛋汤（菠菜50克、鸡蛋10克、香油2克），牛肉丝炒西芹（西芹150克、牛肉75克、植物油10克）
周二	**早餐**	西葫芦虾皮汤（西葫芦50克、虾皮2克），煮鸡蛋1个，杂面馒头（面粉40克、豆面10克），拌三丝（青笋50克、海带50克、胡萝卜25克、香油2克）
	午餐	米饭（大米50克），馒头（面粉50克），鲜蘑炒白菜（鲜蘑100克、白菜100克、植物油5克），牛肉炖萝卜（牛肉50克、萝卜100克）
	晚餐	米饭（大米50克），馒头（面粉25克），青椒炒鸡丁（青椒100克、鸡丁50克、植物油8克），豆腐烩西红柿（西红柿200克、豆腐50克、植物油7克）
周三	**早餐**	洋葱蘑菇汤（洋葱25克、蘑菇50克），煮鸡蛋1个，杂面馒头（面粉40克、豆面10克），木耳拌青椒（水发木耳20克、青椒80克、香油2克）
	午餐	米饭（大米50克），无糖豆包（面粉50克、红豆15克），虾仁炒西葫芦（西葫芦150克、虾仁100克、植物油8克），肉末烧茄子（瘦猪肉25克、茄子200克、植物油8克）
	晚餐	米饭（大米50克），窝头（紫米面25克），油菜烧牛肉（油菜150克、牛肉100克、植物油5克），豆腐萝卜汤（萝卜50克、豆腐25克、香油2克）
周四	**早餐**	萝卜汤（萝卜50克），煮鸡蛋1个，杂面馒头（面粉40克、豆面10克），拍黄瓜（黄瓜100克、香油2克）
	午餐	米饭（大米50克），馒头（面粉50克），木耳白菜（大白菜200克、水发木耳20克、植物油10克），酱牛肉油菜（牛肉50克、油菜100克、植物油5克）
	晚餐	菜叶荞麦鸡丝汤面（荞麦25克、青菜25克、鸡肉50克），馒头（面粉50克），豆干炒芹菜（芹菜100克、豆干50克、植物油8克）
周五	**早餐**	豆腐脑（300克），杂面馒头（面粉25克、玉米面25克），拌白菜海带丝（水发海带50克、白菜50克、香油2克）
	午餐	米饭（大米50克），两面发糕（紫米面25克、面粉25克），烧带鱼（带鱼75克、植物油5宽），素炒三丝（洋葱、绿豆芽各100克、胡萝卜5o克、植物油10克）
	晚餐	米饭（大米25克），杂面窝头（面粉25克、玉米面25克），丝瓜鸡蛋汤（丝瓜50克、鸡蛋10克），木耳炒青笋（青笋150克、水发木耳20克、瘦猪肉50克、植物油10克）

215

（续表）

周六	早餐	香菇紫菜汤（水发香菇20克、紫菜2克），煮鸡蛋1个，杂面馒头（面粉40克、豆面10克），拌卷心菜丝（卷心菜100克、香油2克）
	午餐	米饭（大米50克），无糖豆包（面粉50克、红豆15克），虾仁炒黄瓜（黄瓜150克、虾仁100克、植物油8克），肉末烧冬瓜（瘦猪肉25克、冬瓜200克、植物油8克）
	晚餐	米饭（大米50克），窝头（紫米面25克），胡萝卜烧牛肉（胡萝卜150克、牛肉100克、植物油5克），豆腐小白菜汤（小白菜50克、豆腐25克、香油2克）
周日	早餐	无糖豆浆200克，杂面馒头（面粉25克、紫米面25克），拌芹菜花生米（芹菜100克、花生米20克、香油2克）
	午餐	米饭（大米50克），馒头（面粉50克），西红柿炒鸡蛋（西红柿200克、鸡蛋1个、植物油5克），芹菜炒牛肉丝（芹菜100克、瘦牛肉50克、植物油10克）
	晚餐	米饭（大米50克），玉米发糕（玉米面25克），酱鸡翅中（鸡翅50克、卷心菜100克、植物油5克），豆腐烩油菜（油菜150克、豆腐50克、植物油5克）

一周食谱（二）

周一	早餐	西红柿豆腐汤（西红柿50克、豆腐30克），杂面馒头（面粉25克、玉米面25克），煮鸡蛋1个，拌油菜（油菜100克、香油2克）
	午餐	米饭（大米50克），窝头（玉米面50克），青椒豆干回锅肉（青椒100克、豆腐干50克、瘦猪肉50克、植物油10克），紫菜萝卜汤（萝卜50克、香菜5克、紫菜2克、香油2克）
	晚餐	米饭（大米50克），杂面窝头（面粉125克、紫米面125克），墨斗鱼炒韭菜（墨斗鱼150克、韭菜150克、植物油10克），蒸茄泥（茄子200克、蒜泥5克、香油2克）
周二	早餐	小馄饨10个（青菜叶25克、肉10克），杂面馒头（面粉40克、豆面10克），拌青笋丝（青笋100克、香油2克）
	午餐	米饭（大米50克），窝头（玉米面50克）、肉丝炒蒿子秆（蒿子秆200克、瘦猪肉50克、植物油10克），西红柿鸡蛋汤（西红柿50克、香菜5克、鸡蛋10克）
	晚餐	米饭（大米50克），杂面窝头（面粉125克、玉米面125克），鸡蛋炒丝瓜（丝瓜150克、鸡蛋1个、植物油7克），肉末烧大白菜（大白菜100克、瘦猪肉25克、植物油8克）
周三	早餐	虾皮丝瓜汤（丝瓜50克、虾皮2克），煮鸡蛋1个，杂面馒头（面粉40克、豆面10克），拌三丝（芹菜50克、海带50克、胡萝卜25克、香油2克）
	午餐	米饭（大米5o克），馒头半个（面粉25克），菠菜木耳（菠菜200克、水发木耳20克、植物油10克），酱牛肉菜底（牛肉50克、油菜100克、植物油5克）
	晚餐	菜叶荞麦鸡丝汤面（荞麦25克、青菜25克、鸡肉50克），馒头半个（面粉25克），豆干炒油菜薹（油菜薹100克、豆腐干50克、植物油8克）

（续表）

周四	早餐	鲜豇豆蘑菇汤（鲜豇豆 25 克、蘑菇 50 克），煮鸡蛋 1 个，杂面馒头（面粉 40 克、豆面 10 克），木耳拌冬笋（水发木耳 20 克、冬笋 80 克、香油 2 克）
	午餐	米饭（大米 50 克），无糖豆包半个（面粉 25 克、红豆 10 克），虾仁炒丝瓜（丝瓜 150 克、虾仁 100 克、植物油 8 克），肉片炒西葫芦（瘦猪肉 25 克、西葫芦 200 克、植物油 8 克）
	晚餐	米饭（大米 50 克），肉片炒胡萝卜（胡萝卜 150 克、瘦猪肉 100 克、植物油 5 克），腐竹拌小白菜（小白菜 50 克、腐竹 5 克、香油 2 克）
周五	早餐	紫菜茭白汤（茭白 50 克、紫菜 2 克），杂面馒头（面粉 25 克、玉米面 25 克），煮鸡蛋 1 个，拌蘑菇油菜（蘑菇、油菜各 50 克、香油 2 克）
	午餐	黄金窝头 1 个（面粉 35 克、玉米面 40 克），青椒豆腐干牛肉丝（青椒 100 克、豆腐干 50 克、牛肉 50 克、植物油 10 克），紫菜萝卜汤（萝卜 50 克、香菜 5 克、紫菜 2 克、香油 2 克）
	晚餐	米饭（大米 25 克），窝头半个（玉米面 25 克），墨斗鱼炒韭菜（墨斗鱼 150 克、韭菜 150 克、植物油 10 克），蒸茄泥（茄子 200 克、蒜泥 5 克、香油 2 克）
周六	早餐	小白菜豆腐虾皮汤（小白菜 50 克、豆腐 30 克、虾皮 2 克），杂面馒头（面粉妐克、豆面 10 克），蒸茄子（茄子 100 克、香油 2 克）
	午餐	米饭（大米 75 克），肉丝炒蒜薹（蒜薹 200 克、瘦猪肉 50 克、植物油 10 克），鸡蛋丝瓜汤（丝瓜 50 克、香菜 5 克、鸡蛋 10 克）
	晚餐	杂面窝头 1 个（面粉 25 克、玉米面 25 克），西红柿炒鸡蛋（西红柿 150 克、鸡蛋 1 个、植物油 10 克），油菜肉片汤（大白菜 100 克、瘦猪肉 25 克、香油 5 克）
周日	早餐	西红柿鸡蛋汤（西红柿 50 克、鸡蛋半个），杂面馒头（面粉 25 克、玉米面 25 克），拌豆腐干卷心菜丝（卷心菜 100 克、豆腐干 25 克、香油 2 克）
	午餐	米饭（大米 75 克），清蒸鱼（鱼 150 克），香菇油菜（水发香菇 20 克、油菜 200 克、植物油 8 克）
	晚餐	紫米面窝头半个（紫米面 50 克），麻婆豆腐（猪肉末 25 克、豆腐 200 克、植物油 10 克），凉拌芹菜（芹菜 200 克、植物油 5 克）

7416~7828 千焦热量食谱

一周食谱（一）

周一	早餐	牛奶 250 克，包子（面粉 75 克、瘦肉 50 克、香油 4 克）
	加餐	杏 100 克
	午餐	葱花卷（面粉 100 克），蛋丝拌芹菜（芹菜 200 克、鸡蛋 1 个、香油 3 克），冬瓜汤（冬瓜 100 克、香油 3 克）
	晚餐	米饭（大米 75 克），肉末羹（瘦肉 50 克、内酯豆腐 200 克、香油 3 克），脆炒南瓜丝（南瓜 200 克、植物油 5 克）
	加餐	猕猴桃 100 克

（续表）

周二	早餐	豆浆 200 克，麻酱花卷（面粉 75 克、麻酱 5 克），茶鸡蛋 1 个，生黄瓜 150 克
	加餐	无糖酸奶 125 克
	午餐	米饭（大米 100 克），烧黄鱼（大黄鱼 100 克、植物油 5 克），蒜香茼蒿（茼蒿 300 克、植物油 5 克）
	晚餐	窝头（面粉 75 克、玉米面 25 克），鸡片熘菠菜（菠菜 100 克、鸡脯肉 50 克、植物油 5 克），炝扁豆丝（扁豆 200 克、香油 5 克）
	加餐	卤豆腐干 25 克
周三	早餐	豆腐脑 200 克，馒头（面粉 75 克），煮鸡蛋 1 个，苦瓜拌洋葱（苦瓜 50 克、洋葱 50 克、香油 4 克）
	午餐	燕麦饭（大米 75 克、燕麦片 25 克），烧草鱼（草鱼 100 克、植物油 4 克），炒韭菜（韭菜 300 克、植物油 4 克）
	加餐	橙子 200 克
	晚餐	花卷（面粉 100 克），鸡片炒菜花（菜花 150 克、鸡胸肉 75 克、植物油 4 克），鱼香冬瓜（冬瓜 150 克、植物油 4 克）
	加餐	小西红柿 100 克
周四	早餐	紫米粥（紫米 50 克），包子（面粉 50 克、瘦肉 25 克、香油 3 克），盐煮黄豆、青豆 25 克，生西红柿 100 克
	午餐	米饭 250 克，烧鳝鱼（鳝鱼 8o 克、植物油 4 克），花生菠菜（花生米 25 克、菠菜 250 克、香油 3 克）
	加餐	猕猴桃 200 克
	晚餐	窝头 75 克，馄饨（面粉 50 克、肉末 25 克、香油 3 克），炒西葫芦（西葫芦 200 克、植物油 3 克），烧莴笋（莴笋 150 克、胡萝卜 25 克、植物油 4 克）
	加餐	卤鸡蛋 1 个
周五	早餐	无糖酸奶 125 克，豆沙包（面粉 60 克、红豆沙 15 克），煮鸡蛋 1 个，拌菜（生菜 50 克、西红柿 50 克、紫甘蓝 25 克、香油 5 克）
	午餐	二米饭（大米 75 克、小米 25 克），酱鸭肉（鸭肉 75 克），虾皮油菜（虾蚍、油菜 300 克、植物油 5 克）
	晚餐	馄饨（面粉 100 克、虾仁 25 克、韭菜 50 克、香油 5 克），豆芽拌芹菜（芹菜 150 克、豆芽 100 克、香油 5 克）
周六	早餐	豆浆 200 克，蒸饺（面粉 75 克、鸡蛋 1 个、茴香 200 克、香油 4 克），拌菜（黑木耳 5 克、银耳 5 克、黄瓜 50 克、西红柿 50 克、香油 4 克）
	午餐	红豆米饭（大米 75 克、红小豆 25 克），肉丝拌莴笋（瘦肉 50 克、莴笋 150 克、香油 4 克），韭菜炒豆芽（韭菜、绿豆芽各 100 克、植物油 4 克）
	晚餐	花卷（面粉 100 克），盐水虾（青虾 120 克），腐乳空心菜（空心菜 300 克、植物油 4 克）

（续表）

周日	早餐	豆浆 400 克，小窝头 140 克，煮鸡蛋 1 个，拌菜花（菜花 100 克、香油 3 克）
	午餐	米饭 260 克，鱿鱼炒芹菜（芹菜 200 克、水发鱿鱼丝 1oo 克、植物油 3 克），白萝卜拌莴笋（莴笋 150 克、白萝卜 50 克、香油 3 克）
	晚餐	包子（面粉 100 克、瘦肉 50 克），芥蓝豆腐汤（芥蓝 100 克、南豆腐 150 克，海米 5 克、香油 3 克），拌豆芽（绿豆芽 100 克、胡萝卜丝 25 克、香油 3 克）

一周食谱（二）

周一	早餐	牛奶 250 克，花卷（面粉 75 克），拌海带胡萝卜（水发海带 150 克、胡萝卜 50 克、香油 5 克）
	午餐	米饭（大米 100 克），牛肉炒芹菜（芹菜 100 克、牛肉 50 克、植物油 5 克），麻酱拌生菜（生菜 200 克、芝麻酱 3 克）
	晚餐	玉米粥（玉米碴 75 克、25 克），咸鸭蛋 1 个，拌腐竹（黄瓜 250 克、水发腐竹 20 克、香油 5 克）
周二	早餐	豆浆 400 克，全麦面包 35 克，煮鸡蛋 1 个，生西红柿 1 个
	午餐	包子（面粉 75 克、瘦肉 50 克、香油 4 克）、高粱米粥（高粱米 25 克），豆腐苋菜汤（苋菜 150 克、豆腐 100 克、香油 4 克），拌卜丝（白萝卜 100 克、香油 4 克）
	晚餐	米饭 200 克，黄瓜蛋汤（黄瓜 150 克、鸡蛋 1 个，植物油 5 克、香油 4 克），炒茼蒿（茼蒿 200 克、植物油 4 克）
周三	早餐	牛奶 250 克，卤鸡蛋 1 个，麻酱拌面（挂面 75 克、香油 3 克、麻酱少许）
	午餐	花卷（面粉 100 克），炒杂菜（莴笋 200 克、黑木耳 10 克、河虾 20 克、植物油 6 克）
	晚餐	绿豆米饭（大米 75 克、绿豆 25 克），辣炒藕丝（藕 200 克、植物油 6 克），卤鸭（鸭肉 100 克）
	加餐	苹果 150 克
周四	早餐	鲜豆浆 250 克，小馒头（面粉 50 克），紫甘蓝拌豆干（紫甘蓝 50 克、豆腐干 50 克、香油 5 克）
	午餐	燕麦饭（大米 100 克、燕麦片 25 克），冬瓜鲫鱼汤（冬瓜 150 克、鲫鱼 160 克、植物油 5 克），拌菠菜（菠菜 100 克、香油 5 克）
	加餐	桃子 100 克
	晚餐	烧饼（面粉 100 克），拌洋葱（洋葱 100 克、香油 5 克），木樨肉（猪瘦肉 50 克、鸡蛋 1 个、黄瓜 150 克、木耳 2 克、黄花菜 10 克、植物油 5 克）
	加餐	草莓 100 克
周五	早餐	鲜豆浆 250 克，咸面包（面粉 50 克），茶鸡蛋 1 个
	加餐	李子 100 克
	午餐	米饭（大米 100 克），腐乳空心菜（空心菜 100 克、植物油 5 克），酸辣海带（水发海带 100 克、香油 5 克），丝瓜腐皮汤（丝瓜 50 克、豆腐皮 50 克、植物油 5 克）
	晚餐	葱花卷（面粉 100 克），肉烧胡萝卜（胡萝卜 150 克、猪瘦肉 50 克、植物油 5 克），蒜拌扁豆（扁豆 150 克、香油 5 克）

（续表）

周六	早餐	无糖酸奶 125 克，咸面包 100 克，煮鸡蛋 1 个，素杂拌（菜花 50 克、黄瓜 50 克、西红柿 50 克、香油 3 克）
	午餐	馒头（面粉 100 克），牛肉蔬菜汤（牛瘦肉 50 克、卷心菜 100 克、西红柿 50 克、植物油 4 克），鱼香茄子（茄子 150 克、植物油 4 克）
	晚餐	二米饭（大米 75 克、小米 25 克），拌豇豆（豇豆 150 克、花生米 15 克、香油 3 克），豆腐烧油菜（小油菜 150 克、豆腐 100 克、植物油 4 克）
周日	早餐	脱脂牛奶 250 克，咸面包（面粉 50 克），煮鸡蛋 1 个，拌萝卜丝（心里美萝卜 100 克、香油 4 克）
	午餐	米饭（大米 100 克），冬笋烧肉（冬笋 150 克、瘦肉 50 克、植物油 4 克），紫菜汤（黄瓜 50 克、紫菜 2 克、香油 4 克）
	晚餐	葱花饼（面粉 100 克），冬瓜海鲜汤（鲜贝 160 克、冬瓜 150 克、植物油 4 克），拌豆腐（豆腐 100 克、香油 4 克）

第8章
糖尿病特殊人群的
饮食安排

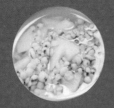 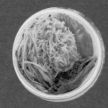 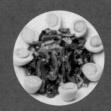

不同类型的糖尿病患者，由于生理原因，在饮食上存在较大差异，因此应区别对待，量身制定科学合理的饮食方案，以免延误病情，对患者带来不利影响。

儿童糖尿病患者怎么吃

发病原因

一种是由于胰岛 β 细胞受自身免疫作用损坏，导致胰岛素的分泌下降。这类患者多有家族自身免疫疾病史，本身有遗传的易感因素存在。

一种是由生活方式导致的，其发生与膳食结构改变、食物摄入过多、不爱运动等不良生活习惯密切相关，特别是由此导致的肥胖，更容易引发糖尿病。

临床症状

1. 出现频繁口渴现象，甚至夜间多次起床喝水。儿童在一段时期内出现小便频繁现象，多年不尿床的儿童多次出现尿床现象，应进行糖尿病检查。

2. 出现频繁腹痛和呕吐现象。这种情况很容易被误诊为肠胃疾病而加重病情，家长要对儿童平时的生活和精神状态有足够掌握，以便提供给医生足够的诊断信息。

3. 突然饭量大增、形体消瘦。儿童正处于生长发育期，体重应该连续稳定上升，但突然出现体重下降情况，家长要警惕。这个特点很容易被忽略，家长多认为是孩子生长发育中的正常情况，但应注意是否出现其他糖尿病征兆。

4. 疲乏无力、易患各种感染，尤其是呼吸道及皮肤感染。孩子本来处于精力较为旺盛的生长发育期，应该多动，但突然在一段时间内不爱动，精神较为萎靡，就有可能是糖尿病前兆。孩子一些伤口反复出现感染情况，久不愈合。

食疗原则

保证蛋白质摄入量。每天每千克体重摄入 2~3 克蛋白质为宜。

选用优质蛋白，如牛奶、瘦肉、鱼类、豆类等。

适当限制碳水化合物摄入量。占总热量的 50%~55% 为宜。限制单糖、双糖等精制糖的摄入，以多糖类淀粉为主。

减少脂肪的摄入量。占总能量的 30%~35% 为宜。动物油、动物内脏、肥肉、油炸食品少食或不食。

常吃富含维生素、矿物质的食物，适当增加富含膳食纤维的食物。

在总热量范围内，采用少食多餐的方法，外出时携带食用方便的食品加餐。

烹调方法宜多样化，提高患儿的饮食兴趣。

热量计算

儿童处于生长发育时期，必须保证营养供给充足，可以按照以下热量公式进行计算，随年龄增长及时进行调整。

全日总热量（千焦）=1000+ 年龄 ×（70~100）

决定 70~100 系数的因素一般有：

1. 与年龄有关。年龄较小的儿童用量较大。

2. 与胖瘦程度有关。较胖的儿童能量比正常水平低，对于肥胖的 2 型糖尿病儿童，应在保证营养需要的基础上给予减体重、限制脂肪饮食。

3. 与活动量大小有关。活动量大的儿童适当增加能量摄入。

推荐食谱

薏苡仁山药粥

材料：山药 60 克，薏苡仁 30 克。

做法：❶山药洗净，去皮，切块；薏苡仁淘洗干净，用清水浸泡 2 小时。

❷将山药、薏苡仁放入锅中，加适量水，共熬成粥。

食法：每日早、晚食用。

功效：此粥食后有饱腹感，适宜脾胃虚弱、口渴善饥的儿童糖尿病患者。

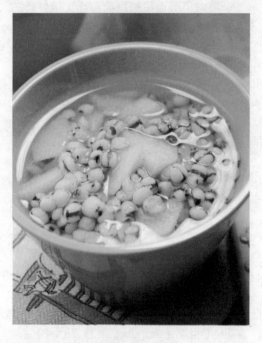

片，上面写有自己姓名、家庭住址、家人联系电话、病情及用药情况、就诊医院、主治医师等相关信息，以备不时之需。还应学会自我注射胰岛素、低血糖的早期识别与急救方法，并随身携带一些糖果或零食，备足水，以便及时补充。

在体育锻炼时，应注意避免低血糖的发生。

运动前必须做好胰岛素和饮食的调节，剧烈运动前需增加饮食量或随身准备充饥的食品或糖果，必要时可将胰岛素用量减少10%。选择有趣的体育活动便于长期坚持，如滑旱冰、打羽毛球、踢毽子、跳绳等。避免攀高和潜水，以免出现低血糖而发生不测。

由于运动时肢体血流加速，胰岛素吸收增快，因而注射胰岛素的患者可将注射部位改为腹部。

此外，儿童糖尿病患者自制力比较差，有时会忘记打针、吃饭，家长应注意提醒。

南瓜绿豆羹

材料：绿豆100克，南瓜200克。

做法：❶南瓜洗净，去皮、瓤，切块；绿豆洗净，用清水浸泡3小时。

❷将绿豆、南瓜一起放入锅中，加适量水，煮熟。

食法：分餐食用。

功效：此羹适用于有中消症状（如消谷善饥）的儿童糖尿病患者，常食有稳定血糖作用。

注意事项

上学的儿童糖尿病患者应将自己的病情如实告知老师和同学，以取得老师和同学们的理解和帮助。

儿童糖尿病患者可随身携带一张卡

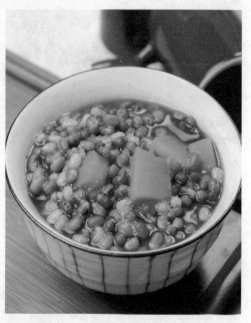

中年糖尿病患者怎么吃

发病原因

中年人身体各个器官的功能逐渐衰退，健康水平逐步下降。

中年人肥胖的比例较大，而肥胖会增加身体对胰岛素的需求量。如果体内的胰岛素分泌不足，就会引起糖代谢紊乱，发生糖尿病。

临床症状

1. 男性糖尿病患者并发阳痿的概率在50%左右，尤其是中年肥胖男性。

2. 中年人出现手足麻木、身体有灼热或蚁行感时，要考虑糖尿病的发生。

3. 局部出汗特别多，同时常见饥饿、头晕、心慌等低血糖现象。

4. 全身皮肤发痒，女性阴部发痒比较明显。

5. 视力减退或过早出现白内障，且发展速度很快。

6. 走路多了，下肢疼痛难忍，无法正常行走或手掌挛缩。

7. 即使什么都不做，也会感觉十分的疲劳。

此外，若经常有饥饿感，且喜食甜食，也要引起足够的重视。当怀疑自己患有糖尿病时，要尽早去医院检查，早发现、早治疗。

往往就是因为不认识和不重视身体上的某些变化，才导致了糖尿病的快速发生和发展。

食疗原则

中年人在日常饮食中，碳水化合物应占食物总热量的50%~65%，以非精制、富含可溶性维生素为好。

蛋白质应占10%~15%。要多吃蔬菜和水果补充身体所需的各种元素。

脂肪应占食物总热量的15%~20%。

要避免服用抗精神病药物、他汀类药物等对糖代谢不利的药物。

中年人一定要注意戒烟戒酒。中年期正是发展事业的时期，不免有许多应酬，烟酒通常是少不了的。

中年人可尽量减少不必要的应酬，倘若不能减少应酬，就要灵活调整应酬方式，尽量不沾烟酒。

热量计算

某2型糖尿病患者，男性，40岁，身高175厘米，体重65千克，从事办公室工作，无并发症发生。计算其每天需要的热量。

患者标准体重=身高（厘米）-105=175-105=70千克

BMI（身体质量指数）=现有体重（千克）÷[身高（米）]^2=65÷(1.75)^2=21.2，对照"BMI评定标准表"（见第7章）得知该患者属于体重正常。

这名患者从事的是办公室工作，属于轻体力劳动，查"成人糖尿病所需热量标准表"（见第7章）得知该患者每日每千克体重所需热量。

总热量=标准体重（千克）×每日每千克标准体重需要热量（千焦）。

推荐食谱

素凉面

材料：手工拉面250克，西红柿1个，黄瓜1条，小白菜10克，葱花、盐、味精、红油、香油、食用醋各适量。

做法：❶手工拉面入沸水中煮熟，捞出沥干水分，装盘。

❷各材料均洗净，西红柿切片，黄瓜切丝，小白菜入沸水焯熟。

❸味精、红油、香油、食用醋调成味汁，浇入盘中，摆上西红柿片、黄瓜丝、小白菜，撒上葱花即可。

食法： 作主食食用。

功效： 健脾益胃，降低血糖。

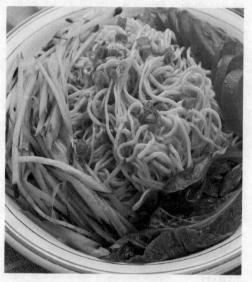

鸡肉芹菜饺

材料： 鸡肉 250 克，芹菜 100 克，水饺皮 500 克，盐、味精各适量。

做法： ❶鸡肉、芹菜分别洗净，剁碎，加入盐、味精一起拌匀。

❷取一面皮，内放适量馅料，将面皮对折，用大拇指与食指捏住面皮，再将面皮捏紧，捏成饺子形。按照此方法将馅料包完即可。

❸将做好的饺子入锅中蒸熟即可。

食法： 作主食食用。

功效： 降压降糖，提高人体免疫力。

注意事项

中年人要注意合理锻炼身体。中年人再忙也要抽出时间来进行适量的体力活动或体育锻炼，以达到减肥的目的，特别要关注腹部的脂肪，因为腹部减肥能大大提高人体的糖耐量。

为防止肥胖，中年人要避免高脂肪饮食，从源头杜绝肥胖的产生。

积极发现和治疗高血压、高血脂和冠心病。血压、血脂的异常都可能引发糖尿病。血压、血脂偏高的中年人要注意对血糖的定期监测，尤其是肥胖的中年人。若发现异常，要及时治疗，以降低糖尿病发生的概率。

做到定期体检。人的身体从 30 岁开始走下坡路，身体的各项功能逐渐减退，因此最好每年都要全面体检一次，清楚自己的身体状态，重点加强比较薄弱的方面，让身体处于健康的状态。

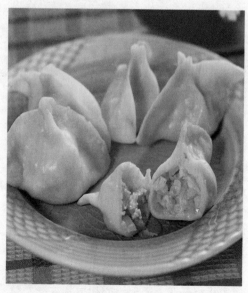

老人糖尿病患者怎么吃

发病原因

老年糖尿病是老年人内分泌代谢疾病的常见病。

在60岁的老年人中，糖尿病和糖耐量减低者的发病率分别是11.4%和11.62%，这与胰岛素作用系统的变化有关。而胰岛素作用系统变化与肌肉组织的减少和内脏脂肪的增加密切相关。

老年人运动量的减少，饮食习惯的变化都会导致肌肉组织的减少和内脏脂肪增加。可以说老年人的生理特点决定了糖尿病的高发病率。

临床症状

1.糖尿病患者早期最明显的症状就是食量增加，但体重减轻；餐后2～3小时出现饥饿感，并伴有手抖、心慌、出冷汗等症状，而且还伴有无明显诱因的身体疲乏无力。

2.男性患者的症状就是出现性功能障碍，男性阳痿；女性患者则会出现顽固性外阴瘙痒及霉菌性阴道炎。

3.老年人还会出现排尿困难，反复发生泌尿系统感染，尿有异味，尿后有蚂蚁群集。2型糖尿病患者会因下肢血管缺血坏疽导致容易烫伤或伤口难愈、不愈的情况。

4.视力急剧下降，或过早出现老年性白内障。反复发生疖肿和牙周炎；有周围神经炎，手臂有麻木感，皮肤有蚁行感。

5.在老年糖尿病人群中自主神经系统损害相当普遍，表现为心律异常变化，体位性低血压，无痛性心肌梗死，无症状低血糖及排尿障碍等，这些病变常掩盖病情，导致误诊和延误病情甚至死亡。

食疗原则

谷类、蔬菜、水果肉禽、鱼蛋、乳、豆类等食物每天都要保证摄入，切忌偏食。

限制脂肪的摄入量，适当选择含优质蛋白的食物。如：瘦肉、淡水鱼、海产品、去皮禽肉、兔肉等低脂肉类。油炸食品、肥肉、动物内脏等含胆固醇高的食物尽量少吃或不吃。

减少盐的摄入量，糖尿病患者每日盐的摄入量不得超过4克。

坚持少量多餐、定时定量定餐。既可以避免吃得过多增加胰岛的负担而出现血糖上升过快的现象，同时又可以避免两餐间隔时间过长而出现低血糖现象。

适当多饮水，限制饮酒。对于病情控制较好的患者，可适量饮酒，并将饮酒量计算在主食范围内。

热量计算

男性糖尿病患者，65岁，身高180厘米，体重85千克，退休在家，无并发症发生。计算其每天需要的热量。

患者标准体重＝身高（厘米）－105=180－105=75千克

BMI（身体质量指数）＝现有体重（千克）÷[身高（米）]^2＝85÷(1.80)^2=26.2，对照"BMI评定标准表"（见第7章）得知该患者属于肥胖3级。

这名患者退休在家，属于轻体力劳动，查"成人糖尿病所需热量标准表"（见第7章）得知该患者每日每千克体重所需热量。

总热量＝标准体重（千克）×每日每千克标准体重需要热量（千焦）=75×（20～25）=1500～1875千焦/日。

推荐食谱

黄花苦瓜汤

材料：苦瓜150克,黄花菜100克,盐适量。

做法：❶黄黄花菜浸泡后去头；苦瓜对半切开，去子，切小段，开水氽烫后放清水中冷却，捞出沥干水分。

❷将黄花菜、苦瓜一同放进大碗里，加盐，隔水蒸50分钟即可。

食法：佐餐食用。

功效：降血糖，降脂，减肥。

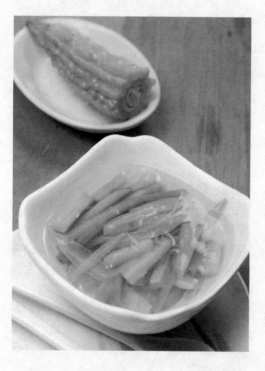

注意事项

家人要及时、准确了解患者的心理状态，避免给患者带来不良的精神刺激，不要将一些不愉快的事告诉患者，使患者保持乐观情绪，防止病情加重。

老年糖尿病患者易导致动脉硬化和末梢神经炎、表现为肢体活动不灵变，肢端、手脚麻木。患者可白天用温水泡脚，促进肢体和末梢循环以减轻肢体不灵活和麻木疼痛等不适。还要进行适度的锻炼，如散步、打太极拳等，待身体适应后逐步加大运动量。

为避免发生皮肤瘙痒和感染，患者一定要勤洗澡、勤换衣服，保持皮肤清洁，防止感染，一旦发生感染要及时治疗。

老年糖尿病患者由于存在自主神经功能紊乱易导致便秘或腹泻，对此，要经常观察大便情况，养成定时排便的习惯，以防止便秘和腹泻。

重视足部的清洁，每日用温水洗脚，洗后轻轻擦干，防止因足部神经病变而对温度不敏感导致烫伤，鞋袜要宽松，舒适。

按时、按剂量服药，不要随便增量减量。家人要观察对药物的不良反应和病情变化，如突然出现严重口渴、食欲缺乏、恶心呕吐、疲乏无力、头晕、头痛、呼吸加深及呼出气体带有烂苹果味时，为酮症酸中毒表现，应及时送往医院。

妊娠糖尿病患者怎么吃

发病原因

妊娠糖尿病，是指妇女妊娠期间发现或发作的糖耐量异常，引起不同程度的高血糖。由于血糖增高，最大危险是影响胎儿的生长和发育。一般情况，当发现妊娠糖尿病时，胎儿所有器官和系统都已形成，此时如血糖控制不好会并发巨大胎儿、畸胎、早产，甚至发生严重的新生儿呼吸窘迫综合征，分娩时发生新生儿低血糖症等。

临床症状

1. 吃多、喝多、尿多，但体重减轻，还伴有呕吐。注意不要将妊娠期糖尿病症状混同为一般的妊娠反应，妊娠合并糖尿病的呕吐可以成为剧吐，即严重的恶心、呕吐加重，甚至会引起脱水及电解质紊乱。

2. 疲乏无力。这是因为吃进的葡萄糖不能充分利用而且分解代谢又增快，体力得不到补充的缘故。

3. 体重减轻是比较明显的妊娠期糖尿病症状，虽然孕妇食用了大量营养丰富的食物，可是体重却明显减轻了，孕妇应该出现正常的体重增加的情况，所以出现了此种糖尿病症状的时候一定要及时到医院做妊娠糖尿病筛查工作，让专业的医生和设备及时诊断自己出现的此种情况是不是妊娠期糖尿病症状。

食疗原则

每日蛋白质的摄取量为每千克体重1.5~2克为宜，以含优质蛋白的动物性食物为主，如牛奶及奶制品、禽蛋、鱼等。

每日脂肪的摄入量每千克体重要小于1克。

白糖、蜂蜜、甜点等含单糖、双糖食物应尽量避免食用。

要低盐饮食，不然容易引起水肿，同时患有高血压的患者要严格限制盐的摄入量。坚持少量多餐，每日5~6餐，睡前加餐。

宜补充维生素D，通过饮用加入维生素D的牛奶或出去晒太阳来补充。

经常食用绿叶蔬菜、豆类等富含叶酸且对血糖影响较小的食物。

每天补充28毫克的铁，可适量食用瘦肉等富含铁的食物。

减少坚果类食物的数量。

烹调用油以植物油为主，少吃油炸、油煎、油酥及肉皮、肥肉等食物。

热量计算

妊娠糖尿病患者怀孕前4个月与未怀孕的每天热量供给量相似，可参考"成人糖尿病所需热量标准表"（见第7章），怀孕中、晚期每天所需热量按"标准体重×（124~144）千焦/千克体重"来计算。

如，某患者27岁，怀孕9个月，身高155厘米，体重62千克，处于妊娠晚期，计算每天所需热量。

患者标准体重=身高（厘米）－105=170－105=50千克

这名患者属于妊娠晚期，患者每日每千克体重所需热量按"标准体重×（124~144）千焦/千克体重"计算。

总热量=标准体重（千克）×每日每千克标准体重需要热量（千焦）=50×（124~144）=6200~7200千焦/日。

推荐食谱
砂仁鳝鱼丝

材料：砂仁5克，鳝鱼250克，鹌鹑蛋6个，葱丝、姜丝、蒜末、料酒、味精、盐各适量。

做法：❶鹌鹑蛋煮熟去皮；砂仁用布包好后放在锅里煮开，取汁备用。

❷将鳝鱼切丝放在碗里，加入葱丝、姜丝、料酒、味精、盐搅拌均匀后，放入蒸锅内用大火蒸15分钟，然后取出鳝鱼丝里的葱姜丝。

❸把鳝丝盛入盘中后，爆炒蒜末，再加入备好的砂仁汁及白胡椒粉、水淀粉，待汤浓缩后浇在鳝丝上，最后将鹌鹑蛋放在盘子周围即可。

食法：佐餐食用。

功效：具有健脾胃，调气血，补肝肾的功效。适合于妊娠各型糖尿病。

注意事项

妊娠糖尿病患者常常担心由于饮食控制、胰岛素等药物的应用而影响胎儿正常发育或使胎儿畸形，会出现焦虑和紧张。所以，妊娠糖尿病一经确诊，患者及家人就要学习糖尿病的相关知识，了解妊

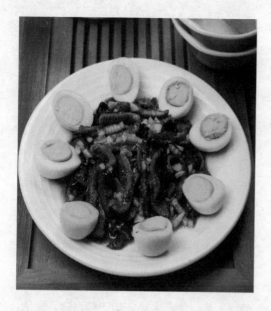

娠糖尿病对孕妇、胎儿和新生儿的影响，要认识到良好的血糖控制可以预防母婴并发症的发生，从而减轻心理负担，正确对待疾病。

产后由于胎盘的娩出，胎盘分泌的雌激素、孕激素、泌乳素等抗胰岛素激素的迅速下降，产后 24 小时内胰岛素的需要量约为原用量的一半，加之出血、体液丢失，很容易发生低血糖。

应在产后 24 小时内及时调整胰岛素用量，产妇要绝对卧床，每 4 小时记录一次呼吸、脉搏、体温和血压，观察有无苍白、心动过速、盗汗等低血糖的表现，以便及时取得治疗。

肥胖型糖尿病患者怎么吃

发病原因

肥胖的主要原因是能量过剩，肥胖者皮下的脂肪细胞会迅速积存脂肪，细胞变得肥大，这种脂肪细胞的胰岛素受体的量会减少，使胰岛素无法充分发挥作用，从而引发糖尿病。

肥胖除了皮下脂肪肥厚型之外，还有内脏脂肪肥厚型。后者是指腹腔内的器官被脂肪包裹住的状态，其胰岛素的生理效应会降低，患糖尿病的危险大大增加。

临床症状

1. 经常感冒。如果肥胖者免疫力下降，经常感冒，而且恢复得比别人慢，很可能提示内分泌代谢系统已经无法正常运转。

2. 餐前低血糖。不吃早饭时，没到午餐时间就饿，吃了早饭饿得更厉害。肥胖者遇到这种情况，最好去检测胰岛素水平。

3. 手指麻木。周围神经负责传递感觉，如果肥胖者时不时觉得手指尖、脚趾头刺痛、麻木，很可能是由于高血糖的原因。

4. 突然更胖。有研究证实，对肥胖者而言，体重每增加 1 千克，患糖尿病的风险至少增加 5%。中老年人，尤其是那些有糖尿病家族史的高危人群，一定要注意自己的体重变化。如果突然发福，如 1 个月内体重增加 2~3 千克，或腰围增长 3 厘米左右，最好去测血糖。

食疗原则

严格控制热量摄入，采用低热量饮食。

适当减少碳水化合物的摄入量，每天主食量以 150~200 克为宜。

低脂饮食，控制脂肪的摄入量，忌用高油脂食物，如花生、核桃等坚果。

高蛋白饮食，蛋白质的摄入量可比普通的患者稍多些，占总热能的 20%~34%。

烹调方法以蒸、煮、炖为宜，尽可能避免煎、炸等方法。

傍晚或临睡前不宜进食过多。

适量补充人体所需的维生素和矿物质。

热量计算

某1型糖尿病患者，女性，44岁，身高165厘米，体重85千克，从事办公室工作，无并发症发生。计算其每天需要的热量。

患者标准体重＝身高（厘米）－105＝165－105＝60千克

BMI（身体质量指数）＝现有体重（千克）÷[身高（米）]^2＝85÷(1.65)^2＝31.2，对照"BMI评定标准表"（见第7章）得知该患者属于肥胖2级。

这名患者从事办公室工作，属于轻体力劳动，查"成人糖尿病所需热量标准表"（见第7章）得知该患者每日每千克体重所需热量。

总热量＝标准体重（千克）×每日每千克标准体重需要热量（千焦）。

推荐食谱

虾米冬瓜

材料： 冬瓜250克，虾米15克，味精、盐、高汤、熟油、葱花各适量。

做法： ❶冬瓜去皮洗净，切成约5厘米长、

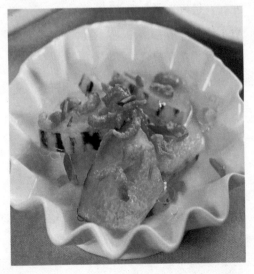

1厘米厚的片；虾米用温水洗去灰沙。

❷将高汤倒入锅内，在大火上烧开，加入冬瓜、虾米和精盐，烧20分钟左右。

❸待冬瓜煮熟，加入葱花、味精和熟油即可。

食法： 佐餐食用。

功效： 利尿除湿，降脂减肥。

四宝蔬

材料： 丝瓜1条，上海青6棵，玉米笋12条，草菇100克，白果肉50克，味精、盐、蚝油、上汤、水淀粉各适量。

做法： ❶上海青洗净对半切开；丝瓜洗净，切条；玉米笋、草菇分别洗净。

❷所有洗净的原材料焯水，装入盘中。

❸锅上火，倒入上汤，加味精、盐、蚝油，煮沸后用水淀粉勾芡，淋菜上即可。

食法： 佐餐食用。

功效： 降脂减肥，调节血糖。

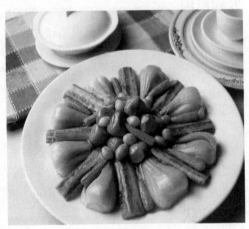

注意事项

控制体重是肥胖型糖尿病治疗的重要环节，糖尿病患者应适当改变饮食习惯和进行锻炼，并长期坚持。

在日常生活中注意热量的摄取，还可以选择合适的降糖药物。有效控制糖尿病病情及多种并发症的发生。

消瘦型糖尿病患者怎么吃

发病原因

在增加热量摄入的同时，还要增加一定量的优质蛋白，蛋白质的摄入量以每天每千克体重1.2～1.5克为宜。适当增加瘦肉、禽蛋、奶制品、豆制品等食物；避免摄入过多脂肪；少量多餐，保证设计的膳食量能够充分摄入；维生素和铁的摄入量应充足，动物性食物和植物性食物搭配在一起吃，可促进动物性食物中铁的吸收和利用。

热量计算

2型糖尿病患者，50岁，身高170厘米，体重50千克，从事办公室工作，无并发症发生。计算其每天需要的热量。

患者标准体重＝身高（厘米）－105＝170－105＝65千克

BMI（身体质量指数）＝现有体重（千克）÷[身高（米）]^2＝50÷(1.70)^2＝17.3，对照"BMI评定标准表"（见第7章）得知该患者属于消瘦型。

这名患者从事办公室工作，属于轻体力劳动，查"成人糖尿病所需热量标准表"（见第7章）得知该患者每日每千克体重所需热量为144千焦。由于其身体消瘦，每日每千克体重所需热量应在其劳动强度所需的基础上再增加21千焦，那么每日每千克标准体重需要165千焦的热量。

总热量＝标准体重（千克）×每日每千克标准体重需要热量（千焦）＝65×165＝10725千焦/日。

推荐食谱

滑蛋牛肉粥

原料：牛绞肉30克，鸡蛋1个，大米100克，盐适量。

做法：❶鸡蛋打散成蛋液备用；大米淘洗干净。

❷将大米用小火煮滚，待煮熟时放入牛绞肉，煮至肉熟后倒入蛋液，等蛋熟透，调入盐即成。

食法：佐餐食用。

功效：补脾益胃，补虚强身，降低血糖，提高人体免疫力。

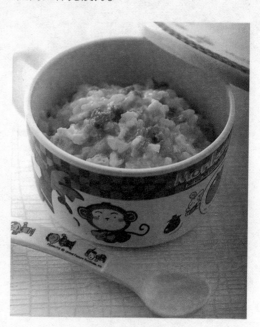

鱼肉大葱饺

材料：鱼肉300克，葱100克，水饺皮500克，盐、味精、麻油、生抽、老抽各适量。

做法：❶大葱洗净，切末；鱼肉洗净去鳞，剁成泥，加入葱末、盐、味精、麻油、生抽、老抽一起拌匀成馅。

❷取一面皮，内放20克鱼肉馅，面皮对折包好，再包成三角形，面皮折好卷成三眼形，即成生坯，按照此方法逐一做成生生坯，待馅料或饺子皮包完即可。

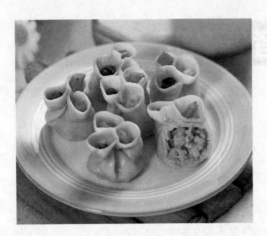

❸将生坯放入锅中蒸 8 分钟至熟即可。

食法： 佐餐食用。

功效： 降低血糖，提高人体免疫力。

注意事项

要分清目前的体重是保持稳定还是仍持续下降，同医生一起检查治疗药物是否合适，应及时调整药物。

同时，监测体重，一旦体重恢复至正常应调整饮食至正常水平，不要导致体重超重而矫枉过正。

第9章
糖尿病患者四季保健及饮食须知

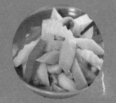 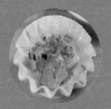 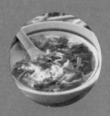

人体内血糖变化与季节关系非常密切，并且有一定的规律，糖尿病患者要掌握血糖随季节的变化规律，抓紧康复治疗，既能控制血糖，又能推迟或预防并发症的出现。

春季

春季是疾病多发的季节，一些宿疾常常在春季复发。对糖尿病患者来说，如果在春季调养不当，很容易使血糖升高，病情加重。

季节防病

初春时气温忽冷忽热，容易引发感冒。糖尿病患者机体抗病能力很差，感冒后机体无力驱邪，比正常人更难治愈，病程延长到几周，甚至一两个月。

感冒引起血糖上升后不易回复，一些并发症接踵而来，如神经病变、视网膜病变等造成难以逆转的后果。

因此，糖尿病患者对于感冒不能掉以轻心，必须严加预防。

春季容易引起皮疹、红肿、瘙痒等皮肤过敏症，而糖尿病患者血糖控制不稳定时，皮肤里的含糖量会增高，给真菌生长提供营养，很容易感染癣病，出现瘙痒、红肿等症状。

二者的某些症状很像，因此要多加注意，不要贻误病情。

此外，泌尿系统感染、牙周炎、胆囊炎、糖尿病足感染、外耳道炎等都是容易在春天找上糖尿病患者的疾病，也必须积极预防。

情志调节

中医认为，春季肝火旺，火旺灼伤阴津，则引起血糖升高。

现代医学也证明，当情志波动时，肾上腺大量分泌肾上腺素，刺激肝糖原释放，同时又抑制胰岛素分泌，从而使血糖升高。因此，糖尿病患者要注意春季保健，做到心胸开阔。

生活起居

春季由于寒冷的天气还没有真正过去，糖尿病患者因末梢神经的病变，有时并不能精确地感觉到温度的变化，所以，不要急着脱掉棉衣，尤其要注意手脚的保暖。

还要注意早睡晚起，以避开早晨寒冷的刺激。

体育锻炼

糖尿病患者适宜在春天适当增加体育锻炼，以促进血液循环，使气血运行流畅，以实现增强机体免疫力，减少糖尿病并发症，平稳控制血糖的目的。

饮食控糖

春季宜养脾气，应多食富含优质蛋白质、维生素、微量元素等食物，如瘦肉、蛋、新鲜蔬菜、水果等，以养阳敛阴，养肝护脾，防止各种维生素缺乏症的发生。因此，糖尿病患者春季应适量增加紫菜、苦瓜、山药、胡萝卜、洋葱、大蒜、黑木耳等食物的摄入。

护理要点

糖尿病患者多有血管病变和神经病变，春季天气转暖，很多平时脚汗较多的患者的足部皮肤容易发生破损或溃疡，经久不愈会形成糖尿病足，可能会继发感染，严重的还会发展为坏疽导致截肢。

因此，糖尿病患者在春天应穿宽松的棉袜和布鞋，经常检查足部情况，发现有水疱、皮裂、磨伤、甲沟炎等应及时治疗。

● 春季一日三餐食谱

	早餐	午餐	晚餐
方案一	馒头（面粉50克） 小米粥（小米50克） 鸡蛋50克 素炒洋葱丝200克	五香花卷（面粉100克） 扒鸡翅100克 素炒莴笋片200克 银耳炒黄瓜片（银耳25克，黄瓜200克）	米饭（大米100克） 虾皮炒萝卜丝（虾皮10克，萝卜丝200克） 肉末豆腐干炒油菜（瘦肉末25克，豆腐干50克，油菜200克）
方案二	花卷（面粉50克） 煮鸡蛋50克 无糖豆奶250克 白菜海蜇皮（白菜50克，海蜇皮50克）	米饭（大米100克） 虾仁炒黄瓜（虾仁75克，黄瓜200克） 蒜蓉炒茼蒿（蒜蓉25克，茼蒿200克）	馅饼（面粉100克，猪瘦肉100克，韭菜200克） 西红柿炖冬瓜（西红柿100克，冬瓜100克）
方案三	无糖发糕（面粉50克） 牛奶250毫升 煮鸡蛋50克 素炒芹菜200克	蒸饺（面粉100克，猪肉100克，小白菜100克） 草菇炒西葫芦（草菇50克，西葫芦200克）	米饭（大米100克） 豆腐干炒盖菜（豆腐干25克，盖菜200克） 肉丝炒豇豆（肉丝25克，豇豆200克）
方案四	馒头（面粉100克） 豆浆250克 蒸鸡蛋50克 大蒜拌黄瓜（大蒜50克，黄瓜150克）	米饭（大米100克） 红烧鲤鱼100克 瘦肉炒菜花（瘦肉丝25克，菜花200克）	米饭（大米100克） 烧冬菇200克 肉末干豆腐炒空心菜（肉末25克，干豆腐50克，空心菜150克）
方案五	无糖面包50克 煮鸡蛋50克 小米粥（小米50克） 香菇炒油菜（香菇50克，油菜100克）	包子（面粉100克，牛肉50克，萝卜100克） 虾米冬瓜汤（虾米10克，冬瓜200克）	米饭（大米100克） 素炒丝瓜200克 鸡肉炒豌豆（鸡肉50克，豌豆100克）

夏季

夏季人体内的胰岛素分泌量比其他季节更多，人体对胰岛素的敏感性也要比其他季节高，加之，此时人体的能量消耗大，血糖利用率高，因此，夏季人体血糖在一年中最低，糖尿病患者要抓住这个时机，既能控制血糖，也可以推迟或预防并发症的出现。

季节防病

糖尿病患者若存在神经或血管病变，体温和水盐调节能力较差，容易脱水、失盐。还因夏季消耗大，进食不太规律等原因，患者常易出现低血糖或高血糖。另外，夏季患者往往衣着单薄，全身多处部位裸露在外界，极容易受到外伤。

情志调节

夏季心火旺盛，糖尿病患者容易上火发怒，所以，在炎炎夏季，糖尿病患者要注意心神的调养。要做到神清气和，快乐欢畅，胸怀宽阔，精神饱满。心神静则内脏功能协调，机体代谢正常，从而能更好地维持血糖的相对稳定。

生活起居

糖尿病患者应注意饮食卫生，防止胃肠炎的发生。因为腹泻或呕吐可导致水和电解质代谢紊乱，诱发高渗性昏迷。腹泻或呕吐所致的碳水化合物吸收减少则会诱发低血糖。要注意个人卫生，定时洗澡，及时更衣。夏季因出汗多、蚊子咬，皮肤易出现瘙痒，糖尿病患者皮肤被抓破后容易感染，伤口不易愈合。因此在被蚊虫叮咬后，不要用力搔抓痒处，可用花露水等止痒。

体育锻炼

运动可促进血液中葡萄糖的利用，减少胰岛素消耗，有利于增强脂肪代谢和增强心肺功能。因此，夏天糖尿病患者要坚持适量的运动，使机体始终保持在最佳状态。运动时间：以早晚饭后半小时到1.5小时为宜，太阳出来之前和太阳落山之后。避免太阳高照时活动，以免中暑。

饮食控糖

夏季糖尿病患者的饮食不宜多吃冰、冻饮食和瓜果，以免引起胃肠炎或血糖升高。多吃苦瓜、洋葱等降糖较好的食物。多以无糖、低油、低盐的清淡饮食为主，少食荤食。

夏天糖尿病患者一定不要限制饮水，饮水时尽量选用凉开水，忌饮用含糖和含碳酸水饮料。糖尿病患者如果限制饮水，夏季天又热，很易造成脱水，诱发高渗昏迷、脑梗塞及急性肾功能衰竭等疾病。

护理要点

夏天赤足的机会较多，且足部出汗也多，容易引起足部外伤、霉菌、细菌感染，而导致足溃疡、感染甚至截肢的发生。要适当加强足部护理。

1. 定期检查足部、剪趾甲、修胼胝。

2. 如有足部起疱、疼痛，必须到医院就诊，请医生帮助。

3. 袜子：不能有破洞、起球，羊毛袜或棉袜；鞋：大小要合适，宽松，不能刚合脚，避免坚硬的鞋，尤其是前后端暴露的凉鞋、拖鞋；

4. 每日查看脚部有无水疱、抓伤或破损。可用仔细查看足底。

5. 不赤脚行走，尤其是在沙滩或游泳池内，以防损伤。

6. 空调调节温度不能太低，避免足部过分受凉。

●夏季一日三餐食谱

	早餐	午餐	晚餐
方案一	二米粥（小米 25 克，大米 25 克） 鸡蛋 50 克 无糖发糕（面粉 50 克） 凉拌仙人掌 100 克	米饭（大米 100 克） 豆腐皮炒盖菜（豆腐皮 50 克，盖菜 200 克） 胡萝卜丝炒肉（胡萝卜 100 克，瘦肉 25 克）	饺子（面粉 100 克，海参 100 克，鸡蛋 50 克，西葫芦 200 克） 木耳冬瓜西红柿汤（木耳 25 克，冬瓜 150 克，西红柿 50 克）
方案二	大米绿豆粥（大米 50 克，绿豆 20 克） 花卷（面粉 50 克） 鸡蛋 50 克 白菜丝炒干豆腐丝（白菜 150 克，干豆腐丝 50 克）	葱油饼（面粉 100 克，葱适量） 瘦猪肉炒萝卜丝（瘦猪肉 75 克，萝卜 100 克） 素炒苦瓜 200 克	米饭（大米 100 克） 猪肉丝炒海带丝洋葱丝（猪瘦肉 25 克，海带 100 克，洋葱 100 克） 卷心菜炒西红柿（卷心菜 150 克，西红柿 50 克）
方案三	豆浆 250 克 窝头（玉米面 50 克） 拍黄瓜（黄瓜 200 克）	米饭（大米 100 克） 韭菜炒绿豆芽（韭菜 150 克，绿豆芽 150 克） 红烧鲤鱼 100 克	无糖发糕（面粉 100 克） 肉片炒菜花（瘦肉 25 克，菜花 200 克） 豆腐炖白菜（豆腐 100 克，白菜 150 克）
方案四	豆浆 250 克 煮鸡蛋 50 克 蒜泥拌菠菜（大蒜 25 克，菠菜 100 克）	米饭（大米 100 克） 清炖鸡块 100 克 蒜茸烧油菜（大蒜 10 克，油菜 200 克）	馒头（面粉 100 克） 青椒炒猪肉（青椒 100 克，猪瘦肉 25 克） 白菜炖豆腐汤（白菜 150 克，豆腐 100 克）
方案五	低脂牛奶 250 毫升 无糖面包 50 克 素炒萝卜丝 100 克	米饭（大米 100 克） 红烧排骨 100 克 绿豆芽炒韭菜 150 克（韭菜 100 克，绿豆芽 50 克）	米饭（大米 100 克） 干煸田鸡腿 100 克 蒜泥拌海带丝（蒜 25 克，海带 150 克）

秋季

糖尿病患者在度过盛夏这个相对稳定期之后，血糖也向气候那样变化无常。因此，如何做好秋季的保健，有效控制血糖水平，关系到减少糖尿病并发症的发生和发展，并为顺利地度过冬季打好基础。

季节防病

糖尿病患者在秋冬交替季节，应特别注意预防感冒等感染性疾病。初秋天气变化无常，糖尿病患者免疫力低下，最易感冒，特别是老年患者应及时增减衣服，谨防感冒。

另外，秋季水分容易缺失，长期服用降糖药物的糖友，很容易发生便秘。

情志调节

深秋凋零的景象，容易使人情绪不稳，糖尿病患者血糖也易随之波动。糖尿病患者在情志方面要保持安宁，切忌暴躁易怒，注意收敛神气。可通过参加一些适合自己的活动，如下棋、练书法、吟诗颂词、赏花、绘画等怡情养性，保持心情愉悦，以利于血糖稳定。

生活起居

糖尿病患者秋天阳气逐渐收敛，阴气逐渐增长，应根据四时阴阳变化早睡早起。

"春捂秋冻"是我国传统的衣着方式，糖尿病患者应多备几件秋装，做到酌情增减，特别是老年人机体代谢功能下降，血液循环较慢，既怕冷，又怕热，对天气变化非常敏感，应及时增减衣服、被子。

体育锻炼

秋季是运动的好时节。适当的运动可使人体上下之气贯通，脏腑功能增强，提高机体的抗病能力。

糖尿病患者进行适当的运动可减轻体重、改善胰岛素敏感性、改善脂质代谢，有利于控制血糖稳定。因此可适当选择运动项目，如慢跑、打太极拳、散步等。

饮食控糖

秋季糖尿病患者糖尿病患者要防秋燥，要及时补充水分。秋季气候变燥，易伤津液，故秋季饮食调养主要以润燥滋阴为主。

另外，秋季气温由热转凉，人体的消耗也逐渐减少，食欲开始增加。因此，可根据秋天季节的特点来科学地摄取营养和调整饮食，以补充夏季的消耗，并为越冬做准备。

饮食以甘淡滋润为主，如苹果、萝卜、黄瓜、冬瓜、菜花、大白菜等。

护理要点

秋天风大雨水少，糖尿病患者应注意预防秋燥。经常喝开水、淡茶、果汁饮料、豆浆、牛奶等流质，少量多次，可以养阴润燥。

多吃富含维生素 C、维生素 E、B 族维生素及富含矿物质的蔬菜，可改善秋燥对糖尿病患者的不良影响。

少吃辛辣、煎炸等食物，多食会助燥伤阴，加重秋燥。

● 秋季一日三餐食谱

	早餐	午餐	晚餐
方案一	馒头（面粉50克） 小米粥（小米50克） 煮鸡蛋50克 素炒油菜200克	米饭（大米100克） 海带烧肉（海带100克，瘦肉100克） 白萝卜炖冬菇（白萝卜150克，冬菇50克）	葱花饼（面粉100克，葱花适量） 黄瓜豆腐汤（黄瓜100克，豆腐100克） 炒青椒丝100克
方案二	牛奶250毫升 煮鸡蛋50克 馒头（面粉50克） 葱油笋丝150克	米饭（大米100克） 鸡丝炒黄花菜（鸡丝100克，黄花菜150克） 醋熘白菜150克	米饭（大米100克） 油菜炖豆腐（油菜100克，豆腐100克） 瘦肉炒青椒（瘦肉末25克，青椒100克）
方案三	牛奶250毫升 鸡蛋50克 无糖面包50克 炝拌绿豆芽150克	米饭（大米100克） 牛肉炖萝卜（牛肉100克，萝卜200克） 素炒菜花150克	米饭（大米100克） 素炒菠菜200克 葱炒鸡肉（葱100克，鸡肉100克）
方案四	牛奶250毫升 无糖发糕面粉50克 拌黄瓜150克	米饭（大米100克） 清蒸鲤鱼100克 素炒芹菜200克	素包子（面粉100克，大白菜300克，豆腐干50克） 菠菜汤（菠菜100克）
方案五	牛奶250毫升 全麦面包50克 拌卷心菜200克	米饭（大米100克） 红烧鲤鱼100克 蒸茄泥（茄子200克）	米饭（大米100克） 猪肉炒青椒洋葱（猪肉50克，青椒100克，洋葱100克） 素炒木耳200克

冬季

季节的变化对人体健康会有不同的影响，一般说来，四季当中冬季糖尿病人血糖水平最高，进入冬季，糖尿病人尤其要做好自我防护。

季节防病

冬季是糖尿病患者病情加重和并发症多发的季节，气温的降低造成呼吸道黏膜抵抗力下降，皮肤弹性下降，皮肤感染，尿路感染等使并发症容易发生，尤其是有慢性咽炎，鼻窦炎，支气管炎患者，很容易发生肺部感染，甚至成为危及生命的主要原因。

所以糖尿病患者应注意皮肤的清洁卫生，经常洗澡，对于皮肤破损、甲沟炎、疖肿、毛囊炎等应及时治疗。

情志调节

冬季出门活动少，朋友偶尔见面，容易出现情绪波动，而情绪激动能引起交感神经兴奋，可促使肝脏中的糖原释放进入血液，而使血糖水平升高，导致病情加重或降低治疗效果。

因此病人应学会控制情绪，避免负向情绪影响，保持情绪稳定。

生活起居

寒冷的天气，会刺激交感神经，使体内儿茶酚胺类物质分泌增加，易使血糖升高、血小板聚集而形成血栓，使血压升高，冠状动脉痉挛，诱发心肌梗死、脑出血等。

因此，糖尿病患者尤其是老年糖尿病患者应注意防寒，随时注意天气变化，以及添加衣物，注意保暖。

体育锻炼

运动可以增强体质，提高机体抗寒和抗病能力，也可刺激胰岛素分泌，对调节血糖、稳定病情十分有益。糖尿病患者可根据自身情况，选择适当运动形式。

饮食控制

冬天气温下降，出汗减少，容易导致各种消化液分泌增加，人们食欲大增，这也是血糖升高的因素之一。

因此，糖尿病患者应在医生的指导下，根据自身情况制订科学饮食方案，控制饮食和总热量，忌食甜点。可增加副食如豆制品、乳制品，多吃新鲜蔬菜，以满足机体需要。

糖尿病人还要养成冬季多喝汤的习惯，鸡汤、排骨汤含有人体所需的多种氨基酸，可溶性高，易于吸收，可以有效增强抵抗力。

护理要点

冬季是糖尿病足的多发季节，所以糖尿病患者在冬季应特别注意保暖，防止冻伤；睡前用40摄氏度左右的温水泡脚，有助于改善局部血液循环；注意修剪趾甲，避免甲沟损伤而引起坏疽；选择鞋子应软硬适度，避免过硬、过紧，经常换袜子，保持脚清洁、干燥，还应穿防滑性较好的鞋子，以防摔跤；积极治疗足癣，以防细菌感染。

● 冬季一日三餐食谱

	早餐	午餐	晚餐
方案一	牛奶 250 毫升 煮鸡蛋 50 克 馒头（面粉 50 克） 拌卷心菜胡萝卜（卷心菜 100 克，胡萝卜 50 克）	米饭（大米 100 克） 蒜茸炒茼蒿（大蒜 25 克，茼蒿 200 克） 红烧鸡块 100 克	米饭（大米 100 克） 猪瘦肉炒豌豆苗（猪瘦肉 50 克，豌豆苗 200 克） 冬瓜炖豆腐（冬瓜 150 克，豆腐 75 克）
方案二	豆浆 250 毫升 煮鸡蛋 50 克 无糖面包 50 克 素炒绿豆芽 150 克	米饭（大米 100 克） 瘦肉丝炒芹菜（瘦肉 50 克，芹菜 200 克） 炒茄子丝 150 克	米饭（大米 100 克） 红烧带鱼 100 克 香菇炒白萝卜丝（香菇 50 克，白萝卜 150 克）
方案三	馒头（面粉 100 克） 豆浆 250 克 蒸鸡蛋 50 克 大蒜拌黄瓜（大蒜 50 克，黄瓜 150 克）	米饭（大米 100 克） 红烧鲤鱼 100 克 瘦肉炒菜花（猪瘦肉丝 25 克，菜花 200 克）	饺子（面粉 100 克，鸡蛋 50 克，韭菜 200 克，瘦肉 50 克）
方案四	馄饨 100 克（肉 50 克，菜 30 克，皮 100 克）	米饭（大米 100 克） 素炒胡萝卜丝 150 克 木耳炒肉（黑木耳 100 克，瘦肉 50 克）	烙饼（面粉 100 克） 肉丝炒韭菜（瘦肉丝 20 克，韭菜 200 克） 汤（豆腐 100 克，冬瓜 100 克）
方案五	牛奶 250 毫升 鸡蛋 50 克 无糖面包 100 克 虾皮炒小白菜（虾皮 10 克，小白菜 150 克）	米饭（大米 100 克） 清蒸鱼 100 克 蒜茸焖豆角（蒜茸 10 克，豆角 200 克）	米饭（大米 100 克） 肉炒黄瓜片（猪瘦肉 50 克，黄瓜 150 克） 素炒豇豆 200 克

四季食材推荐表

季节	推荐食材	功效作用
春季	韭菜	春天气候冷暖不一，变化较大，需要保养阳气，而韭菜性温，最宜人体，春天多吃些韭菜可以增强人体脾胃之气，但韭菜不宜消化，一次不要吃得太多
	洋葱	洋葱味淡性平，具有降低血糖作用，多食有利于扩张血管，防止动脉硬化，这对糖尿病并发症的预防非常有利
	山药	山药味甘性平无毒，有健脾益气、滋肺养胃、补肾固精等功用。尤适合春天食用。可防止春天肝气旺伤脾，又可以增强人体抵抗力
夏季	苦瓜	苦味食物苦味食物中所含的生物碱具有消暑清热、促进血液循环、舒张血管等功效。苦瓜味苦，同时具有清热去火、降低血糖的作用，适合糖尿病患者夏季食用
	绿豆	夏季天气炎热，暑气重，糖尿病患者易患各种感染性疾病。绿豆具有清热解毒，解暑的作用，适合糖尿病患者夏季食用
	菠菜	一年中，糖尿病患者的血糖在夏季时最低，夏季是降血糖的好时节。菠菜含有多种营养成分，具有降低血糖的作用，适合糖尿病患者夏季食用
秋季	苹果	苹果含糖量低，又是应季水果，尤其适合属于阴虚内热型体质糖尿病糖尿病患者食用
	西红柿	所含的维生素 C、维生素 B 及无机盐、纤维素等可改善燥气对人体造成的不良影响，滋肾润肺，防秋燥
	香菇	香菇含有多种维生素和矿物质，有生津润燥、清热通便的作用，烹调方法宜采用清炖等，适宜糖尿病患者秋季食用
冬季	牛肉	冬季气候寒冷，血糖控制较夏季困难，应在控制总热量的同时，增加温补类食物，牛肉能够温补身体，并含有心、硒等元素，对糖尿病及并发冠心病、高血压患者有益
	花生	花生中含有丰富的脂肪油，可以起到润肺止咳的作用，能够降低血糖，提高糖尿病患者抵御冬季常发疾病的能力
	核桃	核桃含有多种人体需要的微量元素，是中成药的重要辅料，有顺气补血、止咳化痰、润肺补肾的功能。适合糖尿病患者冬季适量食用

第 10 章
专家答疑解惑：糖尿病患者
最关心的问题

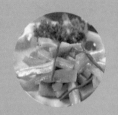 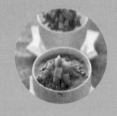 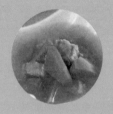

有些人对糖尿病的知识一知半解，自认为这样可以，那样也行，造成血糖忽高忽低，甚至贻误病情。哪些是糖尿病患者能做的，哪些是不能做的，听听专家怎么说。

糖尿病患者能吃糖吗

专家解答：糖尿病患者控制饮食，主要是限制摄入总热量及饱和脂肪酸，少量吃一些白糖或蔗糖一类的糖也可以，但应相应地减少主食的摄入量，重点是控制饮食的总热量。

血糖或尿糖是指葡萄糖；一般人说的白糖或食糖为蔗糖；碳水化合物也称为"糖类"，包括淀粉等多糖，也包括葡萄糖、蔗糖等单双糖在内。对糖尿病患者来说，糖类的摄取量也应该控制，葡萄糖、果糖等单糖不要超过糖类总量的 10%。

糖尿病患者能喝酒吗

专家解答：糖尿病患者是否能够喝酒一般由主治医师来作判断，判断的基准就在于糖尿病的控制状况是否保持良好。符合以下条件的糖尿病患者可适量饮酒：血糖控制良好；非肥胖者；没有糖尿病以外的其他严重慢性疾病，如冠心病、肝病、溃疡病等；没有糖尿病并发症，如眼底病变、肾脏病变、心脏病等；肝功能正常。在饮酒时，尤其注意不能与口服降糖药同时服用，并注意其热量，列入每日总热量的计算中。

酒精能产生大量的热量，但产生的热量却很难被人体利用。酒精能使血糖发生波动，当空腹大量饮酒时，可发生严重的低血糖，而且醉酒往往能掩盖低血糖的症状，不容易被及时发现，非常危险。

从长远考虑，有饮酒嗜好的患者应逐步戒掉饮酒的习惯。切忌大量饮酒，避免空腹饮酒，饮酒前后要检测血糖。

糖尿病患者睡前要加餐吗

专家解答：晚上加餐可以补充血中的葡萄糖，保证夜晚血糖不至于过低。睡前要不要加餐，取决于睡前的血糖水平，如果睡前血糖水平低于 10 毫摩尔 / 升，那就需要加餐。可选择淀粉类和蛋白质，如苏打饼干、水果等。睡前血糖水平高于 10 毫摩尔 / 升，则没必要加餐。

适合糖尿病患者的甜味剂有哪些

专家解答：糖尿病患者糖类的摄取，需要严格控制，这点对于喜欢吃甜食的患者来说需要格外注意。糖尿病患者可以食用代糖作为甜味剂，代糖具有甜味，但热量不增或少量增加。

代糖种类众多，可根据热量分为两大类，一是营养甜味剂，二是非营养甜味剂。营养甜味剂常见有木糖醇及山梨糖醇，这类甜味剂含有热量，每克产生 8 ~ 12 千焦热量，糖尿病患者可适量食用。非营养甜味剂常见有阿斯巴甜、醋磺内酯钾，为人工合成，食用量不宜过多。阿斯巴甜每天不超过 0.5 克。

糖尿病患者需不需要控制副食

专家解答：如果控制好主食但不控制副食，血糖依然会升高。主食固然是血糖的主要来源，但副食也是不可忽视的来源。副食中的蛋白质、脂肪进入体内照样有一部分可以变成血糖。蛋白质和脂肪在代谢过程中分别有 58% 和 10% 变成葡萄糖。有的副食，如肉、蛋、花生、豆子等含有较多的脂肪，产热量也很高，像这类食品过多食用，而不将其热量计算在每日摄入总热量中，对病情极为不利。

糖尿病患者每日可摄入多少食盐

专家解答：糖尿病患者限制食盐是很有必要的，但限制的程度要根据病人的具体情况而定。糖尿病患者食盐的摄入量参考量为：主食每日少于 250 克，食盐每日 2.5 克；主食每日 250 ~ 300 克，食盐每日 3 克；主食每日高于 400 克，食盐每日 3.5 ~ 4 克；若并发高血压、冠心病、肾动脉硬化、肾功能损害等，必须严格控制食盐量，每日最好少于 2 克。每日食盐的摄入量包括从酱油中获得的在内，酱油中食盐含量一般为 18%，患者应注意不要加入过多酱油，以免每日食盐摄入量过多。

糖尿病患者只吃粗粮不吃细粮行吗

专家解答：粗粮含有较多膳食纤维，有一定的延缓餐后血糖升高、降脂、通便的功效。然而，如果不加控制地超量摄取，大量进食粗粮，可能导致一次性摄入大量不溶性膳食纤维，加重胃排空延迟，造成腹胀、早饱、消化不良；在延缓糖分和脂类吸收的同时，也在一定程度上阻碍了部分矿物质的吸收，特别是钙、铁、锌等元素。

粗粮也是粮食，其含有的能量和细粮一样多。如果不加限制，会导致摄入的能量超过需要，这对血糖控制是极为不利的。

因此，糖尿病患者应明确粗粮并非多多益善。科学的做法是粗细搭配，一般的比例为粗粮 1 份 + 细粮 3~4 份。这样既能发挥粗粮的功效，又能避免粗粮进食过多产生的不良反应。

糖尿病患者可以吃淀粉类食物吗

专家解答：糖尿病患者在选用含淀粉类食物时，应该以该食物在体内的消化时间为依据，消化时间越长、越耐嚼的含淀粉类食物越倾向于适宜糖尿病患者食用，反之，则不适宜糖尿病患者食用。如吃全谷物面包、煮的整粒麦仁、煮的整个玉米、大米饭就比吃精米面、黏稠的大米粥、土豆泥等要好，消化时间加长，血糖上升速度会减慢。

素食糖尿病患者如何安排饮食

专家解答：有些糖尿病患者喜爱吃素食，长期不食用动物性食品。长期素食者可能导致营养的不均衡，免疫力下降，不利于病情的控制。

这一部分的糖尿病患者应遵循以下饮食原则：保证每日膳食总量摄入充足；经常性食用豆类及其制品；摄取足够的新鲜蔬菜和部分水果；每日进食粗粮不宜超过100克；每日烹调用植物油达到20克。

糖尿病患者怎样选择保健品

专家解答：正规的保健食品即国家批准的有调节血糖作用的产品，患者可以根据其产品说明的功能，选择适合自己的产品。糖尿病保健品可以分为三类：膳食纤维类，如南瓜茶、膳食纤维丰富的饼干等；含微量元素类，如海藻等；无糖食品（不含蔗糖），如无糖的酥糖、饮料等。

糖尿病患者无须限制无糖食品的摄入量吗

专家解答：市场上一些无糖食品多数是不加蔗糖，或加入一些不增加食物热量的甜味剂。如无糖糕点是用粮食做的，粮食的主要成分即为碳水化合物，在体内最终仍分解为葡萄糖；无糖奶粉只是未混有蔗糖，而奶粉中原有的乳糖并没有减少，乳糖消化后仍分解成葡萄糖和半乳糖。所以不加节制地食用这些产品同样会引起血糖的升高。

糖尿病患者怎样控制饥饿感

专家解答：糖尿病患者需要控制饮食，饥饿感是经常遇到的一种反应。在饥饿难耐时应从以下几个方面解决：首先要注意控制主食，应采取循序渐进的方法，每周减少100~200克的主食，一般1个月左右应限制到每日300克；其次应少量多餐，并增加高纤维的食物，如荞麦面、玉米面、绿豆、海带等，还应适当多吃些低热量、高容积的蔬菜，如西红柿、菠菜、大白菜、黄豆芽、黄瓜等。

糖尿病患者在进食哪些副食后应减少主食

专家解答：糖尿病患者在进食含糖量、含脂肪量高的食物时，主食需要减量。红豆、绿豆、红薯等含糖量均在20%以上，山药、土豆、豌豆、蚕豆等含糖量也在15%以上。另外，腐竹、淀粉等含糖量也不少，这些食品不宜吃得太多。含脂肪量高的食物包括动物油、植物油、芝麻酱、肉类（特别是肥肉、鹅肉皮、鸭肉皮）、蛋黄（如鸡蛋黄、鸭蛋黄）及坚果（如松子）等。

吃多了食物，只要加大口服降糖药的剂量就没事了吗

专家解答：一些患者在感到饥饿时，常常忍不住多吃饭，此时他们可能采取自行加大原来的服药剂量的方法，误认为饮食增加了，多吃点降糖药可把多吃的食物抵消。事实上，这是将饮食控制和药物控制的相互关系搞颠倒了。这样做不但使饮食控制形同虚设，而且在加重了胰腺负担的同时，增加了低血糖及药物毒作用发生的可能性，非常不利于病情的控制。

因此，糖尿病患者应做到饮食定时、定量、定餐，并在饮食保持一定规律的基础上，在大夫的指导下，调整降糖药物的用量和用法。

糖尿病患者可以用节食、断食法减肥吗

专家解答：糖尿病患者采用绝食、断食等过于激烈的方法减肥是不可取的。

绝食、断食等是一种依靠不进食来达到减肥效果的方法。由于不进食，人体就摄取不到任何营养素，而人体的新陈代谢在不停地消耗着能量，如果这种状态一直持续下去，因为没有任何外来的营养素提供进来，新陈代谢就会开始动用囤积在人体内的多余脂肪，人会慢慢变得消瘦，从而达到减肥的目的。这种方法虽然在短时间内效果明显，也容易因患有糖尿病而引发各种代谢异常，并且糖尿病代谢异常状况逐渐恶化，进而会导致各种人体器官功能性障碍与多种疾病的产生，应避免使用。

糖尿病患者进食为什么要细嚼慢咽

专家解答：糖尿病患者吃饭要细嚼慢咽，切忌狼吞虎咽。食物在口腔内反复咀嚼时，可以刺激唾液的分泌，唾液中含有许多消化酶，而且延长食物的咀嚼时间，还可以反射性地刺激胃液的分泌。这样食物到了胃肠道才能更好地被消化吸收，也可因延长进餐时间，即使减少食量也可以达到饱腹感。

细嚼比粗嚼能使营养成分更容易吸收和利用，同时，狼吞虎咽更容易使人胃口大开，极易造成食物摄入过多，使热能顷刻间过剩，加重胃和胰腺等脏器的负担，时间一长，容易导致一些疾病的发生。对于食欲特别好的病友，不妨进餐时先吃些含脂肪少、体积大的低能菜肴，然后再进主食。

注射胰岛素时应该注意什么

专家解答：糖尿病患者要学会自己注射胰岛素，因为由别人打胰岛素往往不能保证时间。注射前应先选好部位，最好选择脂肪组织较多的部位注射，如腹部或臂部、臀

后部。用 70% 的酒精将皮肤消毒，消毒后用一只手将皮肤捏起，另一只手持注射器，使注射器与皮肤的角度在 45~90 度之间，进针速度要快，将胰岛素注入体内，停留 5 ~ 6 秒，然后拔出针头。注射完毕后，用消毒棉球轻压针刺口，以防止少量胰岛素从针刺口溢出。如果注射时很痛或拔针后有血出来，应压迫注射部位一会儿，不要揉擦局部，造成胰岛素扩散太快或皮肤发炎。

此外，还应注意更换不同位置注射，如果多次在同一部位注射，容易发生局部皮下组织萎缩，产生瘢痕。每次注射部位隔开一定距离，还有利于身体对胰岛素的吸收。

糖尿病患者能否享有与非糖尿病患者同等的寿命

专家解答：对糖尿病患者寿命的威胁不是糖尿病本身，而是它的并发症。只要患者病情得到满意控制，使其并发症不发生或者保持轻度水平而不向前发展，糖尿病患者就可以享受与正常人基本相同的寿命，因此患者应该保持信心。

要做到健康长寿，糖尿病患者一定要正确对待糖尿病，保持乐观、宽厚、豁达的心态，并长期坚持正确的饮食、运动和药物治疗，使体重、血糖、血压、血脂和血黏度保持基本正常水平，积极预防和治疗各种并发症。

尤其要对糖尿病患者进行系统监测，一有异变，及早发现，及早治疗。

糖尿病知识自我评估

1. 在维护你的健康中，最重要的人是

A. 医生

B. 自己

2. 糖尿病治疗的目的是

A. 尽量保持血糖接近正常水平

B. 避免慢性并发症

C. 两者都是

3. 对于 2 型糖尿病患者，先采用的治疗方式应该是

A. 饮食和运动

B. 口服用药

C. 注射胰岛素

4. 下面哪一项对控制血糖有影响

A. 情绪

B. 饮食习惯

C. 运动量

D. 以上都是

5.2 型糖尿病患者

A. 不需要注射胰岛素

B. 也许会注射胰岛素

6. 正常空腹血糖值范围应该是

A.3.9~6.1 毫摩尔 / 升

B.6.1~7 毫摩尔 / 升

C.7~11.1 毫摩尔 / 升

D.1.1~1.6 毫摩尔 / 升

7. 碳水化合物将占每日总热量的多少

A.5%~10%

B.15%

C.25%

D.55%~60%

8. 一天应摄入多少胆固醇

A.750 毫克

B.500 毫克

C. 不超过 300 毫克

9. 下列哪种食物含有胆固醇

A. 鸡蛋

B. 奶酪

C. 生肉

D. 以上都是

10. 患者能不能控制发生糖尿病并发症

A. 能

B. 不能

11. 糖尿病并发症包括

A. 肾病

B. 眼病

C. 足部疾患

D. 以上都是

12.2 型糖尿病患者的身体

A. 根本不分泌胰岛素

B. 不能很好地利用胰岛素

13. 有糖尿病家族史的人

A. 一定得糖尿病

B. 不一定得糖尿病

14. 糖尿病患者一定有多尿、多饮、多食和体重下降的症状吗

A. 一定有

B. 不一定有

15. 每顿饭的间隔时间最好是

A. 1~2 小时

B. 4~5 小时

C. 每 6 个时

16. 胰岛素产生于

A. 肝脏

B. 胃

C. 胰腺

17. 胰岛素可帮助人体

A. 使糖转化为能量

B. 消除糖

C. 将糖储存在血液中

18. 严格控制糖尿病的意思是

A. 尽可能把血糖控制在正常范围内

B. 经常自我监测

C. 减少并发症

D. 以上都是

19. 超重的糖尿病患者中减肥可以

A. 帮助身体更好地利用胰岛素

B. 降血压

C. 减少心脏疾患的发生

D. 以上都是

20. 较好的碳水化合物来源是

A. 鸡蛋

B. 橄榄油

C. 米饭

D. 烤牛肉

21. 下列哪种食物的脂肪含量高

A. 苹果

B. 莴笋

C. 奶酪

D. 麦片粥

22. 对降低食物中的脂肪和胆固醇，哪种食物是最佳选择

A. 肉排

B. 煎鸡蛋

C. 没有皮的烤鸡

D. 汉堡包和三明治

23. 你的饮食中应含有多少蛋白质

A. 小于 10%

B. 15%~20%

C. 50%

D. 70%

24. 如果允许喝酒你应该

A. 空腹时喝

B. 吃东西时喝

25. 如果允许喝酒，哪个不是好的选择

A. 干白葡萄酒

B. 甜酒

C. 啤酒

26. 糖尿病患者需要的维生素和无机元素比没有糖尿病的正常人要多

A. 对

B. 错

27. 下列哪项能帮助降血糖

A. 脂肪

B. 蛋白质

C. 膳食纤维

D. 以上都是

28. 下列哪项含有膳食纤维

A. 扁豆

B. 麦片

C. 水果

D. 以上都是

29. 有规律地运动能

A. 改善血脂水平

B. 使心肌更有利

C. 身体感觉更好

D. 以上都有

30. 规律的运动可以

A. 降低血糖

B. 可减少需要胰岛素的量

C. 减少糖尿病药物的剂量

D. 以上都有

31. 哪一种运动对脚麻的病人更好

A. 游泳

B. 慢跑

C. 跑步

D. 轻柔的舞蹈

32. 一般来说适合糖尿病患者的运动时间是

A. 每周 1 次, 每次 15 分钟

B. 每周 1 小时

C. 每周 5 次, 每次 20 分钟

D. 每天 1 小时

33. 需要打胰岛素的患者应在慢跑前注射到腿部的肌肉上

A. 对

B. 错

34. 如果血糖在运动中低于 80 毫克 / 分升，你应该

A. 躺下

B. 吃点心

C. 立即叫医生

D. 忽视它继续练习

35. 对避免低血糖最好的运动时间是

A. 在饿的时候

B. 吃饭之前

C. 餐后

D. 早餐前

36. 低血糖可以在哪项检验中被准确发现

A. 尿

B. 血

C. 唾液

D. 以上都是

37. 自我检测血糖

A. 强化治疗中必不可少

B. 是决定正确加减药物的方法

C. 即使病情已经被控制也很有用的

D. 以上都是

38. 对于强化治疗，自己检测血糖

A. 只在早饭前

B. 只在午餐前

C. 只在晚餐前

D. 每天测数次

39. 糖尿病患者需要多长时间去医院复查

A. 每 3 个月

B. 每年

40. 糖尿病血红蛋白检测反应过去的血糖

A. 1 小时

B. 1 天

C. 1 周

D. 8~12 周

41. 没有糖尿病的人，正常的糖化血红蛋白标准是

A. 8%~10%

B. 38%~6%

C. 25%~35%

D. 10.2%~11.8%

42. 在血糖不稳期间血糖需要每隔 检测 1 次

A. 半小时

B. 3~4 小时

C. 6 个小时

D. 12 个小时

43. 治疗不严重的低血糖你应该

A. 吃 3 个糖丸

B. 吃少量的糖果

C. 吃 2 勺葡萄干

D. 以上选项中任何一个

44. 夜间发生低血糖的治疗应该用

A. 碳水化合物

B. 蛋白质

C. 脂肪

D. 先吃碳水化合物，然后吃加蛋白质的碳水化合物

45. 口服降糖药可以

A. 降低血糖

B. 增加胰岛素释放

C. 治疗胰岛素抵抗

D. 以上都是

46. 若让口服降糖药发挥作用，机体必须还能产生一些胰岛素

A. 对

B. 错

47. 注射的胰岛素来源是

A. 猪

B. 牛

C. 重组 DNA

D. 以上都有

48. 胰岛素应该在哪里储存

A. 冰箱冷冻室

B. 药品柜

C. 凉爽而干燥的地方

49. 胰岛素注射的最佳部位是

A. 腹部

B. 髋部

C. 臀部

D. 以上都包括

50. 哪一个是低血糖的伴随症状

A. 无力

B. 大汗

C. 发抖

D. 以上都是

51. 什么情况下要多测几次血糖

A. 游泳时

B. 感冒时

C. 进餐和运动计划改变时

D. 以上所有时间

正确答案

1	2	3	4	5	6	7	8	9	10	11	12	13	14	15	16	17
B	C	A	D	B	C	D	C	D	A	D	B	B	B	B	C	A
18	19	20	21	22	23	24	25	26	27	28	29	30	31	32	33	34
D	D	C	C	C	B	B	B	B	C	D	D	D	A	C	B	B
35	36	37	38	39	40	41	42	43	44	45	46	47	48	49	50	51
C	B	D	D	A	D	B	B	D	D	D	A	D	C	D	D	D

如果全部或者大部分回答正确，说明你已经掌握了一定的糖尿病知识，继续好好照看自己吧。

如果一半没有回答正确，那就要多学习糖尿病知识了，战胜糖尿病还是要靠自己的力量。